实用临床常见疾病护理常规

主　编　尹玉梅　刘　玲　赵　娜　孙念念
　　　　陈凤艳　贾春岚　雷姝娟　芦亚静

中国海洋大学出版社

·青岛·

图书在版编目(CIP)数据

实用临床常见疾病护理常规/尹玉梅等主编. —青岛:中国海洋大学出版社,2020.6

ISBN 978-7-5670-2518-9

Ⅰ.①实… Ⅱ.①尹… Ⅲ.①常见病—护理 Ⅳ.①R47

中国版本图书馆 CIP 数据核字(2020)第 098417 号

出版发行	中国海洋大学出版社			
社　　址	青岛市香港东路 23 号	**邮政编码**	266071	
出 版 人	杨立敏			
网　　址	http://pub.ouc.edu.cn			
电子信箱	369839221@qq.com			
订购电话	0532—82032573(传真)			
策划编辑	韩玉堂			
责任编辑	赵　冲　矫　燕	**电　　话**	0532—85902349	
印　　制	北京虎彩文化传播有限公司			
版　　次	2020 年 6 月第 1 版			
印　　次	2020 年 6 月第 1 次印刷			
成品尺寸	185 mm×260 mm			
印　　张	19.875			
字　　数	484 千			
印　　数	1～1000			
定　　价	128.00 元			

前　言

　　护理学是一门实践性、应用性很强的学科,是研究有关预防保健与疾病防治过程中护理理论与技术的科学。随着社会的发展和科技的进步、人民生活水平的提高以及健康需求的增加,护理学已经由简单的医学辅助学科逐渐发展成为健康科学中的一门独立的学科。临床护理工作的分工也越来越细,对护理人员的知识结构和临床技能提出了更高的要求,每位护理工作者都应该对临床常见疾病熟练掌握。只有充分掌握了临床常见疾病的相关知识,才能制订出科学合理的护理方案。为了适应当下护理学的快速发展,我们组织一批临床一线护理工作经验丰富的人员编写本书。

　　本书内容涵盖广泛,包含了医院多个科室临床常见病的护理内容,以及相关护理技术。本书在编写内容上,力求与实际工作思维接近,简明实用。编写过程中力求表达清晰、条理,通俗易懂。

　　由于我们的水平及能力有限,书中难免会有疏漏之处,敬请使用本书的护理界同仁不吝指正。

编者

2020 年 3 月

目　录

第一章 心内科护理

第一节 原发性高血压患者的护理

一、血压分类

目前,我国采用国际上统一的血压分类和标准。高血压的诊断标准为:未服抗高血压药的情况下,收缩压≥140 mmHg① 和(或)舒张压≥90 mmHg。

二、病因及发病机制

(一)病因

原发性高血压的病因为多因素,是遗传因素和环境因素相互作用的结果。一般认为遗传因素约占 40%,环境因素约占 60%。

1.遗传因素

原发性高血压具有明显的家族聚集性。父母均为高血压者,其子女患病概率明显高于父母均为正常血压者。高血压的遗传可能为主要基因显性遗传和多基因关联遗传 2 种方式。

2.环境因素

(1)饮食:大量研究显示,不同地区人群血压水平和高血压患病率与钠盐平均摄入量呈正相关。摄盐量高的地区患病率明显高于摄盐量低的地区。而低钙、低钾、高蛋白质摄入、饮食中饱和脂肪酸或饱和脂肪酸/不饱和脂肪酸的比值较高也属于升压因素。饮酒量与血压水平呈线性相关。

(2)精神应激:城市脑力劳动者高血压患病率高于体力劳动者,从事精神紧张度高的职业和长期生活在噪声环境中患高血压也较多。

3.其他因素

超重或肥胖是血压升高的重要危险因素。一般采用体重指数(BMI)来衡量肥胖程度,即体重(kg)/[身高(m)]²(以 20~24 为正常范围)。血压与 BMI 呈显著正相关。此外,吸烟、服用避孕药、阻塞性睡眠呼吸暂停综合征等均与高血压的发生有一定的关系。

(二)发病机制

1.交感神经系统活动亢进

各种致病因素使大脑皮质下神经中枢功能发生变化,各种神经递质浓度与活性异常,致使交感神经系统活动亢进,血浆儿茶酚胺浓度升高,阻力小动脉收缩增强,血压升高。

2.肾素—血管紧张素—醛固酮系统(RAAS)激活

由肾小球旁细胞分泌的肾素,可作用于将肝合成的血管紧张素原而生成血管紧张素Ⅰ,再

---

① 临床上仍习惯用毫米汞柱(mmHg)作为血压单位,1 kPa=7.5mmHg。全书同。

经血管紧张素转换酶(ACE)的作用转化为血管紧张素Ⅱ(AⅡ),后者有强烈的收缩小动脉平滑肌作用,引起外周阻力增加;还可刺激肾上腺皮质分泌醛固酮,使水钠潴留,血容量增加。AⅡ还可通过交感神经末梢突触的正反馈使去甲肾上腺素分泌增加。以上不同机制均可致血压升高。

此外,血管内皮系统生成、激活和释放的各种血管活性物质,胰岛素抵抗所致的高胰岛素血症亦参与发病。

三、临床表现

(一)症状

大多数起病缓慢、渐进,早期多无症状,偶于体检时发现血压升高,少数患者出现心、脑、肾等并发症后才被发现。

患者亦可有头痛、头晕、颈项板紧、耳鸣、失眠、乏力等症状,症状与血压水平未必一致,多数症状可自行缓解。

(二)体征

血压随季节、昼夜或情绪等因素有较大波动:冬季血压较高,夏季较低;夜间血压较低,清晨起床活动后血压迅速升高,形成清晨血压高峰。体检时可闻及主动脉瓣区第二心音亢进,主动脉瓣区收缩期杂音或收缩早期喀喇音。

(三)恶性或急进型高血压

1%～5%的中、重度高血压患者可发展为恶性高血压,其发病机制尚不清楚,可能与不及时治疗或治疗不当有关。病理上以肾小动脉纤维样坏死为突出特征。临床特点如下。

(1)发病急骤,多见于中、青年。

(2)血压明显升高,舒张压可持续≥130 mmHg。

(3)伴有头痛、视力模糊、眼底出血、渗出和视神经盘水肿。

(4)肾脏损害突出,表现为持续性蛋白尿、血尿及管型尿,并可伴肾功能不全。

(5)病情进展迅速,预后差。如果治疗不及时可发展为肾衰竭、脑卒中或心力衰竭而死亡。

(四)并发症

随着病程进展,血压持久升高,可导致心、脑、肾等靶器官损害。

1.高血压危象

在高血压病程中,由于周围血管阻力突然上升,血压在短时间内剧升,患者出现头痛、烦躁、心悸、多汗、恶心、呕吐、面色苍白或潮红、视力模糊等征象。血压以收缩压显著升高为主,也可伴舒张压升高。发作一般历时短暂,控制血压后病情可迅速好转,但易复发。危象发作时交感神经兴奋性增加,血中儿茶酚胺分泌过多。

2.高血压脑病

即在血压急剧升高的同时伴有中枢神经功能障碍,如严重头痛、呕吐、神志改变,重者意识模糊、抽搐、癫痫样发作甚至昏迷。其发生机制可能是过高的血压导致脑灌注过多,出现脑水肿所致。

3.脑血管病

患者常有头痛、头晕、头胀,是高血压引起颈外动脉扩张及搏动增强所致。高血压也可促进脑动脉粥样硬化的发生,可引起短暂性脑缺血发作及脑动脉血栓形成。血压急剧升高可发生高血压脑病。还有的患者因硬化的脑内小动脉形成的微小动脉瘤破裂而致脑出血。

4. 心力衰竭

血压长期升高使左心室后负荷过重,左心室肥厚扩张,最终导致充血性心力衰竭;高血压可促使冠状动脉粥样硬化的形成及发展,并使心肌耗氧量增加,可出现心绞痛、心肌梗死、心力衰竭及猝死。

5. 慢性肾衰竭

长期持久血压升高可致进行性肾小动脉硬化,并加速了肾动脉粥样硬化的发生,使肾功能减退,出现多尿、夜尿、尿中有蛋白质及红细胞,晚期可出现氮质血症及尿毒症。

6. 主动脉夹层

严重高血压能促使主动脉夹层形成,血液渗入主动脉壁中层形成夹层血肿,并沿着主动脉壁延伸剥离,为严重的血管急症,常可致死。

四、辅助检查

(1)心电图检查:可有左心房负荷过重表现,或左心室肥厚、劳损。

(2)胸部 X 线检查:胸部 X 线检查可见左心肥大。

(3)超声心动图检查:提示左心室和室间隔肥厚,左心房和左心室腔增大。

(4)动态血压监测:用小型携带式血压记录仪测定 24 h 血压动态变化,对高血压的诊断有较高的价值。

(5)实验室检查:血常规、尿常规、肾功能、空腹血糖、血脂分析、血尿素氮和肌酐等。

(6)眼底检查:可以反映高血压的严重程度。采用 Keith-Wagener 分级法,分级标准如下。

Ⅰ级:视网膜动脉变细,反光增强。

Ⅱ级:视网膜动脉狭窄,动静脉交叉压迫。

Ⅲ级:眼底出血或棉絮状渗出。

Ⅳ级:视神经盘出血。

五、诊断要点

(1)定期而正确的血压测量是诊断高血压的关键,必须以非药物状态下 2 次或 2 次以上非同日血压测定所得的平均值为依据。对可疑者应重复多次测量。

(2)排除由其他疾病导致的继发性高血压,如肾脏疾病,肾小球肾炎、多囊肾、肾动脉狭窄;内分泌疾病,如嗜铬细胞瘤、原发性醛固酮增多症、皮质醇增多症等。

(3)根据血压程度分级,并结合患者的心血管危险因素和靶器官损害情况进行危险度分层。

1)心血管疾病危险因素:①血压水平(1～3 级);②吸烟;③血胆固醇>5.72 mmol/L;④糖尿病;⑤男性>55 岁,女性>65 岁;⑥早发心血管疾病家族史(发病年龄女性<65 岁,男性<55 岁)。

2)靶器官损害:①左心室肥厚(心电图或超声心动图);②蛋白尿和(或)血肌酐轻度升高(106～177 μmol/L);③超声或 X 线证实有动脉粥样硬化斑块;④视网膜动脉局灶或广泛狭窄。

六、护理措施

(一)一般护理

1. 休息与活动

指导患者合理安排休息、工作与活动,运动要适量适度,持之以恒,循序渐进。

(1)组织患者下棋、听音乐等,以调节紧张情绪,放慢生活节奏。

(2)根据年龄及身体状况选择运动,如太极拳、气功、散步或慢跑等,一般 3~5 次/周,30~60 分钟/次;不宜剧烈运动、爬山等,避免过度兴奋。

(3)高血压初期可适当休息,保证充足的睡眠。若血压较高,患者有头晕、眼花、耳鸣等症状时应卧床休息;意识改变者,应绝对卧床休息。

(4)出现并发症者,需增加卧床时间,协助生活料理。

2. 病室环境

保持病室安静,光线柔和,尽量减少探视,保证充足的睡眠;操作应相对集中,动作轻巧,防止过多干扰患者。避免劳累、情绪激动、精神紧张、吸烟、酗酒、环境嘈杂、不规律服药等。

3. 饮食护理

饮食原则为低盐、低脂、低胆固醇饮食,限制动物脂肪、内脏、鱼子、软体动物、甲壳类食物,补充适量蛋白质,多吃新鲜蔬菜、水果。

(1)以每人食盐量不超过 5 g/d 为宜。

(2)膳食中脂肪量应控制在总热量的 25% 以下。

(3)每人牛奶 500 mL/d,新鲜蔬菜 400~500 g/d,可以补充钙 400 mg 和钾 1 000 mg。

(4)饮酒量每天不可超过相当于 50 g 乙醇的量。

(5)肥胖者控制体重,尽量将体重指数(BMI)控制在 25 以下,可通过降低每日热量摄入、参加体育活动等方法,达到减轻体重的目的。

(二)病情观察

1. 监测血压变化

定期监测血压,观察血压变化和用药后的降压反应。每天测量血压 2 次,必要时进行动态血压监测。

2. 监测并发症征象

观察患者的精神状态、语言能力、头痛性质、有无视力改变、肢体活动障碍等症状;有无高血压急症和心、脑、肾等靶器官损害的征象;以便及早发现并发症。

3. 监测低血压反应

观察患者有无头晕、乏力、出汗、心悸、恶心、呕吐等低血压反应的表现,在联合用药、服用首剂药物或加量时尤应注意。

(三)用药护理

1. 遵医嘱用药

指导患者要遵医嘱用药,不可自行增减药量或突然停药。强调"终身治疗、保护靶器官、平稳降压、个体化治疗、联合用药"的用药原则。

2. 观察药物疗效及不良反应

遵医嘱予以降压药治疗,测量用药后的血压以判断疗效,并观察药物不良反应。

（1）利尿剂：长期应用噻嗪类和襻利尿剂，可致失钾、失镁、血尿酸、血胆固醇增高、糖耐量降低等不良反应，糖尿病及高脂血症者慎用，痛风患者禁用，使用时注意补钾，防止低钾血症；保钾利尿剂容易引起高钾血症，肾衰竭者禁用，不宜与血管紧张素转换酶抑制剂合用。

（2）β受体阻滞剂：该类药物由于对心脏β受体阻滞作用，出现心脏功能抑制，用药时注意观察患者的心率、脉搏和呼吸变化，特别是心力衰竭、窦性心动过缓、房室传导阻滞、慢性阻塞性肺疾病者应慎重给药；少数患者出现低血糖与加强降糖药的降血糖作用，掩盖低血糖的症状而出现严重后果，糖尿病患者慎用；长期用药者有反跳现象，逐渐减量停药。

（3）钙通道阻滞剂：相对比较安全，硝苯地平的不良反应有颜面潮红、头痛、眩晕、恶心、便秘、下肢水肿等；而地尔硫卓可致负性肌力作用和心动过缓，注意观察有无低血压、心动过缓和房室传导阻滞以及心功能抑制等。

（4）血管紧张素转换酶抑制剂（ACEI）：其不良反应轻微，患者一般耐受良好，最常见的不良反应为顽固性干咳，停药后即可消失。还有头晕、乏力、肾功能损害、高血钾等不良反应。

（5）血管紧张素Ⅱ受体拮抗剂（ARB）：疗效好，不良反应少，不引起干咳。

3. 直立性低血压的护理

（1）向患者讲解直立性低血压的表现，服药后如有昏厥、恶心、乏力应立即平卧，头低足高位，以促进静脉回流，增加脑部血流量。

（2）服药时间可选择在平静休息时，服药后也要继续休息一段时间再下床活动；如临睡前服药，在夜间起床排尿时尤应注意。

（3）指导患者改变体位时动作要缓慢，服药后不要站立太久，防止体位突然改变引起体位性低血压，或长时间站立导致昏厥。

（4）避免用过热的水沐浴或蒸汽浴，更不宜大量饮酒。

（5）外出活动时应有人陪伴，防止晕倒致外伤。

（四）高血压急症护理

（1）避免诱因：不良情绪可诱发高血压急症，因而要指导患者保持心情愉快，情绪稳定。同时指导患者遵医嘱服用降压药物，避免过劳和寒冷刺激。

（2）病情监测：严密监测生命体征、神志、瞳孔、尿量；静脉滴注降压药过程中，每5～10 min测血压1次，发现异常随时与医师联系。

（3）一旦发生高血压急症，患者要立即卧床休息，抬高床头，避免一切不良刺激和不必要的活动，协助生活护理。安定患者情绪，必要时用镇静剂。

（4）保持呼吸道通畅，必要时用吸引器吸出呼吸道分泌物；给予氧气吸入。

（5）迅速建立静脉通道，遵医嘱准确给药，密切观察疗效和不良反应。硝普钠静脉滴注过程中应避光；严密监测血压变化，避免出现血压骤降。根据血压及时调整给药速度，如出现出汗、不安、头痛、心悸、胸骨后疼痛等血管过度扩张的表现时，要立即报告医师停止滴注。

（6）若患者出现脑水肿症状时，应快速静脉滴注脱水剂，观察患者意识状况、尿量、监测电解质变化，防止电解质紊乱。

（五）心理护理

（1）了解患者的性格特征及有关社会支持因素，当其情绪发生变化时，与其进行治疗性接触，安慰患者，减少或排除不良因素，直接给予心理援助和心理疏导。

（2）在血压控制后，根据患者的性格特点和生活方式，解释疾病的相关知识，提出改变不良性格和生活方式的方法;协助患者训练自我控制能力,保持乐观情绪,避免情绪激动;同时家属也应给予患者理解、宽容与支持。

(六)健康教育

1.疾病知识指导

(1)宣传原发性高血压的防治知识,如合理膳食、适量运动、戒烟限酒,劳逸结合,保证睡眠充足,控制体重、保持心理平衡等;定期进行健康体检,提高对高血压的知晓率、治疗率、控制率。

(2)向患者及家属解释引起高血压的生物、心理、社会因素及高血压对机体的危害,以引起患者足够的重视,坚持长期的饮食、运动、药物治疗,将血压控制在接近正常的水平,以减少对靶器官的进一步损害。

2.生活方式指导

(1)控制体重:据统计,肥胖者高血压的患病率是正常体重者的2~6倍,因此,超重是高血压的危险因素之一。减肥和控制体重不仅能降低冠心病、糖尿病的患病率,也能降低血压和减少降压药的剂量。

控制体重最有效措施如下。

1)减少每天的摄入热量,男性肥胖患者摄入的热量宜控制在 4 620~5 880 kJ(1 100~1 400 kcal)/d,女性肥胖患者摄入的热量宜控制在 4 200~5 040 kJ(1 000~1 200 kcal)/d 为宜。

2)增加运动,消耗体内过多脂肪。在具体实施时因人而异,达到减肥和保持适当体重,一般采用慢跑、散步、游泳、做体操等运动方式。

(2)低盐饮食:根据全国高血压普查结果,我国南、北方高血压患病率有明显差别,北方高血压患病率较高地区,其饮食中食盐含量较高;南方饮食较清淡地区,如广东、广西、福建等地高血压患病率较低。高钠饮食导致体内钠增加,引起水钠潴留、增加血容量和外周血管阻力而致血压升高。

高血压患者钠摄入应控制在 70~120 mmol/d,折合食盐为 1.5~3.0 g/d。中、重度高血压者限制钠盐在 50~70 mmol/d,可明显提高降压效果,减少降压药的剂量,推迟和减少各种并发症。

(3)限酒戒烟:每天饮酒量超过 40 g 酒精者,不仅增加高血压患病率,其并发症脑卒中的发生率也大大提高。据统计,重度饮酒者脑卒中死亡人数比不经常饮酒者多 3 倍。吸烟不仅造成血管内皮损伤、血压升高,且增加血浆纤维蛋白原,百害而无一利。

(4)运动疗法:运动强度和时间因人而异,量力而行,一般采用慢跑、步行、骑自行车、游泳、做体操、原地踏步等运动方式。高龄和已有心、脑、肾损害的高血压患者应控制运动量,过度剧烈的运动能诱发心力衰竭、心绞痛、心肌梗死、猝死和脑卒中。典型的运动计划包括 3 个阶段:5~10 min 的热身活动;20~30 min 的有氧运动;放松阶段,逐渐减少用力,约 5 min。

运动强度按 Karvonen 公式计算,即:运动时心率＝X·(最大心率－休息时心率)＋休息时心率(式中:$X < 50\%$ 为轻度运动量;$X = 50\% \sim 75\%$ 为中度运动量;$X > 75\%$ 为重度运动量。最大心率＝210－年龄)

(5)其他:我国传统的医疗保健方法,如气功和太极拳对增进人体健康,防治多种慢性病有一定疗效,若能配合保健按摩和放松的行为疗法等,对高血压病的防治也能起到良好作用。

（6）用药指导：教会患者及家属有关降压药的名称、剂量、用法、作用与不良反应，并提供书面材料，告诫患者服药剂量必须遵医嘱执行，不可随意增减药量或突然撤换药物。

（7）自我监测：教会患者或家属定时测量血压并记录，定期门诊复查。若血压控制不满意或有心动过缓等不良反应随时就诊。

第二节　亚急性感染性心内膜炎患者的护理

一、病因及发病机制

（一）原有基础心脏病

亚急性感染性心内膜炎（SIE）多发生于器质性心脏病，以风湿性心瓣膜病二尖瓣和主动脉瓣关闭不全较常见，其次为先天性心血管病如室间隔缺损、动脉导管未闭、法洛四联症和主动脉狭窄等。近年来由于心脏手术、心脏有创检查的开展和推广，术后感染心内膜炎所占比例上升。

（二）病原微生物

亚急性感染性心内膜炎以草绿色链球菌最多见，其次为 D 族链球菌（如肠球菌）和表皮葡萄球菌。其他如革兰阴性杆菌、厌氧菌、嗜乳酸杆菌属和类白喉杆菌等，也是感染性心内膜炎的常见致病菌。少数病例由真菌、立克次体、衣原体、病毒（尤其是柯萨奇 B 病毒）、螺旋体等引起。

（三）诱发因素

约 50% 的患者可找到诱发因素。常见诱因有口腔感染、上呼吸道感染、泌尿系统和胃肠道感染，或盆腔器械检查、人工流产等。细菌可在上述诱因下侵入血流。

在正常情况下，进入血液循环中的细菌可被机体的防御机制所清除，但当心血管内存在病理损害或缺陷时，细菌即在损害部位黏附，继之有血小板和纤维蛋白附着，成为赘生物的基础，使细菌能够在局部滋长繁殖。当赘生物破裂时，碎片脱落导致栓塞，细菌被释放入血流中产生菌血症和转移性散种病灶。免疫系统的激活可引起关节炎、血管损害、杵状指（趾）等。

二、临床表现

起病多潜隐、缓慢，只有非特异性隐袭症状，如全身不适、疲倦、低热及体重减轻等。不少病例缺乏亚急性感染性心内膜炎的特征性表现。

（一）全身性感染表现

全身性感染时，发热是早期最常见的症状，体温多低于 39 ℃，热型多变，以不规则热为多见，少数可呈弛张热。可有畏寒但多无明显寒战，伴有全身不适、乏力、肌肉关节酸痛、食欲缺乏、贫血和体重减轻的表现。老年人及心、肾衰竭重症患者可无发热或仅轻微发热。

（二）心脏受累表现

取决于原有基础心脏病种类和感染病程中赘生物所引起新的瓣膜病变。有 80%～85%

的患者可闻心脏杂音,最具特征性的表现是新出现的病理性杂音或原有杂音性质的明显改变,如变得粗糙、响亮或呈音乐样。主要的并发症是充血性心力衰竭。

(三)周围体征

周围体征多为非特异性,其原因可能是微血管炎或微栓塞,由于抗生素广泛应用,近年已不多见。包括如下。

(1)瘀点,可出现于任何部位,以锁骨以上皮肤、口腔黏膜和睑结膜常见。

(2)指(趾)甲下线状出血。

(3)Roth 斑,为视网膜的卵圆形出血斑块伴中心呈白色。

(4)Osler 结节,为指和趾垫出现的豌豆大的红或紫色痛性结节。

(5)Janeway 损害,位于手掌或足底的无痛性出血红斑,多见于急性期患者。

(四)动脉栓塞

动脉栓塞可发生于机体的任何部位,常见部位是脑、肾、脾、肺和冠状动脉。多在发热后数天至数月发生,约1/3患者是首发症状。栓塞部位不同,临床表现各异。

(五)感染的非特异性症状

如贫血和脾大等,部分患者可见杵状指(趾)。

(六)并发症

心力衰竭是本病最常见的并发症,也是首要死因,病死率达97%。此外,还有心律失常、细菌性动脉瘤、迁延性脓肿等。

三、辅助检查

(一)血培养

血培养是诊断感染性心膜炎的最重要方法,药物敏感试验可为治疗提供依据。在近期未接受过抗生素治疗的患者血培养阳性率可高达95%以上,其中90%以上的患者的阳性结果获自入院后第1天采取的标本。2周内用过抗生素或采血、培养技术不当,常降低血培养的阳性率。

(二)实验室检查

进行性贫血较常见,60%～70%的患者属正常色素型正常细胞性贫血;白细胞计数正常或轻度升高,核轻度左移;常有镜下血尿和轻度蛋白尿,肉眼血尿提示肾栓塞。

(三)免疫学检查

病程6周以上SIE患者中50%类风湿因子试验阳性,循环免疫复合物出现的阳性率高达80%。

(四)超声心动图

如果超声心动图发现赘生物、瓣周并发症等支持心内膜炎的证据,可帮助明确心内膜炎诊断。经胸超声检查可检出50%～75%的赘生物(一般为>3 mm的赘生物);经食管超声可检出<5 mm的赘生物,敏感性高达95%以上。超声心动图还可明确基础心脏病和心内膜炎的心内并发症。

四、诊断要点

阳性血培养对本病诊断有重要价值。为争取早期诊断,对于不明原因发热在1周以上伴有心脏杂音、贫血、脾大、血细胞增高、伴或不伴栓塞表现的患者,必须考虑本病诊断,应立即血培养。

五、护理措施

(一)一般护理

治疗期间应尽量卧床休息,保持大便通畅,勿用力,必要时应用缓泻剂,减少栓子脱落的机会。长期高热及贫血患者宜选用高热量、高蛋白质、多维生素和易消化的饮食,补充发热引起的机体消耗。心功能不全患者应限制钠盐摄入量。

(二)病情观察

(1)严密观察患者的体温变化情况,每 4 h 测量体温 1 次,准确绘制体温曲线,帮助判断病情进展及治疗效果。

(2)观察有无口腔黏膜、眼结膜及前胸部皮肤瘀点,有无指(趾)甲下出血、Osler 结节 Janeway损害及其消退情况;每日听诊心脏杂音的变化。注意观察心力衰竭、心律失常等表现,一旦发现尽快报告医师。

(3)密切观察有无脑、肾、脾、肺、冠状动脉、肢体动脉等器官栓塞或梗死的表现,疑有栓塞或梗死征象时,应立即通知医师,及时处理。在抗生素治疗过程中、治疗结束后,甚至痊愈后1～2 年仍有发生栓塞的可能,均需密切观察。

(三)对症护理

高热患者应卧床休息,给予物理降温如冰袋、温水擦浴等。患者出汗多时可在衣服与皮肤之间衬以柔软毛巾,便于潮湿后及时更换,以增加舒适感,并防止患者因频繁更衣而受凉。

(四)特殊护理

正确留取合格的血培养标本对明确诊断和合理选用抗生素至关重要。采血方法如下。

(1)对未经治疗的亚急性患者,应在第 1 天间隔 1 h 采血 1 次,共 3 次;如次日未见细菌生长,重复采血 3 次后,开始抗生素治疗;已用过抗生素者,在病情允许的情况下,暂停药 2～7 d 采血,必要时需要补充特殊营养或采用特殊培养技术。霉菌、立克次体、厌氧菌者,做特殊培养。

(2)急性患者应在入院后 3 h 内,每隔 1 h 取 1 次血标本,共取 3 次后开始治疗。

(3)采血时间以寒战、体温骤升或高热期时为佳,每次采血更换静脉穿刺的部位,严格消毒皮肤,采血量每次在 10～20 mL。

(4)做需氧或厌氧菌培养,至少培养 3 周。

(5)一般做静脉血培养,动脉血培养阳性率并不高于静脉血。

(五)用药护理

(1)遵医嘱严格按时、按量给药,以确保维持有效的血药浓度。抗生素药物现配现用,并观察用药效果。

(2)青霉素与氨基糖苷类抗生素有协同作用,但不能混合静脉注射,以防因相互作用致药效降低。长期大量应用杀菌抗生素,易致二重感染,应注意观察有无腹泻等肠道菌群失调的症状,定期复查肝、肾功能。

(3)应注意保护血管,有条件应使用静脉留置针,避免多次穿刺而增加患者的痛苦。注意观察药物产生的不良反应和毒性反应,及时报告医师。

(六)并发栓塞的护理

(1)评估心脏杂音,如杂音的部位、强度、性质有无改变,是否有新杂音的出现。杂音性质的改变多与赘生物导致瓣叶破损、穿孔或腱索断裂有关。

(2)观察有无脑、肾、脾、肺、冠状动脉、肠系膜动脉栓塞的表现。

(3)阅读超声心动图报告,注意有无赘生物、瓣膜病变(如瓣膜关闭不全、瓣膜穿孔、腱索断裂等)。一旦患者出现可疑征象,应立即报告医师并协助处理。

(七)健康教育

1.疾病知识指导

(1)对已发生的感染性心内膜炎患者及家属介绍本病的病因、并发症及治疗护理知识。

(2)阐明暂时停用抗生素、反复多次血培养和坚持足够疗程抗生素治疗的必要性和重要意义,取得患者及家属的理解与配合。本病治愈标准是:体温恢复正常,脾脏缩小,自觉症状消失4～6周,每2周血培养1次,均为阴性,持续2个月尿液检查正常。

(3)积极对感染性心内膜炎的高危患者做好卫生宣教,预防感染。如人工瓣膜置换术后、感染性心内膜炎史、体—肺循环分流术后、心瓣膜病和先天性心脏病的患者,在接受拔牙、扁桃体切除术、泌尿系统器械检查或心脏手术时,应向医师说明自己的病史,采取预防用药。

2.生活指导

嘱患者平时注意防寒保暖,少去公共场所,预防上呼吸道感染;保持口腔皮肤清洁,及时处理感染病灶,勿挤压痤疮、疖、痈等感染病灶,减少病原体入侵的机会。

3.用药指导

认识该病坚持大剂量、全疗程、长时间抗生素治疗的重要性,千万不要擅自停药,以免出现不能挽回的后果。并告诉患者用药后的反应,如降温药和抗生素对胃肠道的刺激,可能会引起恶心呕吐,最好饭后服用。长期大量使用抗生素可能会带来真菌感染,可让患者经常检查自己口腔的颊部及舌面,观察是否有白色斑块的存在,如出现上述情况应及时就诊。

4.自我监测

(1)监测病情,学会观察栓塞表现。告诉患者及家属本病易复发,复发时间多在停药1个月以内;治疗结束后,严密观察2个月,定期复查。如出现失语、肢体活动障碍、胸痛、腰痛、血尿等表现时,高度警惕。

(2)监测体温变化,自制一个能够清楚地反映体温变化的体温单。告诉患者不要在饭后、热饮后、出汗时及活动后马上测量体温。若体温出现升高趋势,与医师联系进行药物调整。

第三节　心绞痛患者的护理

一、病因及发病机制

最基本的原因是冠状动脉粥样硬化引起血管管腔狭窄和(或)痉挛。冠状动脉痉挛,在神经应激状态(如过度兴奋、紧张焦虑、寒冷刺激、剧烈运动)等情况下,交感神经过度兴奋,加上冠状动脉局部高敏性,冠状动脉可发生一过性收缩,引起血管部分或完全闭塞,导致心肌缺血。其他病因以重度主动脉瓣狭窄或关闭不全较为常见,肥厚型心肌病、先天性冠状动脉畸形、冠状动脉栓塞、梅毒性主动脉炎、严重贫血、休克、快速心律失常等亦可是本病病因。

当冠状动脉病变导致管腔狭窄或扩张性减弱时,限制了血流通过量的增加,使心肌的供血量相对地比较固定。一旦心脏负荷突然增加,如体力活动或情绪激动等使心肌氧耗量增加时,心肌对血液的需求增加;或当冠状动脉发生痉挛时,其血流量减少;或在突然发生循环血流量减少的情况下,冠状动脉血液灌注量突降。其结果均导致心肌血液供求之间矛盾加深,心肌血液供给不足,遂引起心绞痛发作。

二、临床表现

(一)症状

以发作性胸痛为主要临床表现,疼痛特点如下。

1.部位

疼痛部位位于胸骨体上段或中段之后,可波及心前区,有手掌大小范围,界限不清。常放射至左肩、左臂内侧达无名指和小指,或至咽、颈、背、上腹部等。

2.性质

胸痛常为压迫、发闷或紧缩感,也可为烧灼样痛或钝痛,偶伴濒死的恐惧感觉。但不像针刺样或刀割样疼痛。心绞痛发作时,患者常不自觉地停止原来的活动,直至症状缓解。

3.诱因

常因体力劳动或情绪激动(如愤怒、焦急、过度兴奋等)所诱发,也有在饱餐、寒冷、阴雨天气、吸烟时发病。疼痛发生在体力劳动或激动的当时,而不是在每天的劳累之后。典型的心绞痛常在相似的条件下发生,但有时同样的劳力只在早晨而不在下午引起疼痛,提示与晨间痛阈较低有关。

4.持续时间

疼痛出现后常逐步加重,然后经 3～5 min 逐渐消失,可数天、数周发作一次,亦可每日多次发作。

5.缓解方式

一般在停止原来诱发症状的活动后即缓解;舌下含服硝酸甘油也能在几分钟内缓解。

(二)体征

平时一般无异常体征。心绞痛发作时常见面色苍白、表情焦虑、皮肤湿冷或出汗、血压升高、心率增快,心尖部可出现第四心音、一过性收缩期杂音等。

三、辅助检查

(一)心电图检查

心电图检查是发现心肌缺血、诊断心绞痛最常用的检查方法,现常用运动负荷试验和24 h动态心电图检查来提高心肌缺血的检出率。

(二)冠状动脉造影

冠状动脉造影可使左、右冠状动脉及其主要分支得到清楚的显影。一般认为,管腔面积缩小70％～75％会严重影响血供,50％～70％也有一定意义。本检查具有确诊价值,并对选择治疗方案及预后判断极为重要,被称为诊断冠心病的"金指标"。

(三)放射性核素检查

利用放射性铊或锡显像所示灌注缺损提示心肌供血不足或消失区域,对心肌缺血诊断极有价值。如同时兼作运动负荷试验,则能大大提高诊断的阳性率。

(四)超声心动图检查

心绞痛发作时超声心动图检查可探测到缺血区心室壁运动异常。冠状动脉血管内超声显像,可显示血管壁的粥样硬化病变。

四、诊断要点

有典型心绞痛发作病史者诊断常不难。症状不典型者,结合年龄、冠心病易患因素、心电图及其负荷试验等检查也多可建立诊断。诊断仍有困难者,可考虑行放射性核素检查和冠状动脉造影。

五、护理措施

(一)一般护理

1.休息与活动

心绞痛发作时,让患者立即停止活动,协助患者安静坐下或卧床休息。指导患者采用缓慢深呼吸等方式放松,安慰患者,减轻其紧张不安感,必要时吸氧。缓解期患者一般不需要卧床休息,合理安排休息与活动,保证充足的休息时间,并鼓励患者参加适度的体力劳动和体育锻炼,如散步、打太极拳等,以提高活动耐力。

活动量以不引起症状为度,出现不适立即停止活动、安静休息并给予处理。避免重体力劳动、剧烈运动和屏气用力动作,防止情绪激动、精神过度紧张和长时间的工作。不稳定型心绞痛患者应卧床休息。

2.饮食护理

给予低热量、低盐、低脂、高维生素、易消化饮食。少量多餐、避免过饱,避免刺激性食物,戒烟限酒。

3.排便护理

便秘时患者用力排便可增加心肌耗氧量,诱发心绞痛。因此,应指导患者养成按时排便的习惯,增加食物中纤维素的含量,多饮水,适当增加活动,以防发生便秘。

(二)病情观察

心绞痛发作时应观察疼痛的部位、性质、程度、持续时间、有无缓解及其缓解方式,有无面色苍白、大汗、恶心、呕吐等。严密监测血压、心率、心律、心音、脉搏。同时立即描记心电图,及时了解有无心律失常和心肌梗死等并发症的发生,一旦发现立即向医师报告。

(三)用药护理

1.遵医嘱用药

发作时给患者舌下含服硝酸甘油或硝酸异山梨酯,若 3～5 min 不缓解需及时报告医师。对心绞痛发作频繁或服用硝酸甘油效果差的不稳定心绞痛患者,可遵医嘱静脉滴注硝酸甘油。但应严格掌握用药浓度,控制输液速度,并嘱患者和家属不可擅自调节滴速,以免造成低血压,注意监测患者的血压和心率。

2.观察药物不良反应

硝酸甘油用药后常见的不良反应有头昏、面红、心悸、头部跳动感等,偶有血压下降。首次用药剂量不宜过大,且患者应平卧片刻,必要时给予吸氧。

(四)其他护理

对需要介入治疗或外科手术治疗的患者,应积极做好准备并配合治疗。

(五)心理护理

在患者心绞痛发作时,护士应守护在患者身旁,安慰他(她),耐心地向其解释疾病的性质、预后及治疗方案,使患者正确看待疾病,解除其紧张情绪和焦虑感。必要时可给予患者镇静剂。

(六)健康教育

1.疾病知识指导

(1)通过健康教育小册子、影碟、心脏模型,特别是手写的资料信息,指导患者和家属了解防治心绞痛的知识。

(2)嘱患者积极控制危险因素,如高血压、血脂异常、糖尿病,定期检测血压、心电图、血糖和血脂。

(3)遵医嘱服用抗心绞痛的药物,不随意停药、换药、增减药量;外出时随身携带硝酸甘油以备急用,但不能将药放于口袋内,以防体热引起药效丧失,硝酸甘油遇光易分解,应存放在棕色瓶内密闭保存,避免不必要地打开瓶子,每 6 个月需更换一次,以免失效,新鲜有效的药物放于舌下时应有一种烧灼感;硝酸甘油应放在容易拿取的地方,用后及时放回原处,家属应知道药物存放的位置。

2.生活方式指导

(1)合理饮食:以低盐、低脂肪、低胆固醇、富含植物蛋白质的清淡饮食为宜,多吃富含维生素 C 的蔬菜、水果,少食多餐,避免饱餐,肥胖者应限制热量摄入,维持理想体重,多食粗纤维食物,防止便秘,避免刺激性食物或饮料,戒烟酒。

(2)合理安排活动和休息:由于适当运动有利于冠脉侧支循环建立,改善心肌供血供氧,因此稳定型心绞痛患者一般不需卧床休息,鼓励患者参加适当的体力劳动和锻炼,以不出现心绞痛为度;不稳定型心绞痛患者应遵医嘱卧床休息一段时间,并严密观察。医护人员和患者一起讨论制订活动计划,提倡小量、重复、多次运动,适当间隔休息,既可提高运动耐力又可避免超过心脏负荷;步行为最广泛选用的活动方式,避免重体力劳动、剧烈竞技性活动和举重、屏气动作,如搬抬重物、负重登楼;在必要的体力活动前含服硝酸甘油预防发作,注意饭后 2 h 内不宜进行体力活动;冬季外出时应保暖。洗澡不宜在饱餐或饥饿时进行,水温适当,时间不宜过长,浴室门不要上锁。

(3)保持乐观平和心态:向患者解释情绪激动、焦虑可加重心脏负荷和心肌缺血,对病情不利;针对患者的个性特点和心理状态,指导患者学会放松技术。

3.自我监测

教会患者及家属心绞痛发作时的缓解方法,胸痛发作时应立即停止活动或舌下含服硝酸甘油片。服用硝酸甘油不缓解,或心绞痛发作比以往频繁、程度加重、持续时间延长,应警惕心肌梗死,立刻卧床休息,由他人护送就诊。

第四节　急性心肌梗死患者的护理

一、病因及发病机制

心肌梗死的基本病因是冠状动脉粥样硬化(偶为冠状动脉栓塞、炎症、先天性畸形、痉挛所致),造成管腔严重狭窄和心肌血供不足,而侧支循环未充分建立。

二、临床表现

临床表现与心肌梗死面积的大小、部位、侧支循环情况密切相关。

(一)先兆表现

50%～81.2%的患者在起病前数日至数周有乏力、胸部不适、活动时心悸、气急、烦躁等前驱症状;心绞痛发作较以往频繁,程度较重,时间较长,硝酸甘油疗效较差,诱发因素不明显;心电图呈现明显缺血性改变。及时处理先兆症状,可使部分患者避免心肌梗死发生。

(二)症状

1.疼痛

疼痛为患者最早的、最突出的症状。典型的心肌梗死表现为突然发作的胸骨后难以忍受的压榨样、窒息样或烧灼样疼痛,疼痛部位和性质与心绞痛相似,但疼痛程度较心绞痛更为剧烈,持续时间更久,可长达数小时甚至数天,有时放射至咽喉、下颌、左上肢或后背。常伴有大汗、乏力、面色苍白、烦躁不安、恐惧及濒死感。休息和服用硝酸甘油不能缓解。少数患者可无疼痛,起病即表现为休克或急性肺水肿。发作多无明显诱因,且常发生于清晨、安静时。

2.全身症状

有发热、心动过速、白细胞增高和血沉(ESR)增快等,由坏死物质吸收所引起。一般在疼痛发生后 24～48 h 出现,程度与梗死范围常呈正相关,体温一般在 38 ℃ 左右,很少超过 39 ℃,持续约 1 周。

3.胃肠道症状

疼痛剧烈时常伴频繁的恶心、呕吐和上腹胀痛,与迷走神经受坏死心肌刺激和心排出量降低、组织灌注不足等有关。肠胀气亦不少见。重症可发生呃逆。

4.心律失常

极为常见。心律失常是急性心肌梗死患者死亡最主要的原因。由于梗死部位的心肌缺血、缺氧,可导致心肌的电生理紊乱、自律性增高等,大部分心肌梗死患者常可出现各种严重的心律失常。多见于起病 1～2 d,而以 24 h 内为最多见。心律失常中以室性心律失常最多见,尤其是室性期前收缩。频发性的、多源性的、成对的、呈 RonT 现象的期前收缩或阵发性室性心动过速常可诱发心室颤动而致患者猝死。前壁心肌梗死患者易发生室性心律失常,下壁心肌梗死患者易发生房室传导阻滞,室上性心律失常多见于心房梗死患者。

5.低血压或休克

疼痛发作期间血压下降常见,但未必是休克。若疼痛缓解而收缩压仍<80 mmHg,且患者表现为烦躁不安、面色苍白、皮肤湿冷、脉细而快、大汗淋漓、尿量减少、神志迟钝,甚至昏厥者,则为休克表现。一般多发生在起病后数小时至 1 周,主要为心源性休克,为心肌广泛坏死,

心排出量急剧下降所致。若患者只有血压下降而无其他表现者称为低血压状态。

三、辅助检查

(一)心电图检查

心电图是诊断急性心肌梗死的最快捷、最方便、最简单的方法,并能确定心肌梗死的部位及范围。

(二)超声心动图检查

根据超声心动图上所见的室壁运动异常可对心肌缺血区域做出判断,在评价有胸痛而无特征性心动图变化时,超声心动图可以帮助除外主动脉夹层动脉瘤。此外,该技术可以评估心脏整体和局部功能、乳头肌功能不全和室间隔穿孔的发生。

四、诊断要点

根据典型的缺血性胸痛史、特征性的心电图改变和实验室检查发现,诊断本病并不困难。无痛的患者,诊断较困难。凡老年患者突然发生休克、严重心律失常、心力衰竭、上腹胀痛或呕吐等表现而原因未明者,或原有高血压而血压突然降低且无原因可寻者,手术后发生休克但排除出血等原因者,都应想到心肌梗死的可能。此外,老年患者有较重而持续较久的胸闷或胸痛者,即使心电图无特征性改变,也应考虑本病的可能。都宜先按急性心肌梗死处理,并在短期内反复进行心电图观察和血清心肌坏死标志物测定,以确定诊断。

五、护理措施

(一)一般护理

1.休息与活动

安置患者于冠心病监护病房(CCU),连续监测心电图、血压和呼吸 5～7 d。病室保持安静、舒适,限制探视,保证患者充足的休息和睡眠时间。1～3 d 绝对卧床休息,翻身、进食、洗漱、排便等均由护理人员帮助料理;4～6 d 可在床上活动肢体,无并发症者可在床上坐起,逐渐过渡到坐在床边或椅子上;1～2 周开始在室内走动,逐步过渡到室外行走;3～4 周后可试着上下楼梯或出院。病情严重或有并发症者应适当延长卧床时间。向患者解释急性期卧床休息可以减轻心脏负荷、减少心肌耗氧量、限制或缩小梗死范围,病情稳定后渐增活动量可促进心脏侧支循环的形成和心脏功能恢复,防止失用性肌肉萎缩、关节僵硬、深静脉血栓形成及便秘。

2.饮食

给予低钠、低脂、低胆固醇、无刺激、易消化的饮食,少量多餐。第 1 周给予流质饮食,第 2 周改为半流质,第 3 周可吃软食,1 个月后恢复低热量、低胆固醇普通饮食,禁烟酒。

3.吸氧

鼻导管吸氧,氧流量 2～5 L/min,以增加心肌氧的供应,减轻缺血和疼痛。

4.排便护理

便秘是急性心肌梗死卧床休息时容易发生的护理问题。向患者解释便秘的原因、不良后果及预防措施。指导患者多食富含纤维素的蔬菜和水果,无糖尿病者每日清晨给予蜂蜜 20 mL 加适量温开水饮服,遵医嘱应用缓泻剂如番泻叶和果导等。每日按肠蠕动方向行腹部按摩以促进肠蠕动。病情允许时协助患者下床排便,并提供隐蔽条件如屏风遮挡。一旦出现排便困难,应立即通知医师,遵医嘱给予灌肠剂、低压灌肠甚至人工取便,嘱患者切勿用力屏气,以免发生意外。

(二)病情观察

1.及早发现病情变化

急性期连续进行心电监测,密切监测心率、心律,发现室性期前收缩及房室传导阻滞时立即通知医师,配合处理。密切观察意识、尿量、皮肤黏膜变化,询问患者有无心悸、胸闷、呼吸困难、乏力、头晕等心力衰竭及休克的征象。备好急救药品和仪器,维持静脉通道的畅通。对意识丧失、大动脉搏动消失者按心搏骤停进行抢救。

2.观察并发症

若发现频发性、多源性、呈联律、RonT现象的室性期前收缩,以及严重的房室传导阻滞时应警惕心室颤动或心搏骤停发生,立即通知医师,并及时给予处理。观察是否有烦躁不安、呼吸加快、脉搏细速、皮肤湿冷、血压下降、脉压变小等心源性休克征象。心力衰竭早期患者可突然出现呼吸困难、咳嗽、心率加快、舒张早期奔马律等,严重时可出现急性肺水肿,易发展为心源性休克。密切观察有无乳头肌功能失调或断裂、心脏破裂、室壁瘤、栓塞等并发症的发生。

3.康复训练时的观察

开始进行康复训练时,必须在护士监测下进行,以不引起任何不适为度,心率增加10~20次/分钟为正常反应。两次活动时间间隔应安排充分的休息时间,若患者夜间睡眠不好,则次日白天活动的时间应适当减少。出现下列情况时应减缓运动进程或停止活动。①胸痛、心悸、气喘、头晕、恶心、呕吐。②感冒未愈。③感到疲劳、肌肉酸痛。④不适当的心率和低血压反应:如休息时心率>100次/分钟;心肌梗死3周内活动时,心率变化>20次/分钟或血压变化>20 mmHg;心肌梗死6周内活动时,心率变化>30次/分钟或血压变化>30 mmHg。

(三)溶栓护理

1.溶栓前

询问患者是否有脑血管病史、活动性出血、近期大手术或外伤史、消化性溃疡、年过70岁、青光眼等溶栓禁忌证;配合做好心电图、血常规、出凝血时间和血型等检查;用链激酶者需先做皮试。

2.溶栓中

迅速建立静脉通路,准确、迅速地配制并输注溶栓药物;注意观察有无发热、寒战、皮疹等过敏反应,有无皮肤黏膜和内脏的出血及低血压等不良反应。

3.溶栓后

使用溶栓药物后,应定时描记心电图、抽血查心肌酶,复查凝血时间,询问患者胸痛症状有无缓解。根据冠状动脉造影直接判断,或根据以下几点间接判断血栓溶解。①心电图抬高的ST段于2 h内回降>50%;②胸痛2 h内基本消失;③2 h内出现再灌注性心律失常;④血清CK-MB酶峰值提前出现(14 h以内)。

(四)心理护理

解释不良情绪会增加心脏负荷和心肌耗氧量。关心、尊重、鼓励、安慰患者,以和善的态度回答患者提出的问题,帮助其树立战胜疾病的信心。进行各项抢救操作时应沉着、冷静、正确、熟练,给患者以安全感。操作前应简要地将操作过程和不适感告知患者,不能向其流露出抢救失利的信息。嘱家属保持情绪稳定,不要在患者面前流露出绝望的情绪。指导患者学会放松技术,分散注意力。必要时遵医嘱应用镇静剂。

(五)健康教育

1.疾病知识指导

向患者及家属介绍心肌梗死的病因及诱因;指导患者正确对待自己的病情。定期进行心电图、血糖、血脂检查,积极治疗高血压、糖尿病、高脂血症。嘱患者当疼痛比以往频繁、程度加重、用硝酸甘油不易缓解,伴出冷汗等应由家属护送到医院就诊,警惕心肌梗死的发生。

2.生活指导

帮助患者调整和改变以往的生活方式。肥胖者限制热量摄入,低糖、低脂、低胆固醇饮食,控制体重;戒烟酒;克服急躁、焦虑情绪,保持乐观、平和的心情;避免饱餐;防止便秘;家属应给患者创造一个良好的身心休养环境。

3.用药指导

自我监测药物不良反应,发生心动过缓时应暂停服药并到医院就诊。外出时随身携带硝酸甘油以应急,在家中,硝酸甘油应放在易取之处,用后放回原处,家属也应知道药物的位置,以便需要时能及时找到。此外,硝酸甘油见光易分解,应放在棕色瓶中,6 个月更换 1 次,以防止药物受潮、变质而失效。

4.康复指导

(1)康复治疗目标:患者在出院 3～4 周将体力适应性提高,4 周后可以逐渐恢复到患病前的活动水平;8～12 周可以开始较大活动量的锻炼,如洗衣、骑车等;3～6 个月可以部分或者完全恢复工作,但对重体力劳动、驾驶员、高空作业及其他精神紧张或工作量过大的工种应予以更换。

(2)制订个体化的运动方案。①选择运动类型,如选择走步、慢跑、坐位踏车运动、划船器运动、游泳及气功、太极拳等传统健身术。②掌握运动强度和时间,为保证运动训练的安全性,患者根据自己在运动时与运动后的心率反应来衡量运动量。患者运动时如出现心悸、气促、胸闷等症状,即刻停止运动测心率。出院的早期阶段运动后心率不应超过症状限制型心率的85%,以后逐渐增加运动量。运动持续时间以 20～40 min 为宜。开始时运动时间和休息时间为 1:1。③运动频率通常是每周 3～5 次,每周 3 次是最低的训练。如果运动量小,运动持续时间短(每次少于 20 min),则可增加到每周 5 次。

(3)性生活的指导。若无并发症,心肌梗死后 6～8 周可开始性生活。恢复正常性生活后,如有下列情形表示心脏过劳,应该立即告诉医师或停止。①性生活后心跳、呼吸过速持续20～30 min;②性生活后心悸现象持续 15 min;③性生活时或性生活后感到胸痛。

5.自我监测

嘱患者定期进行心电图、血糖、血脂检查,积极治疗高血压、糖尿病、高脂血症。告知患者当疼痛发作频繁、程度加重、用硝酸甘油不易缓解、伴出冷汗等情况时,应立即联系医院或急救站,警惕心肌梗死的发生。

第五节 老年心源性猝死患者的护理

一、概述

猝死多为心脏性猝死,是指原为健康人或在病情显著改善中的患者,因心脏原因引起突然和意外的死亡。从时间上来看,目前认为急性症状发生后 1 h 内死亡者称为猝死。猝死是心搏骤停后未能逆转的后果。国内外临床和尸检资料显示,冠心病占猝死的首位,男性多于女性,女性年龄大于男性。有冠心病史比无冠心病者猝死率高 4 倍,收缩压>160 mmHg 者比 140 mmHg 者高 3 倍,吸烟者比不吸烟者高 3 倍,心电图左室肥厚者比正常者高 5 倍。心肌镁和钾丢失,钙增多易发生室性心律失常而猝死。

(一)病因

冠状动脉疾病如冠状动脉粥样硬化性心脏病是猝死的最常见原因;冠状动脉痉挛也是其原因之一。非冠状动脉疾病包括原发性心肌病:肥厚性心肌病经常发生猝死;瓣膜病:风湿性心脏病、主动脉狭窄者约 25% 可致猝死;生理异常,如长 Q-T 间期综合征、预激综合征、传导系统病变。

(二)发病机制

引起心脏性猝死的直接原因是心室颤动、心室停搏,少数患者为非心律失常性猝死。

二、临床表现

猝死者半数生前无任何先兆,部分患者可在猝死前数分钟至数日出现心前区疼痛,或者伴呼吸困难、心悸、乏力、室性期前收缩或急性心肌梗死(AMI)症状。心脏停搏 10~15 s 即出现神志不清,抽搐,呼吸迅速减慢而后停止,发绀,脉搏血压测不到、瞳孔散大、对光反射消失。

三、猝死的预防及治疗

(一)猝死的预防

(1)冠心病一级预防:普及防治知识,及时防治高血压、高血脂、糖尿病,劳逸结合,保持良好心情,避免情绪激动,戒烟等,减少冠心病发病是预防猝死的根本措施。

(2)及时防治不稳定性心绞痛,以防止 AMI 和猝死。

(3)对有猝死危险因素者应积极防治,对可疑患者必要时做冠脉造影以及时发现高危患者(如左主干病变、冠脉严重狭窄者),必要时行冠脉再通术,对病窦综合征、高度房室传导阻滞等缓慢心律失常如药物治疗无效,可安装起搏器以防意外。

(4)严密心电监护防治 AMI。

(5)建立冠心病防治抢救系统,积极开展住院前抢救以降低冠心病、AMI 病死率。

(6)药物防治:应用抗心律失常药物控制或消除室性期前收缩,防止室颤发生,从而防止心脏性猝死的发生,包括 β 受体阻滞药、利多卡因、普罗帕酮、胺碘酮等药物。

(7)非药物治疗,如手术治疗、消融治疗、置入埋藏式自动心脏除颤器(ICD)。

(二)猝死的急救

①识别心脏骤停;②呼救;③初级心肺复苏:开通气道、人工呼吸和胸外心脏按压。

四、护理评估

（一）病史评估

评估猝死的危险因素及原发疾病临床表现；患者的性别、年龄、职业；是否喜爱体育运动；有无高脂血症、高血压、糖尿病、吸烟等危险因素，包括家族中有无猝死发病者。

（二）身体评估

主要观察生命体征、心率、心律、心音变化，有无心脏杂音及肺部湿啰音等。

（三）实验室及其他检查

连续监测心电图的动态变化，注意有无心律失常。定时抽血，评估血清电解质、血糖、血脂等。

五、护理要点及措施

（一）急救护理

掌握正确的胸外心脏按压方法及有效的复苏指征，及时施救。有效复苏指征：触及周围大动脉搏动；面部及皮肤色泽变红润；扩大的瞳孔缩小；出现自主呼吸；肌张力良好；睫毛反射出现；有挣扎表现。

（二）复苏后并发症的预防护理

一旦复苏成功，应将患者送监护病房，继续连续密切监测 48～72 h，并对导致心跳停搏的原发疾病给予处理。

继续有效地恢复循环、呼吸功能及水、电解质、酸碱平衡，防止再次发生猝死。防治脑水肿、急性肾衰竭竭和继发感染等。

（三）观察生命体征

严密监测心率、心律变化。发现频发、多源性、成对的或呈 RonT 现象的室性期前收缩、二度 II 型房室传导阻滞、三度房室传导阻滞、阵发性室性心动过速等，应立即报告医生，协助采取积极的处理措施。安放监护电极前注意清洁皮肤，电极放置部位应避开胸骨右缘及心前区，以免影响做心电图和紧急复律；定期更换电极，观察局部皮肤发红、痒等过敏反应，必要时给予抗过敏药物。

（四）饮食护理

指导患者进食低盐、低脂、易消化的食物，避免摄入刺激性食品，如浓茶、咖啡等。

（五）心理护理

对患者给予同情、理解、关心、帮助，解除患者的紧张情绪，解释不良情绪会增加心脏负荷和心肌耗氧量，不利于病情的控制。

六、健康教育

（一）健康宣教

向患者及家属讲解猝死的常见病因、诱因及防治知识。

（二）叮嘱患者

嘱患者注意劳逸结合、生活规律，保证充足的睡眠和休息；保持乐观、稳定的情绪；戒烟酒，避免摄入刺激性食物，避免饱餐。

（三）工作防护

告知有昏厥史的患者避免从事驾驶、高空作业等有危险的工作，有头昏、黑蒙时，立即平卧，以免摔伤。

（四）自测脉搏

教会患者自测脉搏的方法以利于自我监测病情；反复发生严重心律失常的患者，危及生命者，教会家属心肺复苏术以备急用。

（五）及时就诊

告知患者如有异常情况应及时来院就诊。

（六）防猝死的"五大法宝"

1. "魔鬼时间"慎起居

上午 6～12 时被医学家喻为心脑血管病的"魔鬼时间"，70%～80% 的心脑血管病猝发都在此时。因此，锻炼要避开这段时间。

2. 饮食清淡，红黄绿白黑搭配好

红指葡萄酒，50～100 mL/d；黄指西红柿、胡萝卜，每日 1 小碟；绿指青菜，每日适量；白指燕麦粉等每日 50 g；黑指黑木耳、黑芝麻，每日 5～10 g。此外，每天喝牛奶 250 g，吃鸡蛋每周不超过 4 个。

3. 住址选择

中老年人最好住在城区，以免发病时离大医院远而耽误抢救。有基础病的中老年人则应减少出行，尽量避免在拥挤的环境中活动。老年人应避免单独外出。

4. 经常给自己减压

"输了健康，赢了世界又如何？"对中年人来说，尤其不要给自己过大的工作压力。工作以外的时间，要强迫自己完全放松下来。

5. 把握急救 10 min

当家人出现呼吸或心跳中止症状时，应在 10 min 内进行以下抢救：①拨打"120"或"999"紧急呼救。②让患者头部后仰，下颌上抬，头部偏向一侧，使呕吐物尽量流出，保持呼吸道通畅。如果患者带义齿，需要摘掉，避免抽搐时造成危险。③做有效的心脏按压，具体方法是：两手手掌重叠，手指抬起，放在患者的心前区（胸骨中下 1/3 交界部位），垂直往下按压。按压幅度为 3～5 cm，频率为≥100 次 /分钟；同步采用人工呼吸，每 30 次心脏按压辅以 2 次人工呼吸。

第六节 老年主动脉夹层患者的护理

一、概述

主动脉夹层（aortic dissection）是心血管疾病的灾难性危重急症，若不及时诊治，48 h 内病死率可高达 50%。临床特点为急性起病，突发剧烈疼痛、休克和血肿压迫相应的主动脉分支血管时出现的脏器缺血症状。本病起病凶险,病死率极高。但如能及时诊断,尽早积极治疗,特别是近年来采用主动脉内支架置入术,挽救了大量患者的生命,使本病预后大为改观。

二、临床表现

最常用的分型或分类系统为 De Bakey 分型,根据夹层的起源及受累的部位分为 3 型。

Ⅰ型:夹层起源于升主动脉,扩展超过主动脉弓到降主动脉,甚至腹主动脉,此型最多见。

Ⅱ型:夹层起源并局限于升主动脉。

Ⅲ型:病变起源于降主动脉左锁骨下动脉开口远端,并向远端扩展,可直至腹主动脉。

根据起病后存活时间的不同,本病可分为急性期,指发病至 2 周以内,病程在 2 周以上则为慢性期。以 2 周作为急慢性分界,是因为本病自然病程的死亡曲线,从起病开始越早越高,而至 2 周时病死率达到 70%~80%,趋于平稳。

(一)疼痛

疼痛为本病突出而有特征性的症状,约 96% 的患者有突发、急起、剧烈而持续且不能耐受的疼痛,不像心肌梗死的疼痛是逐渐加重且不如其剧烈。疼痛部位有时可提示撕裂口的部位;如仅前胸痛,90% 以上在升主动脉,痛在颈、喉、颌或面也强烈提示升主动脉夹层,若为肩胛间最痛,则 90% 以上在降主动脉,背、腹或下肢痛也强烈提示降主动脉夹层。少数患者仅诉胸痛,可能是升主动脉夹层的外破口破入心包腔而致心脏压塞的胸痛,有时易忽略主动脉夹层的诊断,应引起重视。

(二)休克、虚脱与血压变化

约半数或 1/3 患者发病后有面色苍白、大汗、皮肤湿冷、气促、脉速、脉弱或消失等表现,而血压下降程度常与上述症状表现不平行。某些患者可因剧痛而出现血压增高。严重的休克仅见于夹层瘤破入胸膜腔大量内出血时。低血压多数是心脏压塞或急性重度主动脉瓣关闭不全所致。两侧肢体血压及脉搏明显不对称,常高度提示本病。

(三)其他系统损害

由于夹层血肿的扩展可压迫邻近组织或波及主动脉大分支,从而出现不同的症状与体征,致使临床表现错综复杂,应引起高度重视。

(1)心血管系统:最常见的是以下三方面:①主动脉瓣关闭不全和心力衰竭;②心肌梗死;③心脏压塞。

(2)其他:包括神经、呼吸、消化及泌尿系统均可受累。

(四)辅助检查

(1)胸部 X 线片与心电图检查:胸片可见主动脉增宽,上纵隔增宽或钙化影,可提示主动脉夹层。在急性胸痛患者中,心电图常作为与急性心肌梗死鉴别的重要手段。

(2)经食管超声心动图检查,可识别真、假腔或查获主动脉的内膜裂口下垂物。可发现撕裂内膜所致的血流异常。

(3)CT 血管造影,可发现假腔中的血栓或心包积液。

(4)磁共振血管造影是诊断主动脉夹层的金标准。可为主动脉夹层的诊断、受累范围、分支的累及提供重要信息。

(5)主动脉造影:通过显示假腔和内膜撕裂明确诊断。可判定破口部位及假腔血流方向,是制订介入或手术计划必须进行的检查。

三、治疗原则

本病系急危重症,病死率高,若不及时处理约 3%猝死,2 d 内死亡占 37%~50%,甚至达 72%,1 周内死亡占 60%~70%,甚至达 91%,因此要求及早诊断、及早治疗。

(一)严密监测血流动力学指标

其包括血压、心率、心律及出入液量平衡;凡有心力衰竭或低血压者还应监测中心静脉压、肺毛细血管嵌压和心排出量。

(二)休息

绝对卧床休息,强效镇静与镇痛,必要时静脉注射较大剂量吗啡或行冬眠治疗。

(三)随后的治疗决策应按以下原则

(1)急性期患者无论是否采取介入或手术治疗均应首先给予强化的内科药物治疗。

(2)升主动脉夹层特别是波及主动脉瓣或心包内有渗液者宜急诊外科手术。

(3)降主动脉夹层急性期病情进展迅速,病变局部血管直径≥5 cm 或有血管并发症者应争取介入治疗,置入支架(动脉腔内隔绝术)。夹层范围不大,无特殊血管并发症时,可试行内科药物保守治疗,若 1 周不缓解或发生特殊并发症,如血压控制不佳、疼痛顽固、夹层扩展或破裂,出现神经系统损害或证明有膈下大动脉分支受累等,应立即行介入或手术治疗。

(四)内科药物治疗

1.降压

迅速将收缩压降至 100~120 mmHg(13.3~16 kPa)或更低,可静脉滴注硝普钠。

2.β 受体阻滞药

减慢心率至 60~70 次/分钟及降低左室收缩速率(dp/dt),以防止夹层进一步扩展。β 受体阻滞药经静脉给药作用更快。

(五)介入治疗

以导管介入方式在主动脉内置入带膜支架,压迫撕裂口,扩大真腔,治疗主动脉夹层。此项措施已成为治疗大多数降主动脉夹层的优选方案,不仅疗效明显优于传统的内科保守治疗和选择性外科手术治疗,且避免了外科手术的风险,术后并发症大大减少,总体病死率也显著降低。

(六)外科手术治疗

修补撕裂口,排空假腔或人工血管移植术。手术病死率及术后并发症发生率均很高,仅适用于升主动脉夹层及少数降主动脉夹层有严重并发症者。

四、护理要点及措施

(1)严密监测病情变化:应用多功能监护仪监测心率、心律、血压、脉氧饱和度变化,必要时行血流动力学监测。

(2)绝对卧床休息,做好生活护理。

(3)心理支持:关心安慰患者,保持情绪稳定,尽最大可能降低患者的紧张、焦虑、恐惧感。

(4)遵医嘱合理用药,泵控给药,观察用药反应。

(5)急救准备:备好急救药品及器材。

(6)积极配合检查,做好介入治疗及手术前准备。

五、预后

本病未经治疗病死率极高,以下因素可影响预后:夹层发生的部位,越在主动脉远端预后越好,Ⅲ型较Ⅰ、Ⅱ型好;诊断及处理越及时越好;合理选择有效的治疗方案夹层内血栓形成,可防止夹层向外膜破裂,避免内出血的危险。

六、健康教育

(1)控制血压及心率,遵医嘱规律口服降压药物,将血压控制在正常范围内(收缩压不高于140 mmHg,舒张压不高于90 mmHg),尤其避免血压波动,心率控制在80次/分钟以内。

(2)改变不良生活方式,适量运动锻炼,避免剧烈运动,低盐低脂清淡饮食,避免情绪激动,积极控制血脂血糖。

(3)术后3个月、6个月、9个月、1年要定期做血管超声或CTA检查。

第七节　老年周围血管病患者的护理

一、闭塞性周围动脉粥样硬化

(一)概述

周围动脉病(PAD)的主要病因是动脉粥样硬化,可导致下肢或上肢动脉狭窄甚至闭塞,是全身动脉粥样硬化的一部分。本病表现为肢体缺血症状与体征,多数在60岁后发病,男性明显多于女性,在美国大于70岁人群的患病率>5%。

老年人的动脉由于发生动脉硬化,血管内膜可出现粥样斑块,加之管壁增厚、弹性减低、血管内皮损伤,反复血栓形成,最终可导致动脉管腔闭塞,出现闭塞性动脉硬化症。以下易患因素应引起充分关注并应用于防治:吸烟使发病率增加2～5倍,糖尿病使发病率增加2～4倍;影响远端血管以胫、腓动脉更多,也较多发展至坏疽而截肢。血脂异常、高血压和高半胱氨酸血症也可致发病增加且病变广泛易钙化。纤维蛋白原、C反应蛋白增高也易导致发病率增高。

(二)临床表现

本病下肢受累远多于上肢,病变累及主—髂动脉者占30%,股—腘动脉者占80%～90%,而胫—腓动脉受累者为40%～50%。

1.症状

主要和典型的症状是间歇性跛行和静息痛,表现为肢体运动后引发局部疼痛、紧束、麻木感或无力,停止运动后即缓解。疼痛部位常与病变血管相关;臀部、髋部及大腿部疼痛导致的间歇跛行常提示主动脉和髂动脉部分阻塞。临床最多见的小腿疼痛性间歇跛行常为股、腘动脉狭窄。踝、趾疼痛及间歇跛行则多为胫、腓动脉病变。病变进一步加重血管闭塞时,出现静息痛。

2.体征

(1)狭窄远端的动脉搏动消失、狭窄部位可闻及收缩期杂音;若远端侧支循环形成不良致舒张压很低则可为连续性杂音。

(2)患肢温度较低及营养不良：皮肤薄、亮、苍白，毛发稀疏，趾甲增厚，严重时有水肿、坏疽与溃疡。

(3)肢体位置改变测试：肢体自高位下垂到肤色转红时间＞10 s 和表浅静脉充盈时间＞15 s，提示动脉有狭窄及侧支形成不良。反之，肢体上抬60°，若在 60 s 内肤色转白也提示有动脉狭窄。

3.辅助检查

(1)节段性血压测量，在下肢不同动脉供血节段用 Doppler 装置测压，若发现节段间有压力阶差，则提示其间有动脉狭窄存在。

(2)踝/肱指数测定是对下肢动脉狭窄病变实用与公认的节段性血压测量。用相应宽度的压脉带分别测定踝及肱动脉的收缩压计算而得 ABI。ABI＝踝动脉收缩压/肱动脉收缩压，正常值＞1，＜0.9 为异常，敏感性达 95%；＜0.5 为严重狭窄。

(3)活动平板负荷试验，以缺血症状出现的运动负荷量和时间客观评价肢体的血供状态，有利于定量评价病情及治疗干预的效果。

(4)多普勒血流速度曲线分析及多普勒超声显像，随动脉狭窄程度的加重，血流速度曲线会趋于平坦，结合超声显像则结果更可靠。

(5)磁共振血管造影和 CT 血管造影具有肯定的诊断价值。

(6)动脉造影可直观显示血管病变及侧支循环状态，可对手术或经皮介入的治疗决策提供直接依据。

（三）治疗原则

积极干预发病相关的危险因素：戒烟、控制高血压与糖尿病、调脂等以及对患肢的精心护理；清洁、保湿、防外伤，对有静息痛者可抬高床头，以增加下肢血流，减少疼痛。

1.步行锻炼

鼓励患者每次坚持步行 20～30 min，每天尽量多次锻炼，可促进侧支循环的建立。也有认为每次步行时间应直至出现症状为止。

2.抗血小板治疗

阿司匹林或氯吡格雷可抑制血小板聚集，对阻止动脉粥样硬化病变的进展有效，有报告与本病并存的心血管病病死率可降低 25%。

3.血管扩张药的应用

无明显长期疗效。肢体动脉狭窄时，在运动状态下，其狭窄的远端血管扩张而使组织的灌注压下降，而因肌肉运动所产生的组织间的压力甚至可超过灌注压。此时使用血管扩张药将加剧这种矛盾，除非血管扩张药可以促进侧支循环，否则不能使运动肌肉的灌注得到改善。换言之，缺血症状不可能缓解。对严重肢体缺血者静脉滴注前列腺素，对减轻疼痛和促使溃疡的愈合可能有效。

4.血供重建

经积极内科治疗后仍有静息痛、组织坏疽或严重生活质量降低甚至致残者可作血供重建再血管化治疗，包括导管介入治疗和外科手术治疗；前者有经皮球囊扩张、支架置入与激光血管成形术。

外科手术有人造血管与自体血管旁路移植术。

5.其他

抗凝药无效,而溶栓剂仅在发生血栓时有效。

(四)护理要点及措施

(1)轻者应嘱其戒烟,患侧肢体保暖,避免外伤。

(2)鼓励患者做适当的运动,以促进侧支循环建立。

(3)观察患侧肢体的皮温、颜色,检查患侧远端动脉搏动,有无增强或减弱,并随时记录。

(4)已有皮肤溃疡或坏死,应保持清洁,预防感染的发生。对有破溃的创面要加强护理,避免发生继发感染。

(5)积极配合外科手术及介入治疗。

(五)健康教育

(1)向患者及亲属讲解闭塞性动脉硬化症的发病机制,教育患者必须认真治疗相关疾病,如高血压、高血脂、糖尿病,必须戒烟。

(2)指导患者做适当的运动,促进侧支循环建立。注意肢体保暖,防止外伤。

(3)向患者及亲属说明本病预后,轻症认真做到上述措施,预后尚好;重者应让患者及家属接受手术,甚至截肢的思想准备。

二、静脉血栓症

静脉疾病随年龄增长而增加,已成为老年人的常见周围血管病。由于老年性变化,静脉弹性减低、硬化,甚至钙化。加上静脉曲张、血流减慢、血液黏稠度增加、不活动等因素导致发生深静脉血栓与血栓性静脉炎。

(一)深静脉血栓形成

1.概述

深静脉血栓形成是常见的周围血管病,约占周围血管病的 40%,随年龄增加,发病率逐渐增加。静脉血栓主要发生在小腿静脉(占 42%～46%),其次是髂静脉(占 12%～33%),本病主要原因是静脉血流缓慢、血液淤滞及高凝状态所引起,所以血栓与血管壁仅有轻度粘连,容易脱落成为栓子而形成肺栓塞。同时深静脉血栓形成使血液回流受到明显的影响,导致远端组织水肿及缺氧,形成慢性静脉功能不全综合征。

老年人发生静脉血流缓慢的原因很多,老年人活动少,长期坐卧较多,心血管病多见,心功能不全等均易引起循环淤滞。加上某些病理情况下如骨折、外伤、手术以及某些诱因如坐长途汽车、飞机旅行、脱水、长时间下蹲位等。其他引起静脉内膜损伤、高凝状态的原因尚有感染、动脉硬化、高血压、肥胖、某些肿瘤。

2.临床表现

(1)髂、股深静脉血栓形成,常为单侧。患肢肿胀发热,沿静脉走向可能有压痛,并可触及索状改变,浅静脉扩张并可见到明显静脉侧支循环。有些病例皮肤呈紫蓝色,系静脉内淤积的还原血红蛋白所致,称之为蓝色炎性疼痛症,有时腿部明显水肿使组织内压超过微血管灌注压而导致局部皮肤发白,称之为白色炎性疼痛症,并可伴有全身症状,又称中央型深静脉血栓形成。

(2)小腿深静脉血栓形成,因有较丰富的侧支循环可无临床症状,偶有腓肠肌局部疼痛及压痛、发热、肿胀等,又称周围型深静脉血栓形成。

3. 辅助检查

(1)静脉压测定,患肢静脉压升高,提示测压处近心端静脉有阻塞。

(2)二维超声显像可直接见到大静脉内的血栓,配合 Doppler 测算静脉内血流速度,并观察对呼吸和压迫动作的正常反应是否存在。此种检查对近端深静脉血栓形成的诊断阳性率可达 95%;而对远端者诊断敏感性仅为 50%～70%,但特异性可达 95%。

(3)放射性核素检查:^{125}I 纤维蛋白原扫描偶用于本病的诊断。与超声检查相反,本检查对腓肠肌内的深静脉血栓形成的检出率可高达 90%,而对近端深静脉血栓诊断的特异性较差。本检查的主要缺点是注入放射性核素后需要滞后 48～72 h 方能显示结果。

(4)阻抗容积描记法和静脉血流描记法。前者应用皮肤电极,后者采用充气袖带测量在生理变化条件下静脉容积的改变。当静脉阻塞时,随呼吸或袖带充、放气而起伏的容积波幅度小。这种试验对近端深静脉血栓形成诊断的阳性率可达 90%,对远端者诊断敏感性明显降低。

(5)深静脉造影。从足部浅静脉内注入造影剂,在近心端使用压脉带,很容易使造影剂直接进入深静脉系统,如果出现静脉充盈缺损,即可作出定性及定位诊断。

4. 治疗原则

治疗深静脉血栓形成的主要目的是预防肺栓塞,特别是病程早期,血栓松软,与血管壁粘连不紧,极易脱落,应采取积极的治疗措施。

(1)卧床:抬高患肢超过心脏水平,直至水肿及压痛消失。

(2)抗凝:防止血栓增大,并可启动内源性溶栓过程。肝素 5 000～10 000 U 一次静脉注射,以后以 1 000～1 500 U/h 持续静脉滴注,其滴速以激活的部分凝血活酶时间(APTT)2 倍于对照值为调整指标。随后肝素间断静脉注射或低分子肝素皮下注射均可。用药时间一般不超过 10 d。

(3)溶栓治疗:在血栓形成早期,尿激酶等也有一定的效果,虽不能证明在预防肺栓塞方面优于抗凝治疗,但如早期应用,可促使尚未机化的血栓溶解,有利于保护静脉瓣,减少后遗的静脉功能不全。

(4)预防:为避免肺栓塞的严重威胁,对所有易发生深静脉血栓形成的高危患者均应提前进行预防。股骨头骨折、较大的骨科或盆腔手术,中老年人如有血黏度增高等危险因素者,在接受超过 1 h 的手术前大多采用小剂量肝素预防。术前 2 h 皮下注射肝素 5000 U,以后每 8～12 h 1 次直至患者起床活动。急性心肌梗死用肝素治疗也同时对预防静脉血栓形成有利。华法林和其他同类药物也可选用。阿司匹林等抗血小板药物可有一定预防作用,对于有明显抗凝禁忌者,可采用保守预防方法,包括早起起床活动,穿弹力长袜。定时充气压迫腓肠肌有较好的预防效果。

(二)浅静脉血栓形成

1. 概述

由于本症不致造成肺栓塞和慢性静脉功能不全,因此在临床上远不如深静脉血栓形成重要。本症是血栓性浅静脉炎的主要临床表现,在曲张的静脉中也常可发生。本症多半发生于持久、反复的静脉输液,尤其是输入刺激性较大的药物时。由于静脉壁有不同程度的炎性病变,腔内血栓常与管壁粘连,不易脱落。有文献报道本病约有 11% 其血栓可蔓延,导致深静脉血栓。

2.临床表现

游走性浅静脉血栓往往是恶性肿瘤的征象,也可见于脉管炎,如闭塞性血栓性脉管炎。本症诊断较容易;沿静脉走向部位疼痛、发红,局部有条索样或结节状压痛区。

3.治疗原则

治疗多采取保守支持疗法。

(1)祛除促发病因:如停止输注刺激性液体,祛除局部静脉置管的感染因素。

(2)休息、患肢抬高、热敷。

(3)止痛:可用非甾体抗炎药。

(4)由于本病易复发,宜穿循序减压弹力袜。

(5)对大隐静脉血栓患者应严密观察,应用多普勒超声监测;若血栓发展至股隐静脉连接处时,应使用低分子肝素抗凝或做大隐静脉剥脱术或隐股静脉结合点结扎术,以防深静脉血栓形成。

4.护理要点及措施

(1)缓解疼痛,减轻水肿。血栓性静脉炎患者可通过抬高患肢缓解疼痛,休息时患者应抬高患肢高于心脏水平,膝盖微微弯曲利于静脉回流,防止静脉淤积,同时还可以通过热疗减轻疼痛和炎症。若患者行走时出现持续水肿,应建议使用弹力袜,建议患者连续使用3～6个月。深静脉血栓的患者需要更为严密的护理。最初患者需绝对卧床休息至压痛和水肿症状缓解,并使用抗凝药进行治疗,小腿部血栓的患者需卧床休息5～7 d,而大腿或腘静脉血栓者一般需要10～14 d,当患者身体情况允许时,可开始在病房内进行短距离的步行,避免长久的站立或坐导致静脉血流淤积,当患者身体状况进一步改善时,应鼓励患者逐渐增加其日常活动量。

(2)药物治疗的护理。常用于治疗血栓性静脉炎的四大类药物如下:抗炎药,如吲哚美辛或萘普生等;抗凝药,如肝素、华法林等;溶栓药,如链激酶、尿激酶等;抗生素。使用药物应根据每位患者的具体情况,并非每位患者都需要使用以上的各类药物,对于血栓性静脉炎的患者,消炎药是最为有效的,而对于深静脉血栓患者则需要进行抗凝治疗。

(3)手术治疗的护理。虽然大多数患者经保守治疗可治愈,一小部分患者仍需进行手术治疗,手术的主要目的是预防肺栓塞。手术方法为静脉血栓切除术和放置静脉过滤装置。在患者围手术各阶段的护理中,护理人员应当评估患者的心理反应,很多患者因害怕栓子进入心脏或肺部造成猝死而产生恐惧。应当鼓励患者宣泄其忧虑的情绪,向其澄清错误的概念和认识,对于长期住院的患者,应为其提供转移注意力的活动。

5.健康教育

(1)告知患者预防是关键。指导术后必须长期制动的患者或不能耐受抗凝治疗的患者使用充气袜。卧床患者应进行腿部运动,尽早下床活动以减少静脉血长期淤滞造成的不良影响。教育患者不要盘腿,注意穿宽松的裤子,加强日常锻炼。

(2)向患者强调吸烟的危害。尽可能避免使用腰带、胸带、吊袜带。患者应合理运动、休息,适当姿势,避免久坐,老年患者应特别注意安全,谨防摔跤和受伤。

(3)若持续进行抗凝治疗,应向患者详细介绍药物的剂量、药理作用及其治疗观察,说明各种检查的重要性,及时向医师报告症状的变化。

第八节 老年心律失常患者的护理

一、病因和发病机制

(一)病因

心律失常可见于各种器质性心脏病,其中以冠状动脉粥样硬化性心脏病(简称冠心病)、心肌病、心肌炎和风湿性心脏病(简称风心病)为多见,尤其是在发生心力衰竭或急性心肌梗死时。发生在基本健康者或自主神经功能失调患者中的心律失常也不少见。其他病因尚有电解质或内分泌失调、麻醉、低温、胸腔或心脏手术、药物作用和中枢神经系统疾病等。部分病因不明。

(二)发病机制

(1)自律性增高、异常自律性与触发活动致冲动形成的异常。具有自律性的心机细胞由于植物神经系统兴奋改变或其内在的病变使其自律性增高,导致不适当的冲动发放。此外,原来无自律性的心肌细胞如心房、心室肌细胞由于心肌缺血、药物、电解质紊乱、儿茶酚胺增多等均可导致异常自律性的形成。触发活动是由一次正常的动作电位所触发的后除极并触发一次新的动作电位而产生持续性快速性心律失常。

(2)折返激动、传导障碍致冲动传导异常。当激动从某处一条径路传出后,又从另外一条径路返回原处,使该处再次发生激动的现象称为折返激动,是所有快速心律失常最常见的发生机制。冲动在折返环节内反复循环,产生持续而快速的心律失常。冲动传导至某处心肌,如适逢生理性不应期,也可形成生理性阻滞或干扰现象。冲动传导障碍并非由于生理性不应期所致者称为病理性传导阻滞。

二、临床表现

(一)症状

心律失常临床表现是一种突然发生的规律或不规律的心悸、胸痛、眩晕、心前区不适感、憋闷、气急、手足发凉和昏厥,甚至神志不清。有少部分心律失常患者可无症状,仅有心电图改变。

(二)辅助检查

1.心电图

(1)体表心电图:是心律失常诊断的最主要手段。

(2)心电图监测:为克服心电图描记时间短,捕捉心律失常困难的缺点,采用心电图监测的方法诊断心律失常。常用的有床边有线心电图监测,无线心电图监测,连续记录 24 h 或更长时间的动态心电图检测。

2.运动试验

运动试验可能在心律失常发作间歇时诱发心律失常,因而有助于间歇发作心律失常的诊断。抗心律失常药物(尤其是致心室内传导减慢的药物)治疗后出现运动试验诱发的室性心动过速,可能是药物致心律失常作用的表现。

三、诊断

心律失常性质的确诊大多要靠心电图,但相当一部分患者可根据病史和体征作出初步诊断。

根据发作时心率、节律(如规则与否、漏搏等),发作起止与持续时间;发作时有无低血压、昏厥或近乎昏厥、抽搐、心绞痛或心力衰竭等表现,以及既往发作的诱因、频率和治疗经过,有助于判断心律失常的性质。

四、预防

1. 预防诱发因素

常见诱因有吸烟、酗酒、过劳、紧张、激动、暴饮暴食、消化不良、感冒发烧、摄入盐过多、血钾血镁低等。患者可结合以往发病的实际情况,总结经验,避免可能的诱因,比单纯用药更简便、安全、有效。

2. 稳定情绪

保持平和稳定的情绪,精神放松,不过度紧张。精神因素中尤其紧张的情绪易诱发心律失常。所以患者要以平和的心态去对待,避免过喜、过悲、过怒,不计较小事,遇事自己能宽慰自己,不看紧张刺激的电视、球赛等。

3. 自我监测

在心律失常不易被抓到时,患者自己最能发现问题。有些心律失常常有先兆症状,若能及时发现及时采取措施,可减少甚至避免再发心律失常。

心房纤颤的患者往往有先兆征象或称前驱症状,如心悸感,摸脉有"缺脉"增多,此时及早休息并口服安定片可防患于未然。

4. 合理用药

心律失常治疗中强调用药个体化,而有些患者往往愿意接收病友的建议而自行改药、改量,这样做是危险的。患者必须按医生要求服药,并注意观察用药后的反应。

5. 定期检查身体

定期复查心电图、电解质、肝功、甲功等,因为抗心律失常药可影响电解质及脏器功能。用药后应定期复诊及观察用药效果和调整用药剂量。

6. 生活要规律

养成按时作息的习惯,保证睡眠。运动要适量,量力而行,不勉强运动或运动过量,不做剧烈及竞赛性活动,可做气功、打太极拳。洗澡水不要太热,洗澡时间不宜过长。养成按时排便习惯,保持大便通畅。饮食要定时定量。节制性生活,不饮浓茶,不吸烟。避免着凉,预防感冒。不从事紧张工作,不从事驾驶员工作。

五、治疗

1. 病因治疗

纠正心脏病理改变、调整异常病理生理功能,以及去除导致心律失常发作的其他诱因。

2. 药物治疗

治疗缓慢性心律失常一般选用增强心肌自律性和(或)加速传导的药物,如拟交感神经药(异丙肾上腺素等)、迷走神经抑制药物(阿托品)或碱化剂(克分子乳酸钠或碳酸氢钠)。治疗快速心律失常则选用减慢传导和延长不应期的药物,如迷走神经兴奋剂(新斯的明、洋地黄制剂)、拟交感神经药间接兴奋迷走神经(甲氧明、苯福林)或抗心律失常药物。

六、护理

(一)一般护理

1.休息

患者心律失常发作引起心悸、胸闷、头晕等症状时应保证患者充足的休息和睡眠,休息时避免左侧卧位,以防左侧卧位时感觉到心脏搏动而加重不适。

2.饮食

给予富含纤维素的食物,以防便秘;避免饱餐及摄入刺激性食物,如咖啡、浓茶等。

(二)病情观察

连接心电监护仪,连续监测心率、心律变化,及早发现危险征兆。及时测量生命体征,测脉搏时间为 1 min,同时听心律。患者出现频发多源性室性期前收缩、RonT 室性期前收缩、室性心动过速、二度Ⅱ型及三度房室传导阻滞时,及时通知医师并配合处理。监测电解质变化,尤其是血钾。

(三)抢救

配合准备抢救仪器(如除颤器、心电图机、心电监护仪、临时心脏起搏器等)及各种抗心律失常药物和其他抢救药品,做好抢救准备。

(四)用药

护理应用抗心律失常药物时,密切观察药物的效果及不良反应,防止毒副反应的发生。

(五)介入治疗的护理

向患者介绍介入治疗,如心导管射频消融术或心脏起搏器安置术的目的及方法,以消除患者的紧张心理,使患者主动配合治疗,并做好介入治疗的相应护理。

(六)健康指导

(1)向患者讲解心律失常的原因及常见诱发因素,如情绪紧张、过度劳累、急性感染、寒冷刺激、不良生活习惯(吸烟、饮浓茶和咖啡)等。

(2)指导患者劳逸结合,有规律生活,无器质性心脏病者应积极参加体育锻炼。保持情绪稳定,避免精神紧张、激动。改变饮食习惯,戒烟、酒,避免浓茶、咖啡、可乐等刺激性食物。保持大便通畅,避免排便用力而加重心律失常。

(3)说明患者所用药物的名称、剂量、用法、作用及不良反应,嘱患者坚持服药,不得随意增减药物的剂量或种类。

(4)教会患者及家属测量脉搏的方法,心律失常发作时的应对措施及心肺复苏术,以便自我监测病情和自救。对安置心脏起搏器患者,讲解自我监测与家庭护理方法。

(5)定期复查心电图和随访,发现异常应及时就诊。

第二章 消化内科护理

第一节 急性单纯性胃炎患者的护理

一、病因和发病机理

急性单纯性胃炎(acute simple gastritis)可由化学物质、物理因素、微生物感染或细菌毒素等引起。化学因素有药物(如水杨酸盐类、肾上腺糖皮质激素、利血平、某些抗生素及抗癌药物)、烈酒、胆汁酸盐和胰酶等;物理因素如进食过热、过冷或粗糙的食物,损伤胃黏膜引起炎症;微生物有沙门氏菌属、嗜盐杆菌(vibrio parahemolyticus)和幽门螺旋杆菌(helic obacter pylori,HP),以及某些流感病毒和肠道病毒等;细菌毒素以金黄色葡萄球菌毒素为多见,偶为肉毒杆菌毒素。细菌和(或)其毒素常同时累及肠道,引起急性胃肠炎(acute gastroenteritis);误服某些毒植物如毒蕈等也可引起急性胃肠炎。

二、病理

胃黏膜病变主要是充血、水肿,黏液分泌增多,表面覆盖白色或黄色渗出物,可伴有点状出血和(或)轻度糜烂。黏膜内有中性粒细胞浸润。

三、临床表现

临床上以感染或细菌毒素所致急性单纯性胃炎为多见。一般起病急,在进食污染食物后数小时至 24 h 发病,表现为上腹不适、疼痛、厌食和恶心、呕吐等,因常伴发肠炎而有腹泻,粪便呈水样;由沙门氏菌感染所引起者常有发热。

上腹部或脐周有轻压痛,肠鸣音亢进。病程一般自限,数天内症状消失。有药物或物理因素所致急性单纯性胃炎疼痛一般主要限于上腹部。

四、治疗

应除去病因,卧床休息,停止一切对胃有刺激的饮食或药物,酌情暂时禁食或给流质饮食,多饮水,腹泻较重者可饮糖盐水。腹痛者可予局部热敷,或用解痉剂,如阿托品、普鲁本辛、复方颠茄片、山莨菪碱 654-2 等。有剧烈呕吐或明显失水时,必须静脉输液予以纠正。有时可给甲氰咪胍,减少胃酸分泌,以减轻黏膜炎症,也可应用制酸剂。一般不用抗生素,但对沙门氏菌、幽门螺旋杆菌和嗜盐菌感染则需应用。

五、护理

(一)休息

急性发作期应卧床休息,嘱患者要多饮水,腹泻较重者应饮糖盐水;恢复期,患者生活要有规律,避免过度劳累,注意劳逸结合。

(二)饮食护理

急性发作期患者可给予无渣、半流质的温热饮食。恢复期给予高热量、高蛋白、高维生素、易消化的饮食。避免食用过咸、过甜、辛辣、生冷等刺激性食物。定期进餐、少量多餐、细嚼慢咽，养成良好的饮食卫生习惯。

(三)疼痛的护理

遵医嘱给予局部热敷、按摩、针灸或镇痛药物缓解疼痛。

(四)抗生素治疗

如为沙门氏菌等细菌感染时及时应用抗生素治疗。

(五)停用某些药

停用一切对胃黏膜有刺激的药物，如水杨酸盐类、肾上腺糖皮质激素、利血平及某些抗生素等。

第二节　急性糜烂性胃炎患者的护理

一、病因和发病机理

急性糜烂性胃炎(actue erosive gastritis)是以胃黏膜多发性糜烂为特征的急性胃炎，常伴有出血，故又称为急性出血性胃炎(actue hemorrhagic gastritis)，也可伴有急性溃疡形成。本病又称急性胃黏膜病变，约占上消化道出血病例的 20%。能引起急性单纯性胃炎的各种外源性病因，均可严重地破坏胃黏膜屏障而导致 H^+ 及胃蛋白酶的反弥散，引起胃黏膜的损伤而发生出血及糜烂。一些危重疾病如败血症、大面积烧伤、颅内病变、大手术后、创伤、休克，或肺、心、肾或肝衰竭等严重应激状态是更为常见的病因。目前对其确切的发病机理尚未完全明了，但一般认为胃黏膜缺血和胃酸分泌是两个重要的发病原因：应激时，去甲肾上腺素和肾上腺糖皮质激素分泌虽增多，但在上述严重疾病时，仍不足以维持胃黏膜微循环的运行；反之，应激时黏液分泌不足，前列腺素合成减少，削弱了黏膜抵抗力，而前列腺素合成减少却使血栓素(TXA)及白三烯的合成相应增多。此二者具有强烈的血管收缩作用，结果加剧了黏膜的缺血缺氧，从而导致 H^+ 的反弥散，致使黏膜发生糜烂、出血。

二、病理

胃黏膜呈多发性糜烂，伴有点状或片状出血，有时见浅小溃疡。病变多见于胃底及胃体，但胃窦也可受累。镜下有中性粒细胞和单核细胞的浸润，腺体因水肿或出血而扭曲，糜烂处表面上皮细胞有灶性剥落。

三、临床表现和诊断

起病前可无明显不适，或仅有消化不良的症状，但常为原发的严重疾病所掩盖。往往以上消化道出血为主要表现，有呕血和(或)黑便，但出血量一般不大，且常呈间歇性，可自止。大多数患者可找到病因。诊断主要依靠病前服用消炎药(如阿司匹林)、酗酒,或上述各种严重疾病的应激状态的病史;但确诊有赖于急症显微胃镜检查,一般在出血 24～48 h 内进行,可见多发性糜烂和出血灶的特征性急性胃黏膜病变。

四、治疗

应针对病因采取预防措施,如给阿司匹林时,宜同时服制酸剂。阿司匹林在酸性环境下不离子化,原药能以被动扩散方式被胃黏膜上皮细胞吸收,而在中性的胞浆中离子化,形成 H^+,致使细胞损伤。若与制酸剂同服,可使之在胃内即离子化而不被吸收。或上述严重疾病状态,亦可预服制酸剂和(或)H_2 受体抬抗剂来预防。制酸剂多采用铝—镁胶体合剂,可每 4～6 h 口服 20 mL;H_2 受体拮抗剂则可用甲氰咪胍(Cimeticdine)或雷尼替丁(Ranitidine)。也可用硫糖铝或前列腺素 E2。如一旦发生急性出血,应先止血,并同时采用上述措施。

五、护理

(一)休息

急性发作期,患者应卧床休息;恢复期,患者生活要有规律,避免过度劳累,注意劳逸结合。

(二)饮食护理

急性发作期可给予患者无渣、半流质的温热饮食。若患者有少量出血,可给予牛奶、米汤等以中和胃酸,利于黏膜的恢复。剧烈呕吐、呕血的患者应禁食,静脉补充营养。恢复期给予高热量、高蛋白、高维生素、易消化的饮食,避免食用过咸、过甜、辛辣、生冷等刺激性食物。定期进餐、少量多餐、细嚼慢咽,养成良好的饮食卫生习惯。如胃酸缺乏者可酌情使用酸性食物,如山楂、食醋、浓肉汤、鸡汤。

(三)心理护理

应注意安慰患者使其精神放松,消其症状反复发作而产生的紧张、焦虑、恐惧心理,保持情绪稳定,从而增强患者对疼痛的耐受性。应指导患者掌握有效的自我护理和保健知识,减少本病的复发次数。

第三节　慢性胃炎患者的护理

慢性胃炎(chronic gastrtis)是指不同病因所引起的慢性胃黏膜炎症病变。本病常见,发病率随年龄增长。慢性胃炎一般可分为:①浅表性胃炎(superficial gastrtis),炎症仅累及胃黏膜的表层上皮;②萎缩性胃炎(atrophic gastritis),炎症已累及胃黏膜深处的腺体并引起萎缩;③肥厚性胃炎(hypertrophic gastrtis),尚无上皮细胞肥大的证据,这类胃炎是否存在,尚有争论。

一、病因和发病机理

性胃炎病因未能去除,致反复发作而持续不愈,逐演变成慢性胃炎。诸如反复的机械磨损(由粗糙食物)、烫食、咸食、食物中某些化学制剂刺激、长期服用非甾体类消炎药(如阿司匹林)

以及酗酒,均可使胃黏膜反复损伤而转化为慢性炎症。也有人认为,营养缺乏、特别是 B 族维生素的缺乏也是一个诱因。

十二指肠液的反流研究发现,慢性胃炎患者因幽门括约肌功能失调,常引起胆汁反流,这可能是一个重要的致病因素。胰液中的磷脂酶 A 与胆汁中的卵磷脂相互作用形成的溶血卵磷脂,具有极强的黏膜损伤作用。溶血卵磷脂与胆汁和胰消化酶一起,能溶解黏液,并破坏胃黏膜屏障,促使 H^+ 及胃蛋白酶反弥散入黏膜,进一步引起损伤。由此引起的慢性胃炎主要在胃窦部。消化道溃疡一般都伴有慢性胃窦炎,因此有人认为与幽门括约肌功能失调有关。烟草中的尼古丁能使幽门括约肌松弛,故长期吸烟者可助长胆汁反流而造成胃窦炎。

免疫因素:胃体萎缩性胃炎伴恶性贫血者,自身免疫反应明显,有 $80\%\sim90\%$ 患者的血中可找到抗内因子抗体(IFA),在血液、胃液和萎缩性黏膜的浆细胞中,也常可检出抗壁细胞抗体(PCA)。研究发现,少数胃窦胃炎患者,血中有特异性的抗胃泌素分泌细胞(G 细胞)抗体。此外,研究还发现,萎缩性胃炎的胃黏膜内有弥散性淋巴细胞和浆细胞浸润。甲状腺功能亢进或减退、慢性淋巴性甲状腺炎、糖尿病、慢性肾上腺皮质功能减退症都可伴有慢性胃炎,可能与免疫有关。

感染因素:随着年龄增长而胃酸分泌功能减退,胃内有细菌和真菌的繁殖,可能导致胃炎。目前认为,慢性胃炎约 90% 有幽门螺旋杆菌(HP)存。幽门螺旋杆菌具有鞭毛,能穿过胃的黏液层到胃黏膜,通过其产氨作用、分泌空泡毒素 A 等物质引起细胞损害;其细胞毒素相关基因蛋白能引起炎性反应;幽门螺旋杆菌细胞壁可作为抗原诱导免疫反应。以上因素长期存在致使胃黏膜发生慢性炎症。

二、病理

浅表性胃炎的炎症限于胃小凹和黏膜固有层的表层。肉眼可见黏膜充血、水肿或伴有渗出物,主要见于胃窦,也可见于胃体,有时见少量糜烂出血。镜下见黏膜浅层有中性粒细胞、淋巴细胞和浆细胞浸润,深层的胃腺体保持完整。此外,某些患者在胃窦部有较多的糜烂灶,或伴有数目较多的疣状凸起,称慢性糜烂性或疣状胃炎。

炎症深入黏膜固有层影响腺体,使之萎缩,称为萎缩性胃炎。此时黏膜层变薄,黏膜皱襞平坦甚至消失,可以呈弥散性,但也可呈局限性。镜下见胃腺体部分消失或个别完全消失,黏膜层、黏膜下层有淋巴细胞和浆细胞浸润。有时黏膜萎缩可并发胃小凹上皮细胞增生,致使局部黏膜层反而变厚,称萎缩性胃炎伴过形成。

如炎症蔓延广泛,破坏大量腺体,使整个胃体黏膜萎缩变薄,称胃萎缩。镜下示所有胃体腺完全消失,炎症细胞已很难见到。隐窝上皮肠化,为杯状细胞或具有刷状缘的肠型细胞所代替。胃窦部基本正常。

萎缩性胃炎时常发生肠腺上皮化生和假性幽门腺化生。增生的胃小凹上皮和肠化上皮可发生发育异常(黏蛋白缺乏伴核极性异常,核增大,分化不良和有丝分裂象增多),形成所谓不典型增生(dysplasia)。不典型增生是一种不正常黏膜具有不典型细胞、分化不良和黏膜结构紊乱的特点,认为极可能是癌前病变。

三、临床表现

慢性胃炎的病程迁延,大多无明显的症状,部分有消化不良的表现,包括上腹饱胀不适(特别是在餐后)、无规律性腹痛、嗳气、反酸、恶心呕吐等。这些症状并无特异性。胃体炎和胃窦炎可有不同的临床表现。一般胃体炎消化道症较少,但可出现明显的厌食和体重减轻,可伴有贫血,多系缺铁性。少数可发生恶性缺血。胃窦炎的胃肠道症状较明显,特别是有胆汁反流较多,或伴有胆囊结石的患者。有时颇似消化道溃疡,可有反复小量的上消化道出血,甚至呕血,系发生急性糜烂所致。慢性胃炎大多数无明显症状,有时可有上腹部轻压痛。

四、实验室和其他检查

1.胃液分泌检测

慢性萎缩性胃体炎时胃酸分泌下降,病变严重时胃酸缺乏,此可用五肽胃泌素刺激试验来确定。慢性浅表性胃炎和慢性萎缩性胃窦炎不影响胃酸分泌,但后者若有大量 G 细胞丧失,则因胃泌素的缺乏而胃酸分泌偏低。

2.血清学检测

慢性萎缩性胃体炎时血清胃泌素常中度升高,这是因为胃酸缺乏不能抑制 G 细胞分泌胃泌素之故。若病变严重,不但胃酸和胃蛋白酶原分泌减少,内因子分泌也减少,因而影响维生素 B_{12} 的吸收,血清维生素 B_{12} 也下降;血清 PCA 常呈阳性(75%以上)。慢性胃窦炎时血清胃泌素下降,下降程度随 G 细胞破坏程度而定;血清 PCA 也有一定的阳性率(30%~40%),但不如慢性萎缩性胃体炎者高。慢性浅表性胃炎时无特殊改变。

3.胃肠 X 线钡餐检查

通过气钡双重对比造影,可很好显示胃黏膜象。胃黏膜萎缩时可见胃皱襞相对平坦、减少。可根据胃窦黏膜呈钝锯齿状及胃窦部痉挛,可提示胃窦炎。少数胃窦胃炎的 X 线表现为胃窦或幽门前段呈向心性狭窄,并可有结节状充盈缺损,颇似胃癌。

4.胃镜检查及活组织检查

该方法是最可靠的确诊方法。浅表性胃炎常以胃窦部为最常见,多为弥散性,也可局限而分散,病变黏膜呈红白相间或呈花斑状,有时可见散在糜烂,黏液分泌增多,常有灰白色或黄白色渗出物,活检示浅表炎细胞浸润、腺体则完整。

萎缩性胃炎者胃黏膜多呈苍白或灰白色,但也可呈红白相间,皱襞变平或平坦,黏膜外观薄而能透见其下紫蓝色血管纹。病变可以弥散,也可以轻重不均匀而使黏膜外观高低不平,有些地方因上皮的过度形成而使黏膜呈颗粒状或小结节状凸起。黏膜表面无炎性渗液,黏液分泌也少。

对活检标本应同时检测幽门螺旋杆菌。可先置一标本于含酚红的尿素液中做尿素酶试验,阳性者于 30~60 min 内试液变成粉红色;另一标本置于特殊的培养液中,在微氧环境下培养;再一标本制成切片,以 HE 或 Warthin-Starry 或 Giemsa 染色,切片上可见在黏液层中(贴邻上皮细胞)有成堆形态微弯的杆菌,呈序贯状排列。切片结果与培养结果相吻合。

五、诊断

病史和症状并无特异,X 线检查也只能提示本病,而确诊主要依靠胃镜检查和胃黏膜活检。在我国有 50%~80%患者在胃黏膜中可找到幽门螺旋杆菌。

六、治疗

消除病因。应去除各种可能的致病因素,如戒烟酒、减少食盐摄入、避免对胃有刺激的饮食及纠正不良饮食习惯,以及停服药物,特别是阿司匹林等非甾体类消炎药。胆汁反流明显者特别要戒烟,可服消胆胺(cholestyramine)以吸附胆汁,每次 3～4 g,每日 4 次,饭后 1 h 或睡前服;亦可服氢氧化铝凝胶吸附之,饭后 1 h 服,每日 3～4 次,胃复安(metochopramide)和多潘立酮(domperidone)亦能加强幽门张力和胃窦之收缩,防止胆汁反流。胃黏膜活检发现幽门螺旋杆菌须加服抗生素,如庆大霉素、痢特灵或替硝唑(Tinidazole 等,以 2～3 周为 1 个疗程,之后应重复胃镜检查细菌是否被完全清除。胶体果胶铋与抗生素合用既能杀灭幽门螺旋杆菌,又对炎症黏膜具有特殊的亲和力,可形成一层保护膜,兼有防治作用,可以试用。

其他药物治疗。对已形成的胃黏膜炎症,无特殊治疗,主要作对症处理。上腹痛用解痉剂如普鲁本辛或颠茄合剂;上腹饱胀用胃复安或多潘立酮等。硫糖铝和哌吡氮平(Pyrenzepine)联用。H_2 受体拮抗剂也可试用,有减少胃酸分泌和促进胃泌素释放之作用。

手术治疗。胃黏膜肠化并非癌前病变,但不典型增生则是。慢性萎缩性胃炎伴重度不典型增生时,应考虑手术治疗,但若只是轻度,属可逆性,无须手术。

七、预后

预后一般佳,浅表性胃炎可逆转至正常,但常演变为萎缩性胃炎,少数萎缩性胃炎有可能演变为胃癌。

八、护理

(一)饮食护理

给予高热量、高蛋白、高维生素、易消化的饮食,避免食用过咸、过甜、辛辣、生冷等刺激性食物。定期进餐、少量多餐、细嚼慢咽,养成良好的饮食卫生习惯。

(二)疼痛的护理

遵医嘱给予局部热敷、按摩、针灸或镇痛药物缓解疼痛。

(三)心理护理

应注意安慰患者使其精神放松,消除其症状反复发作而产生的紧张、焦虑、恐惧心理,保持情绪稳定,从而增强患者对疼痛的耐受性。应指导患者掌握有效的自我护理和保健知识,减少本病的复发次数。

(四)使用药物的护理

应注意消胆胺应在饭后 1 h 或睡前服,氢氧化铝凝胶也应在饭后 1 h 服用,不要随意减量或停药,应遵医嘱服用药物。

第四节　消化道溃疡患者的护理

消化道溃疡(pepticulcer)主要指发生在胃和十二指肠球部的慢性溃疡,也可发生于食管下端,胃—空肠吻合口附近以及 Meckel 憩室。这些溃疡的形成均与胃酸和胃蛋白酶的消化作用有关。

一、病因和发病机理

(一)损害因素

1.胃酸—胃蛋白酶的消化作用

在损害因素中,胃酸—胃蛋白酶,特别是胃酸的作用占主要因素。胃酸是由胃体壁细胞所分泌,胃酸分泌与壁细胞的数量即壁细胞总体(parietalcellmass,PCM)有关,在十二指肠溃疡患者 PCM 明显增大,是其发病的主要原因。壁细胞表面有三种受体,在相应物质的刺激下分泌胃酸;①乙酰胆碱受体:在迷走神经兴奋时其神经末梢所产生的乙酰胆碱可弥散至壁细胞表面与此受体结合。②胃泌素受体:胃窦 G 细胞分泌的胃泌素可经血液循环至壁细胞表面与之结合;③组胺受体:壁细胞附近的肥大细胞所分泌的组胺可弥散至壁细胞表面。在十二指肠溃疡时,有迹象表明迷走神经处于持续兴奋状态,不断释放乙酰胆碱;G 细胞也有迷走神经末梢支配,故迷走神经兴奋时 G 细胞也能分泌较多的胃泌素。

壁细胞在泌酸物质刺激下的泌酸过程可简述如下:ATP 转化成 cAMP,激活蛋白激酶使 O_2 快速变成 H_2CO_3,并电离出 H^+,H^+ 经泌酸微管膜上 H^+-K^+-ATP 酶(H^+-K^+泵)的作用与 K^+ 交换,排泌入微管。

2.情绪反应

人生中的七情六欲所产生的情绪波动,均可影响胃的分泌和运动功能。原有消化道溃疡患者的焦虑、忧伤等不良情绪多使本病复发或症状加剧。有关精神因素可能通过下列两个途径影响胃的功能。①自主神经系统:迷走神经反射使胃酸分泌增多,胃运动加强,交感神经兴奋则使胃黏膜血管收缩而缺血,胃运动减弱。②内分泌系统:通过下丘脑—垂体—肾上腺轴而使皮质醇释放,促使胃酸分泌并减少胃黏液分泌。

3.胃泌素和胃窦部滞留

胃运动障碍可使食物在胃窦部滞留,刺激 G 细胞分泌胃泌素,促使胃酸分泌,结果引起胃溃疡,这是部分胃溃疡的发病机理之一。幽门成形术加迷走神经切断后易发生胃溃疡,就基于此理。此外,在复合性溃疡中,十二指肠溃疡常先胃溃疡而出现,慢性十二指肠溃疡所致幽门的功能性或器质性痉挛、狭窄,可使食物在胃窦部滞留,是引起胃溃疡的主要原因。

4.饮食不节和失调

粗糙食物不易被胃液消化者,可使胃黏膜发生物理性损伤,过酸和辛辣食物可致化学性损伤;饮料如烈酒除直接损伤黏膜外,还能促进胃酸分泌,咖啡也能刺激胃酸分泌;这些均可能和消化性溃疡的发病和复发有关。

5.药物的不良反应

最重要的是非甾体类消炎药(如阿司匹林、保泰松、消炎痛等),除直接损伤胃黏膜的作用外,还有抑制前列腺素和前列环素之合成,损伤黏膜的保护作用。长期应用肾上腺皮质醇者发现消化道出血者较多见。皮质醇能促使胃酸分泌和减少黏液分泌,其分解蛋白质的作用可能影响黏膜的修复。

(二)削弱黏膜的保护因素

1.黏液—黏膜屏障的破坏

正常情况下,胃黏膜是由其上皮分泌的黏液所覆盖,黏液与完整的上皮细胞膜及细胞间连接形成一道防线,称为黏液—黏膜屏障,具有以下功能。①润滑黏膜不受食物的机械磨损。

②阻碍胃腔内 H^+ 反弥散入黏膜。③上皮细胞分泌 HCO_3^-，可扩散入黏液，能中和胃腔中反弥散来的 H^+，从而使黏膜表面之 pH 保持在 7 左右，这样维持胃腔与黏膜间一个酸度阶差。④保持黏膜内外的电位差。这个屏障可被过多的胃酸、乙醇、阿司匹林等非甾体类消炎药或十二指肠液反流所破坏，于是 H^+ 反弥散进入黏膜，引起上皮细胞的破坏和黏膜炎症，为溃疡形成创造条件。

十二指肠球部黏膜也具有这种屏障，黏液和 HCO_3^- 主要由 Brunner 腺分泌；在十二指肠溃疡患者这种分泌减少。另外，胆汁和胰液中的 HCO_3^- 减少，故不能充分地中和由胃囊进入十二指肠的胃液，从而增加了十二指肠酸负荷，最终导致十二指肠溃疡形成。

2. 黏膜的血运循环和上皮细胞更新

胃、十二指肠黏膜的良好血运循环和上皮细胞更新是保持黏膜完整所必需的。黏膜层有丰富的微循环网，受黏膜下层广泛的动脉系统及相互沟通的动、静脉丛所灌注，以清除代谢废物和提供必要的营养物质，从而保证上皮细胞更新必须的条件。正常的胃、十二指肠黏膜细胞周转很快，3～5 d 就全部更新 1 次。若血运循环发生障碍，黏膜缺血坏死，而细胞之再生更新跟不上，则在胃酸—胃蛋白酶的作用下就有可能形成溃疡。在解剖上，胃、十二指肠小弯侧黏膜下血管丛的侧支循环较大弯侧为少。若在胃角附近的胃肌、尤其是斜肌束特别发达，则于收缩时容易关闭黏膜下层的血管，使该处局部黏膜缺血坏死，可能是胃溃疡好发于胃角附近的原因之一。

3. 前列腺素的缺乏

外来的前列腺素(PG)有"保护细胞的作用"，能防止乙醇、胆盐、阿司匹林等引起的胃黏膜损害。胃和十二指肠黏膜的内生前列腺素主要是 PGE2，也具有这种作用。前列腺素具有促进胃黏膜上皮细胞分泌黏液与 HCO_3^-、加强黏膜血运循环和蛋白质合成等作用，是增强黏膜上皮细胞更新、维持黏膜完整性的一个重要保护因素。非甾体类消炎药能抑制前列腺素的合成，被认为是该类药物引起的黏膜损害的机理之一。部分消化性溃疡患者在其溃疡旁黏膜内有前列腺素缺乏的证据，因此，内生前列腺素合成障碍可能是溃疡形成的机理之一。

4. 胃、十二指肠炎症的影响

胃溃疡常伴有胃窦炎。炎症可破坏黏液—黏膜屏障，降低上皮细胞分泌 HCO_3^- 的能力，加剧 H^+ 的反弥散，因而削弱黏膜的抗酸能力，为胃溃疡形成提供基础。胃溃疡好发于炎症胃窦与泌酸胃体的交接处，显示这部分黏膜受到胃酸的损害最甚。随年龄的增长，胃窦炎的炎症向上扩散，胃溃疡发生的部位也上移。十二指肠溃疡也均发生在慢性十二指肠炎的基础上，且也有半数以上患者罹患有胃窦炎。

胃、十二指肠溃疡，除可能和胆汁、胰液反流有关外，还可能与幽门螺旋杆菌感染有关。

5. 吸烟的不良影响

吸烟能引起血管收缩，降低胰液和胆汁中的 HCO_3^- 含量，且能加剧十二指肠液的反流，故为一个重要的削弱黏膜的保护因素。持续吸烟不利于溃疡愈合，并可引起复发。

(三)其他因素

1. 遗传因素

不少观察说明，O 型血人群的十二指肠溃疡或幽门前区溃疡发病率高于其他血型的人群，有人估计约高出 40%。属 O 型血而不分泌 ABH 血型物质者，十二指肠的发病率更高，达到其他血型的 2 倍。

溃疡与遗传的关系,除表现在血型外,不少观察提示胃溃疡和十二指肠溃疡患者的亲属中,本病的发病率也高于正常人,并认为这两种溃疡的发生倾向是通过不等位基因遗传的。

2.其他

此外,消化性溃疡与某些疾病有一定的联系,诸如在罹患类风湿关节炎、慢性肺部疾病、肝硬化、甲状旁腺功能亢进、慢性肾衰竭、肾结石等疾病的患者,其十二指肠溃疡的发病率高于一般人群。

二、病理

溃疡呈圆形或椭圆形,直径一般小于 2.5 cm,深穿黏膜肌层,边缘光整增厚,与毗邻黏膜一起有炎症、水肿;底部清洁、覆盖有灰白纤维渗出物。溃疡深者可累及胃壁肌层或浆膜层,有时穿过浆膜引起穿孔。

若发生在前壁,可引起急性腹膜炎;若发生在后壁,则可与胰腺、肝、或横结肠等相粘连,称穿透性溃疡。当溃疡底部的血管特别是动脉受到侵蚀时,可引起大出血。溃疡愈合一般需要4～8 周,短者需 2～3 周,长者需 12 周以上。愈合后遗留瘢痕,瘢痕收缩使周围黏膜皱襞向其集中。

三、临床表现

临床表现的特点如下。①慢性过程。一般少则几年,多则十余年或更长。②周期性发作。病程中常出现发作期与缓解期相互交替;发作期可达数周或数月不等,视病情的发展情况和治疗效果而定。发作有季节性,常发生于秋冬或冬春之交,妇女患者在妊娠期常缓解。此外,精神紧张、情绪波动、饮食失调和服用与溃疡发病有关的药物也是诱发因素。③节律性疼痛。有并发症时周期性和节律性消失。也有部分患者虽有溃疡而可以毫无症状。

(一)症状

上腹痛为主要症状。可为钝痛、灼痛、胀痛或剧痛,但也可仅有饥饿感不适。典型者呈轻或中等度持续性疼痛,范围局限于手掌大小,位于剑突下上腹部,可被制酸剂或进食缓解。约半数以上的十二指肠溃疡患者的疼痛具有节律性:晨起空腹不疼,早餐后 2～3 h(上午9～10 点钟)开始出现疼痛,至午餐后才缓解,下午 3～4 点钟时又疼痛,至晚餐后缓解。疼痛也可以于睡前或午夜出现,称夜间痛。午夜痛醒常提示罹患有十二指肠溃疡。节律性疼痛多持续1～2 周或更长,即使不治疗也会自行缓解。复发常见,多在初次发病后 2 年内发生,也可间隔更长。

胃溃疡也可出现规律性疼痛,但餐后出现较早,在餐后 1/2～1 h 出现,至下次餐前已消失,午夜痛少见。部分患者进食反引起胃痛,在幽门管溃疡时尤为明显。幽门管溃疡可因黏膜水肿或瘢痕形成而发生幽门梗阻,表现为餐后上腹饱胀不适或出现恶心呕吐。

部分病例无上述典型的规律性疼痛,表现为不规则、比较模糊的疼痛,伴有上腹部胀满、食欲缺乏、嗳气、反酸等症状。这些症状泛称为消化不良(dyspepsia),以胃溃疡较十二指肠溃疡为多见。消化不良也见于无溃疡的患者,称非溃疡性或功能性消化不良。当溃疡位于后壁而发生穿透时也表现为不典型疼痛。此时疼痛剧烈,放射至背部。

消化性溃疡的腹痛发生机理可能是由胃酸刺激溃疡面而引起,还可能是胃肌痉挛的因素以及因人而异的不同的痛阈。

（二）体征

缓解期无明显症状。发作期于剑突下有稳定而局限的压痛点,压痛一般较轻。后壁溃疡常无压痛点。

（三）特殊类型溃疡的临床表现

1.球后溃疡

球后溃疡(postbulbar ulcer)一般发生在十二指肠降部的十二指肠乳头近端,常发生于后壁,少见,约占溃疡总数的5%。症状如十二指肠溃疡,但较严重而持续,夜间痛常见,易出血(60%),内科疗效差。若有明显而较严重的十二指肠溃疡的临床表现,而常规钡餐检查未发现球部溃疡时,应作十二指肠低张造影,仔细观察十二指肠降部,以免遗漏球后溃疡。

2.幽门管溃疡

幽门管溃疡(pyloric channel ulcer)好发于50～60岁,少见。临床特点:病情一般发展快,餐后很快发生疼痛,应用制酸剂的疗效差,并早期出现呕吐。呕吐反映有幽门梗阻的存在。总体来说,此类溃疡内科疗效差,需外科手术治疗。

四、实验室检查

1.血清胃泌素测定

在怀疑有Zollinger-Ellison综合征(胃泌素瘤,gastrinoma)时(包括:①球后或空肠溃疡;②溃疡病伴腹泻;③胃黏膜粗大;④顽固性溃疡;⑤溃疡手术后复发。)应考虑作胃泌素测定。血胃泌素值一般与胃酸分泌成反比:胃酸分泌低,胃泌素高;胃酸分泌高,胃泌素低。在胃泌素瘤时,两者有反常的关系,即两者同时升高。故如果血清胃泌素值>200 pg/mL时,应测胃酸分泌速度以明确是否由于低酸所致。如果BAO(基础排酸量)也很高(>15 mmol/h),则应高度怀疑胃泌素瘤的可能性,须作进一步检查。

2.胃液分析

胃溃疡患者的胃酸分泌正常或稍低于正常,十二指肠患者则近半数有增高,以基础分泌(BAO)和夜间分泌(NAO)更明显。一般胃液分析方法所得的结果,其胃酸值幅度与正常人多有重叠,故对诊断意义不大。用五肽胃泌素作刺激试验,在下列情况下有参考价值:①帮助区分胃溃疡是恶性还是良性,如果最大酸排量(MAO)降低,证明胃酸缺乏,应高度怀疑癌性溃疡。②以排除或肯定胃泌素瘤。如果BAO > 15 mmol/h,MAO > 60 mmol/h,BAO/MAO>60%,提示有可能是胃泌素瘤,此时应加作血清胃泌素之测定。③胃手术前后的对比性测定,以估价手术效果。

3.粪便隐血检查

经3 d素食后测粪便隐血,如呈阳性,提示溃疡有活动性,经积极治疗后多在1～2周内转阴。胃溃疡患者如果粪便隐血持续阳性,提示有癌性可能。

五、诊断

根据慢性病程,周期性发作及节律性上腹痛,一般可做出初步诊断。然后应进行上消化道的X线钡餐检查。若见典型的龛影,则诊断确立;若鉴别溃疡属良、恶性有困难时,或当X线检查阴性而临床上需要澄清诊断时,应进行纤维胃镜检查并作活检。对慢性消化不良症候而久治不愈者,也应作X线钡餐检查及(或)胃镜检查。

1.X 线钡餐检查

气－钡双重对比造影,能更好地显示黏膜象,有助于确定有无溃疡。溃疡的 X 线征象有直接和间接两种,龛影系直接征象,是诊断溃疡的可靠依据,良性者向外凸出于胃或十二指肠壁轮廓,有时在其周围见辐射状黏膜。间接征象包括局部压痛、胃大弯侧痉挛性切迹、十二指肠球部易激惹及球部畸形等。这些间接征象可提示但不能确诊溃疡。

2.胃镜检查和黏膜活检

胃镜检查对消化道溃疡有诊断价值,由于消化道溃疡经胃镜检查仍有 5%～10% 被漏诊,故一般认为 X 线钡餐和胃镜检查这两种手段诊断应同时做,可相互补充,确保诊断的准确性。胃镜下溃疡多呈圆形或椭圆形,直径一般小于 2 cm,边缘光滑无结节,底部平整有白色或灰白色苔;周围黏膜肿胀发红;有时可见皱襞向溃疡集中。镜下还可发现伴随溃疡的胃炎和十二指肠炎。与 X 线钡餐检查相比,胃镜对发现胃后部溃疡和十二指肠溃疡更为可靠。胃镜检查时应常规对溃疡边缘及毗邻黏膜做多处活检。这不仅可以借以区分良、恶性溃疡,还能检测幽门螺旋杆菌之有无,此对治疗也有指导意义。

六、鉴别诊断

1.功能性消化不良

功能性消化不良(functional dyspepsia)(非溃疡性消化不良)是指由消化不良症候而无溃疡或其他器质性疾病,如慢性胃、十二指肠炎或胆道疾病者。此症较常见,多见于年轻妇女。有时症状酷似十二指肠溃疡但 X 线及胃镜检查却无溃疡发现。可有胃肌张力减退,表现为餐后即感上腹饱胀不适、嗳气、反酸、恶心和无食欲,服用制酸剂不能缓解,但服用胃复安或多潘立酮后可改善症状。患者常有神经官能症表现,诸如焦虑、失眠、神经紧张、情绪低落、忧郁等,也可伴有肠道激惹征(irritable bowel syndrome,IBS),表现为结肠痉挛性腹痛或无痛性腹泻。心理治疗或服用镇静剂有效。

2.慢性胃、十二指肠炎

常有慢性无规律性上腹痛,胃镜检查示慢性胃窦炎和十二指肠球部炎症但无溃疡,是主要的诊断和鉴别手段。

3.胃泌素瘤

亦称 Zollinger-Ellison 综合征,是胰腺分泌大量的胃泌素所致,特点是高胃泌素血症,高胃酸分泌,和难治性消化道溃疡。肿瘤往往很小(<1 cm),生长慢,半数恶性。因胃泌素过度刺激而使壁细胞增生,分泌大量的胃酸,使上消化道包括空肠上段经常浴于高酸环境中,导致多发性溃疡,以在不典型的部位(球后十二指肠降段和横段,甚或空肠近端)为特点。此种溃疡非常难治,常规胃手术后都见复发,且易并发出血、穿孔和梗阻。1/4～1/3 病例伴有腹泻。诊断要点是:①基础胃酸分泌过高,常 >15 mmol/h,BAO/MAO>60%;②X 线检查常示非典型位置的溃痕,特别是多发性溃疡,伴胃内大量胃液和增粗的胃黏膜皱襞;③难治性溃疡,常规胃手术不奏效,都见复发;④伴腹泻;⑤血清胃泌素 >200 pg/mL(常 >500 pg/mL)。用 H_2 受体拮抗剂有效,但疗效不巩固,常须切除肿瘤或做全胃切除术。

4.癌性溃疡

胃良性溃疡与恶性溃疡的区分非常重要,但有时比较困难。一些溃疡型胃癌在早期,其形态和临床表现可酷似良性溃疡,甚至治疗可暂愈合。故有主张对所有胃溃疡患者都应进行胃镜检查,在溃疡边缘多做点活检,明确溃疡的性质。

5.钩虫病

钩虫可引起十二指肠炎,发生出血,甚至出现黑便,症状可酷似消化道溃疡。胃镜检查在十二指肠可见寄生的钩虫和出血点。凡来自农村而有消化不良症候者,应作常规粪便检查寻找钩虫卵,阳性者应积极驱虫,治疗后如症状持续,才能考虑消化道溃疡的诊断。

6.胃黏膜脱垂症

本病可有上腹疼,由于脱垂间歇性出现,故症状也呈间歇性。一般上腹疼痛并无溃疡的节律性或夜间痛,制酸剂不能缓解,但可被特殊体位(左侧卧位或床脚抬高)所缓解。诊断主要依靠 X 线钡餐检查显示十二指肠球部有"香蕈状"或"降落伞状"缺损阴影,但其发现不恒定。

七、并发症

1.大出血

消化道溃疡是上消化道大量出血(>1 000 mL)最常见的病因,占患者的 10%~25%。临床表现为黑便伴或不伴呕血,同时有昏厥、出汗和口渴等症状,出血后一般可使原来的溃疡症状减轻,也可事先毫无症状而以大量出血为首发表现。

根据过去消化道溃疡的病史和发病前有溃疡病的症状,诊断一般并不难。确诊可依靠 X 线钡餐检查或胃镜检查。鉴别诊断包括:①食管—胃底静脉曲张破裂出血。这是肝硬化伴门脉高压者的并发症,鉴别一般并不难,但也要考虑消化道溃疡在肝硬化患者中发病率高,以及在肝硬化严重期可发生出血性胃炎,后二者均可引起出血。②急性糜烂性(出血)胃炎。可根据有严重应激的特定之临床情况来诊断,必要时可通过胃镜检查确定之。③胃癌。胃癌有时可表现为上消化道大量出血,鉴别通过 X 线钡餐或胃镜检查。④食管—贲门黏膜撕裂综合征。有强烈呕吐和剧咳史,一般出血量少,诊断需依赖胃镜检查。⑤其他。如反流性食管炎、胃黏膜脱垂等。

2.溃疡穿孔

消化道溃疡穿孔可引起 3 种后果:①破溃入腹腔引起弥散性腹膜炎(游离穿孔)。②破溃穿至毗邻实质脏器如肝、胰等(穿透性溃疡)。③破溃入空腔脏器如结肠、胆管、胆囊等,前两种较多见,而后者罕见。

3.幽门梗阻

约见于 3%的消化道溃疡病患者,主要发生在十二指肠球部溃疡或幽门管溃疡。溃疡急性发作时可由于炎症水肿和幽门平滑肌痉挛引起暂时的梗阻,可随着炎症的好转而消失。慢性梗阻主要由于瘢痕收缩,呈持久性。幽门梗阻时胃排空延迟,上腹胀满不适、疼痛,餐后加重,常伴有蠕动波,并有恶心、呕吐,大量呕吐后症状可暂时缓解。呕吐物含酸酵宿食、无胆汁。严重呕吐可致失水和低钾低氯性碱中毒,生营养不良和体重减轻。如果清晨空腹时检查胃内有震水声,插胃管抽液量>200 mL,则应考虑本病的存在,应作进一步的 X 线或胃镜检查。

4.溃疡癌变

少数胃溃疡可癌变,但十二指肠溃疡则否。胃溃疡癌变发生在溃疡边缘,癌变率估计在1%以下,最高也不超过 5%。慢性胃溃疡,年龄在 45 岁以上,症状变得顽固,而经 1 个月左右之严格内科治疗无效,且同时粪便隐血试验持续阳性者,应考虑有癌变的可能,需作进一步的检查。

八、手术治疗指征

没有并发症的消化道溃疡绝大多数无须手术治疗。鉴于手术本身有时出现术后并发症和后遗症,因此决定手术治疗和采取何种手术应取谨慎态度。一般手术治疗的指征有:①大出血经内科紧急处理无效;②急性穿孔;③器质性幽门梗阻;④胃溃疡疑有癌变;⑤胃溃疡经积极的内科治疗而毫无疗效者。

九、预后

复发率:消化道溃疡易复发,第一次治愈后两年复发率高达 60%～80%,发作之间的缓解期长短不一。一般认为胃溃疡的复发率低于十二指肠溃疡的复发率。

病死率和死亡原因:本病病死率较低,一般为 2%～3%。25 岁以前的病死率几乎为零,以后随年龄的增长而增长。死亡主要由于并发症,特别是大出血和急性穿孔。

此外,胃手术后残胃发生肿瘤的可能性较一般人群高出 1 倍左右,影响预后。残胃之所以易发生肿瘤是由于:①幽门切除后,胆汁易反流到残胃,引起炎症,而在此基础上易发生肿瘤;②胃窦切除使胃泌素分泌大为减少,影响到胃黏膜上皮的营养;③腔内细菌因酸少而易繁殖,使胃亚硝胺含量增多。

十、预防

将本病的有关知识灌输给大众,使之树立良好的生活饮食习惯,注意劳逸结合,戒酒烟,放宽心胸,降低精神刺激,是有效的预防措施。对于精神紧张自己不能控制者,必要时应服用安定类药物以消除焦虑和神情不安。消化性溃疡易复发,故在缓解期应采取有效预防措施,包括:①下决心戒烟;②在好发季节特别要注意有规律的饮食起居,一有症状,应即服药;③慎用非甾体类消炎药。

十一、护理

(1)注意观察病情,观察患者疼痛的特点,包括疼痛的部位、程度、持续时间、诱发因素,与饮食的关系,有无放射痛。恶心、呕吐等伴随症状的出现。

(2)病情较重的活动性溃疡患者或粪便隐血试验阳性患者应卧床休息,病情较轻的患者可边工作边治疗,注意劳逸结合,避免过度劳累、紧张,保持良好的心情,对有酒烟嗜好的患者,应劝其戒除。

(3)嘱患者定时进食,少量多餐。进食时应细嚼慢咽,不宜过快、过饱,溃疡活动期患者每天可进餐 5～6 次。同时以清淡、富有营养的饮食为主,应以面食为主食,或软饭、米粥。避免粗糙、过冷、过热、刺激性食物或饮料,如油煎食物、浓茶、咖啡、辛辣调味品等。两餐之间可给适量的脱脂牛奶,但不宜多饮。应注意少食牛乳和豆制品,因牛乳和豆制品虽能稀释胃酸于一时,但其所含钙质吸收后能反过来刺激胃酸分泌。

(4)遵医嘱正确服用药物,如抗酸药应在餐后 1 h 或睡前服用,避免与牛奶同时服用;抗胆碱能药及胃动力药,如多潘立酮应在餐前 1 h 及睡前服。用药期间要注意药物的不良反应和药物的配伍禁忌。

(5)注意关心患者的心理变化,鼓励患者说出心中的顾虑和疑问。帮助患者减轻焦虑、紧张心理,以避免由于精神紧张所造成的迷走神经兴奋,从而减少胃酸的分泌。采取适当的方式给患者补充消化道溃疡的自我保健知识,指导患者使用放松术、局部热敷、针灸、理疗等方法,以减轻腹痛。

（6）对于年龄偏大的患者,应嘱其定期到门诊复查,防止癌变。

第五节　胃癌患者的护理

胃癌(carcinoma of the stomach)是最多见的消化道肿瘤。在我国恶性肿瘤中列第三位。

一、病因和发病机理

(一)外因

流行病学调查显示胃癌与多吃腌酸菜、咸鱼、咸肉和烟熏食物密切相关。相反,牛乳、新鲜蔬菜、水果、维生素 C 以及冷藏食物却能降低胃癌的危险性。过多使用食盐也可能与胃癌发病有关,流行病区调查显示患者每日食盐摄入量大多超过 10 g。

引起胃癌的致癌物质有可能是亚硝胺(Nitrosamines)。亚硝胺是从硝酸盐还原为亚硝酸盐再与胺结合而成。硝酸盐广泛存在于食物中,可在胃内被硝酸盐还原菌转变为亚硝酸盐。亚硝酸盐也广泛存在于食物特别是咸菜、咸鱼、咸肉等,但主要来源可能是从硝酸盐还原而来。胃癌常从慢性萎缩性胃炎发展而来,后者多胃酸偏低而有利于硝酸盐还原菌之繁殖。在高发地区(如我国西北)曾证明土壤及饮水中硝酸盐含量颇高。另外,在患者的胃液中也证明有高浓度的亚硝酸盐的存在。较少食盐摄入常伴有硝酸盐及亚硝酸盐摄入的减少。低温可抑制硝酸盐转变为亚硝酸盐。冰箱的广泛使用使胃癌的发病率有所降低。维生素 C 能抑制亚硝酸盐与胺的结合。已证明长期服用维生素 C 的人群,其胃癌的发病率明显低于不服维生素 C 者。

(二)内因

胃癌患者亲属中本病的发病率高出正常人群的 4 倍。胃癌可发生于同卵孪生儿,支持了遗传素质和发病的关系,但不能排除相同的环境因素。白种人中属 A 型血者胃癌发病率高于其他血型者。这些显示出遗传因素可能参与胃癌的发病。致癌物质在遗传易感的人体或许更易致癌。

(三)癌前病变

系可能演变为胃癌之良性胃部疾病。

1.慢性萎缩性胃炎

慢性萎缩性胃炎特别是慢性萎缩性胃窦炎,可能发展为胃癌,但这是一个漫长的过程,需 10 年以上的时间。萎缩性胃窦炎常伴肠上皮化生和不典型增生,该处易发生癌症。不论是在实验性胃癌或长期观察人体胃炎演变为胃癌的过程,基本上遵循着这样一个规律:浅表性胃炎—萎缩性胃炎—肠上皮化生和不典型增生—胃癌。因此而形成的胃癌常属膨胀型而非浸润型。应该指出不是所有肠上皮化生和不典型增生都是癌前病变,肠上皮化生可分为两型:Ⅰ型或完全型,黏膜象小肠黏膜和杯状细胞,所分泌的是非硫酸化黏蛋白;Ⅱ型或不完全型,黏膜象结肠黏膜和杯状细胞,所分泌的是硫酸化黏蛋白,一般认为,Ⅱ型者易癌变。

2.胃息肉

胃息肉有增生型和腺瘤型两种,仅腺瘤型可以癌变,多发性息肉或息肉大于 2 cm 者,癌变率高。

3.残胃

胃切除后的残胃癌变率比正常人群大两倍,一般需要 15～30 年。术后的胆汁反流多引起残胃萎缩性胃炎,构成癌变基础,加之因胃酸缺乏而细菌繁殖,助长致癌物质如亚硝酸胺的形成。胆汁中的胆酸盐本身也有致癌作用。

4.胃溃疡

十二指肠溃疡不会癌变,而胃溃疡却能,但发病率低,估计在 1% 以下。

5.其他

恶性贫血中的胃体萎缩性胃炎可以癌变。在我国血吸虫病流行地区,偶可见到胃血吸虫病,主要由于虫卵沉积在幽门区引起肉芽肿和溃疡,可以如结肠血吸虫病一样发生癌变。

二、病理

(1)大体形态。胃癌绝大多数属腺癌,中晚期常以下列形式出现:①赘生型,呈息肉样突入胃腔,有蒂或无蒂,表面可有浅表溃疡。②溃疡型,呈单个或多个溃疡,发生于凸入胃腔的癌组织,其周围黏膜受癌细胞浸润而隆起、强直者称浸润型溃疡,无或只有轻微浸润者称非浸润型溃疡,此型不易与良性溃疡相鉴别。③浸润型,胃壁受肿瘤浸润伴纤维组织增生,可局限于胃窦而造成局部狭窄,少见者呈弥散性浸润累及整个胃壁,使胃固定成一失去弹性而不能扩张的狭小胃囊,称皮革胃(linitisplastica)。④浅表扩散型,仅累及黏膜表层,向四周扩散,使黏膜增厚呈颗粒状,少见。

(2)早期胃癌。早期胃癌是指局限而深度只累及黏膜下层的胃癌,而不论有无淋巴结转移。自显微镜被广泛应用以来,这类癌肿越来越多被发现。早期胃癌也以膨胀和浸润形式出现。

组织病理学可分为以下四类:①腺癌,最常见,癌细胞呈立方形或柱形,排列成腺管,称管状腺癌,有些向胃腔内突起成乳头状,称乳头状腺癌。②黏液癌(黏液腺癌),癌细胞呈圆形,含大量黏液,分散于黏膜基质内;有时癌细胞含黏液过多,把胞核压扁,挤在一边呈印戒状,称印戒细胞癌。③实质性癌,是低分化癌,癌细胞形状不一,胞浆少,核大而形态多样,少有腺管。④未分化癌,细胞体积大,呈圆形,胞浆少,核深染,细胞呈弥散分布。

按癌肿起源,Lauren 将之分成肠型和弥散型,肠型源于肠腺化生,肿瘤含管状腺体;弥散型无腺体结构,呈散在分布。因有 14% 病例不能据此分类,Ming 按肿瘤生长方式把胃癌分为膨胀型和浸润型,膨胀型指肿瘤以肿块形式生长,相当于 Lauren 的肠型;浸润型以孤立的癌细胞向广深浸润,相当于 Lauren 的弥散型。这种观察使我们推测胃癌有两种,一种是癌细胞能相互黏附、形成肿块,另一种无黏附性,以独立的细胞向四面浸润,不形成肿块。

(3)转移途径胃癌有四种转移途径。①直接蔓延,直接侵及邻近器官,如肝、脾、胰、横结肠等。②淋巴结转移,通过淋巴管转移到淋巴结。约 75% 的胃癌位于胃的远端 1/3,其淋巴引流方向是到幽门下、肝门以及胃大小弯的淋巴结,可远达左侧锁骨上淋巴结,称魏尔啸(Virchow)结。癌肿很少转移到胰—脾淋巴结,但在胃中部及上部的癌肿则易向此处转移。

腹腔及胰周的淋巴结则均受任何部位之胃癌的转移。③血行扩散,以累及肝脏为最多见,其他有肺、卵巢、骨骼、皮肤等。④腹腔内癌肿移植,癌细胞脱落入腹腔,可种植于某些器官,多见于直肠周围形成 1 个结节状壁(Blumer's shelf),和移植于卵巢称 Krukenberg 瘤。国内病例以转移至左锁骨上淋巴结最常见,其次为盆腔腹膜、肝脏、腋下淋巴结、肺及卵巢等。

三、临床表现

胃镜发现早期胃癌,不少患者没有症状,有些只有轻度的非特异性消化不良,很难归结为胃癌引起。此时体检亦无特殊体征发现。

由于早期胃癌诊断不容易,故患者就诊时已到中晚期。胃纳不佳、食无味和体重减轻为常见的症状。这些症状无特异性,且与肿瘤大小不相关。易饱胀、腹胀、咽下困难和上腹不适或严重的上腹钻痛均属后期表现。易饱胀感是指患者虽感饥饿,但稍一进食即觉胃胀而无食欲,是胃壁严重受累的表现,多见于皮革胃。咽下困难见于贲门癌或胃底癌肿已延及贲门—食管交界处者。呕吐亦可见于没有幽门梗阻但有广泛胃壁浸润而影响其正常运动者。上腹部疼痛常见,约 1/4 的疼痛规律如消化道溃疡,特别是见于有小弯侧或幽门区的溃疡型癌肿患者;但大多数患者的腹痛出现于餐后,无间歇性,且不能用食物或制酸药获得缓解。有剧烈上腹部钻痛而放射至背部时,表示肿瘤已穿透入胰腺。

体征以腹部肿块为突出,多在上腹偏右近幽门处,可呈结节状,质坚硬,有压痛,可移动。胃体肿瘤有时可触及,但贲门处癌则不易触及。肝脏可因转移而肿大,可扪到坚硬结节,呼吸时在其表面可听到摩擦音。腹膜转移时可发生腹腔积液。淋巴结转移可引起左锁骨上内侧淋巴结肿大,质硬,多不能移动。卵巢受侵时右下腹可扪到包块,同样伴有阴道出血为其特点。肛门指检在直肠周围可扪到结节状壁。在脐孔处有时也可扪到坚硬结节。

伴癌的特殊体征可先胃癌之察觉而出现,主要有:①反复发作性血栓性静脉炎(trousseau 综合征)。②黑棘皮病,皮肤色素沉着,尤在两腋。③皮肌炎。

四、诊断

诊断主要依靠 X 线钡餐检查及胃镜活检。早期诊断是根治的前提。但一般出现明显症状和体征时,虽诊断易定,然往往为时已晚。因此,为早期诊断胃癌,应对下列情况及时进行 X 线钡餐、胃镜检查加活检以明确诊断。①患者尤为男性,如在 40 岁以后才出现消化不良的症状者。②虽拟诊为良性溃疡,但最大刺激胃液分泌试验仍缺酸者。③慢性萎缩性胃炎,特别是有肠上皮化生(不完全性)及不典型增生者。对这类病例,如一时不能诊断,应定期随访观察,每半年至 1 年重复 X 线钡餐检查,发现可疑病灶时再行胃镜检查。④胃溃疡患者,在 4～6 周左右的严格内科治疗后症状仍无好转者;或 X 线复查发现溃疡不愈合而反趋增大,应即进行胃镜检查。⑤胃息肉,特别是多发性息肉和菜花样息肉均应作活检。⑥恶性贫血者。以上患者的诊断性检查,有时需反复进行才能及时发现癌肿;活检必须从可疑黏膜处钳取 6 块以上;如活检后诊断仍未明确,但仍高度怀疑有胃癌者,应权衡利弊,认真考虑剖腹检查和作相应的外科手术。

为尽可能早期发现胃癌,应在人群中进行筛查。凡年龄在 40 岁以上,慢性胃炎病史(慢性胃炎或胃溃疡),或近期出现消化不良症状,或已有胃病手术 10 年以上者,均列为普查对象。对这些高危人群定期进行 X 线或胃镜检查。

五、鉴别诊断

胃良性溃疡和恶性溃疡的鉴别见第四节消化道溃疡。

胃血吸虫病,在血吸虫病流行区,少数患胃血吸虫病者有息肉和溃疡,多位于幽门附近,可引起上腹疼和轻度贫血(黑粪或呕血),常并发幽门梗阻。X线和胃镜观察酷似胃癌,活检可以鉴别。

胃部其他恶性肿瘤,胃原发性淋巴瘤可有胃部肿块或巨大皱襞伴多发性息肉和多发性溃疡的形式出现,主要表现为上腹疼和轻度贫血(反复小量出血所致)。鉴别诊断靠特殊的X线表现和胃镜加活检。此病的发病率约为胃恶性肿瘤的5%。

六、并发症

(1)出血。大量出血见于约5%患者,但有1/3的患者有黑粪,可为胃癌的首发症状。

(2)幽门、贲门梗阻.位于幽门的肿瘤,特别是赘生性肿块易引起幽门梗阻,其临床表现与消化道溃疡所引起者相同,但低氯性碱中毒少见。位于贲门的肿瘤常引起贲门梗阻,症状有咽下困难和疼痛,全身症状有消瘦、营养不良和恶液质等。

(3)穿孔。比良性溃疡少见,多出现在溃疡型,常发生于幽门前区。

(4)其他。大多数有贫血,由于慢性出血和肿瘤引起的营养不良所致,常是缺铁性贫血,偶为巨细胞性贫血。

七、治疗

手术治疗是目前唯一有效的疗法。一般采用肿瘤根治性胃次全切除术,局部淋巴结转移不是根除的禁忌证。肿瘤范围很大时才考虑全胃切除术。肿瘤只要有可能,总应尽量予以切除,虽达不到根治目的,亦能减轻患者的痛苦,并可延长寿命。

姑息手术疗法,如对幽门梗阻的胃—空肠吻合术和贲门梗阻的胃造瘘术,均可减轻症状和维持营养。对这类患者,也可不用手术而用内镜激光灼除部分肿瘤,以维持胃的过道通畅。

化学疗法,抗癌药物常用以补充手术治疗,在术前、术中和术后,用以抑制癌细胞的扩散和杀伤残存癌细胞微栓,从而提高手术疗效。对不能实施手术者,化疗起姑息治疗的作用,可减轻症状和延长寿命。最常用的药物为 5-氟尿嘧啶(5-FU)、丝裂霉素(MMC)、阿霉素(Adriamycin,ADR)和亚硝尿素(CCNU,甲基-CCNU、ACUN)等。单独应用疗效差,如单独用 5-FU 的有效率仅为 15%～20% 左右。5-FU 的衍生物呋喃氟尿嘧啶(FT-207)和 UFT(FT-207 与尿嘧啶的合剂)服用方便,毒性较 5-FU 为低,故常被临床医师所采用。FT-207 口服吸收后,在肝内转变为 5-FU 而起抗癌作用。

联合用药疗效较单味化疗为优。常用的方案有 FAM(5-FU,ADR 及 MMC),FAMe(5-FU,ADR 及 MeCCNU)及 MFC(5-FU,MMC 及 Ara-C),据称有效率可提局到 40% 左右。

也可用顺铂(Cisplatin,cis-DDP)等或加用抗癌药物作动脉栓塞疗法治疗晚期胃癌有一定的效果。

高能量静脉营养常被用作辅助治疗。术前及术后可提高患者体质,使之能更好地耐受手术或化疗。

八、预后

未经手术治疗的患者,一般从症状出现后到死亡约 1 年。

根治手术后的 5 年存活率取决于胃壁受侵程度、淋巴结受累范围和肿瘤生长方式。早期胃癌预后佳,如只侵及黏膜层,手术后 5 年生存率可达 95％以上,如已累及黏膜下层,常有局部淋巴结转移,则预后稍差,5 年存活率约为 70％。肿瘤属肠型而以肿块形式出现者,切除率高,较浸润型而早期出现转移者的预后优。

皮革胃预后差。如肿瘤只累及肌层,但手术未发现有淋巴结转移者,术后 5 年存活率可达 60％～70％;如已深达基层或浆膜层而有局部淋巴结转移者,则预后显著变坏,5 年存活率平均 20％左右。

九、预防

嘱患者多吃蔬菜、水果,多吃肉类、乳品,少进咸菜和腌腊食品,使用冰箱储藏,有预防作用。每日进服维生素 C,可减少亚硝胺的形成。

十、护理

(一)心理护理

给予患者心理护理,使患者用药在最佳心理状态下发挥最大疗效,减少药物的不良反应,提高患者对化疗药物的耐受性;患者家属尽量保持乐观的态度,安慰、劝导、体贴患者,使患者感觉到亲人的关心。

(二)饮食护理

给予患者高蛋白、高维生素食物及高能量饮食,少食多餐;患者呕吐时注意将患者头偏向一侧,以免误吸,及时清理污物,保持病房清洁干燥,给患者提供一个舒适的环境。

(三)疼痛的护理

遵医嘱合理给予患者止痛药物以减轻患者的痛苦。指导患者放松心情,转移注意力。

(四)健康教育

开展卫生宣教,提倡食用含维生素 C 的新鲜水果、蔬菜,多食肉类、鱼类、豆制品和乳制品。有癌前病变者,定期复查,以便早期诊断及治疗。定期复查,以检测病情变化,及时调整治疗方案。

第六节　肠结核患者的护理

一、概述

肠结核(intestinal tuberculosis)是结核杆菌侵犯肠道引起的慢性特异性感染。本病一般见于青壮年,女性略高于男性。

二、病因及发病机制

肠结核多由人型结核杆菌引起,少数患者可由牛型结核杆菌感染致病。其感染途径有以下几种。

1.经口感染

经口感染为结核杆菌侵犯肠道的主要途径。

2.血行播散

血行播散多见于粟粒型肺结核。

3.直接蔓延

肠结核主要位于回盲部,其他部位按发病率高低依次为升结肠、空肠、横结肠、降结肠、阑尾、十二指肠和乙状结肠等,少数见于直肠。

三、病理

依人体对结核杆菌的免疫力与过敏反应的情况而定。

(1)若人体过敏反应强,病变以渗出为主。

(2)当侵入的结核杆菌数量多、毒力大可有干酪样坏死,形成溃疡,称为溃疡型肠结核。

四、诊断要点

(一)临床表现

1.腹痛

腹痛多位于右下腹,也可牵涉至上腹或脐周,疼痛一般呈隐痛或钝痛,排便后疼痛可有不同程度的缓解,增生型肠结核或并发肠梗阻时,有腹部绞痛,伴有腹胀、肠鸣音亢进、肠型与蠕动波。

2.腹泻和便秘

(1)溃疡型肠结核:腹泻是主要表现之一。每日排便 2~4 次不等,粪便呈糊状,不含黏液、脓血,无里急后重感。严重时,每日达 10 余次,粪便可含有少量黏液及脓血。此外,常有腹泻与便秘交替出现。

(2)增生型肠结核:以便秘为主要表现。

3.全身症状和肠外结核表现

溃疡型常有结核的毒血症及活动性肺结核的表现。

4.体征

患者呈慢性病容,倦怠、消瘦、苍白;增生型肠结核患者,常可在右下腹扪及肿块,较固定,质地中等,伴有轻、中度压痛。

5.并发症

肠梗阻、瘘管形成,肠出血少见。也可有结核性腹膜炎、急性肠穿孔。

(二)实验室检查

1.血液检查

可有不同程度的血红蛋白下降,白细胞在无并发症者一般无异常。评估结核病活动度的指标之一是红细胞沉降率明显增快。PPD 试验强阳性可作为辅助诊断标准。

2.粪便检查

肉眼一般未见黏液及脓血,显微镜下检出少量脓细胞及红细胞。

3.X 线胃肠钡餐造影或钡剂灌肠

X 线胃肠钡餐造影或钡剂灌肠对肠结核的临床诊断有重要价值。溃疡性肠结核可表现为

X线钡影呈跳跃征象,即在病变的上下肠腔钡剂充盈正常,而在病变肠腔钡剂快速排空,充盈不佳,呈激惹状。

4.纤维结肠镜检查

内镜下病变部位呈充血、水肿、溃疡状,伴有各种形状的炎性息肉及管腔狭窄。活检示干酪样坏死性肉芽肿或结核分枝杆菌可确诊。

五、治疗要点

(1)抗结核药物治疗:短程化疗,疗程为6～9个月。

(2)对症治疗。

(3)适当休息,加强营养,适量补充维生素 A、维生素 D,纠正水、电解质和酸碱平衡紊乱。

(4)手术治疗:只限于有并发症者。

六、主要护理问题

1.疼痛

疼痛与结核杆菌侵犯肠黏膜后致炎性病变有关。

2.腹泻

腹泻与肠结核所致肠道功能紊乱有关。

3.营养失调:低于机体需要量

营养失调:低于机体需要量与结核杆菌感染及病程迁延致慢性消耗有关。

4.有体液不足的危险

有体液不足的危险与腹泻有关。

七、护理目标

(1)疼痛减轻或缓解。

(2)排便次数减少或排便恢复正常。

(3)营养摄入充足,患者表现为体重增加,不低于基础体重。

(4)体液摄入充足,无脱水征。

八、护理措施

1.休息与营养

休息与营养可增强患者的抵抗力,是治疗的基础。活动性肠结核腹泻严重时须卧床休息,积极改善营养,多摄入高热量、高蛋白、高维生素而又易于消化的食物,脂肪泻者进食低脂食物;每次进食温凉食物,少量多餐,同时注意保持排便通畅;对消瘦、营养不良和因胃肠症状而妨碍进食者,宜予以静脉内高营养治疗,以满足机体代谢需要。戒烟戒酒。

2.监测病情

严密观察生命体征,腹痛特点,粪便性状、次数,正确评估病程进展状况。每周测量患者的体重,并观察有关指标,如电解质、血红蛋白。

3.对症治疗

腹痛可遵医嘱用颠茄、阿托品和其他抗胆碱能药物。摄入不足或腹泻严重者,应补充液体与钾盐,防止水、电解质与酸减失衡。对不完全性肠梗阻患者,还需配合胃肠减压,以缓解梗阻近段肠区的膨胀与潴留。

4.药物护理

遵医嘱给予抗结核药物,让患者及家属了解有关结核药物的用法、作用及不良反应。若有不良反应出现时应及时报告医生。

5.消毒隔离

患者用过的餐具与用品应消毒处理,对有开放性结核患者应采取隔离措施。

6.心理护理

改善患者消极、多疑、恐惧、悲观等心理状态,同时本病治疗时间长,恢复慢,可能给家庭造成不良影响,因此应与家属沟通,告知不能嫌弃患者,使其痊愈。

第七节　肝硬化患者的护理

一、概述

肝硬化(cirrhosis of liver)是由于一种或多种致病因素长期或反复作用于肝,造成肝细胞坏死、肝组织弥散性纤维化、假小叶和再生结节形成为特征的慢性肝病,是各种慢性肝损害病情演变的最终结局。病变逐渐进展,晚期出现肝衰竭、门静脉高压和多种并发症,病死率高。

二、病因及发病机制

引起肝硬化的病因很多,我国以病毒性肝炎最为常见,国外则以酒精中毒居多。

(1)病毒性肝炎:主要为乙型、丙型或乙型加丁型肝炎病毒重叠感染,甲型和戊型病毒性肝炎不发展为肝硬化。

(2)酒精中毒。

(3)工业毒物或药物。

(4)胆汁淤积。

(5)循环障碍。

(6)遗传和代谢障碍.

(7)营养障碍。

(8)血吸虫病。

(9)免疫紊乱。

(10)其他:临床上一些肝硬化患者找不到病因,为隐源性肝硬化。

各种致病因素造成肝细胞损害,发生变性坏死,继而导致肝细胞再生、纤维结缔组织增生、肝组织纤维化,最终形成肝硬化。

三、病理

1.形态学分类

该病分为小结节性肝硬化(直径多为 3～5 mm,不超过 1 cm,最常见);大结节性肝硬化

（直径为 10～30 mm，最大达 50 mm）；大小结节混合性肝硬化（大小结节混合）；血吸虫病性肝纤维化。

2.肝硬化的器官病理改变

包括肝硬化、门脉高压和侧支循环开放、脾大、门脉高压性胃病和肠病、肝肺综合征，睾丸或卵巢、甲状腺、肾上腺皮质萎缩。

四、诊断要点

（一）临床表现和体征

1.肝硬化代偿期

早期以乏力、食欲缺乏较为突出，可伴上腹部不适、腹胀、恶心、腹泻、厌油腻等症状，经休息或治疗可缓解；肝轻度肿大，质偏硬，可有轻度压痛，脾脏轻、中度肿大；肝正常或轻度异常。

2.肝硬化失代偿期

患者一般情况及营养状况差，消瘦、乏力，面色灰暗无光泽，精神差，皮肤干而粗糙，有舌炎、口角炎，常有不规则低热及水肿；食欲明显减退，甚至厌食，进食后感上腹饱胀不适、恶心、呕吐等；可有鼻出血、牙龈出血、皮肤紫癜和胃肠出血倾向，便血；内分泌紊乱；门静脉高压症（脾大、侧支循环建立与开放、腹腔积液）。

3.肝脏触诊

肝脏大小与肝内脂肪浸润、再生结节、纤维化的程度有关。质地坚硬，早期表面光滑，晚期可触及结节或颗粒状，一般无压痛，在肝细胞进行性坏死或炎症时可有轻压痛。

（二）辅助检查

1.血常规

代偿期大多处于正常值范围，失代偿期多有程度不等的贫血。脾功能亢进时白细胞及血小板常降低。

2.尿常规

合并相关性肾炎时可有蛋白尿、血尿及管型尿

3.肝功能检查

代偿期肝功能基本正常，失代偿期伴有轻重不等的异常。胆红素持续升高提示预后不良。ALT 及 AST 不一定升高。

4.免疫功能检查

甲胎蛋白（AFP）在肝硬化活动时可升高，抗平滑肌抗体及抗核抗体阳性提示自身免疫性肝病。

5.腹腔积液检查

一般为漏出液。

6.食管 X 线钡餐检查。

7.超声检查。

8.纤维内镜检查

可见食管静脉曲张、门脉高压性胃病表现等。

9.肝穿刺活组织检查

对病因不明的肝硬化的诊断有重要意义。

10.腹腔镜检查

腹腔镜检查适用于诊断不明者。

五、治疗

1.药物治疗

目前无特效药物,可用维生素和消化酶,水飞蓟素有保护肝细胞膜作用,秋水仙碱有抗感染和抗纤维化作用,对肝储备功能尚好的代偿期肝硬化有一定疗效。中医中药治疗能改善肝功能,一般以活血化淤药物为主,按病情辨证施治。

2.腹腔积液治疗

限制水钠的摄入,使用利尿剂,放腹腔积液并补充清蛋白可提高血浆胶体渗透压,腹腔积液浓缩回输,腹腔—颈静脉引流,手术治疗,介入治疗如颈静脉肝内门体分流术等。

3.肝移植手术

肝移植手术是肝硬化晚期尤其是并发肝肾综合征的最佳治疗方法,可提高患者的存活率。

六、主要护理问题

1.营养失调:低于机体需要量

营养失调:低于机体需要量与肝硬化所致的摄入量减少及营养吸收障碍有关。

2.体液过多

体液过多与肝硬化所致的门静脉高压、低蛋白血症及水钠潴留有关。

3.活动无耐力

活动无耐力与肝功能减退、大量腹腔积液有关。

4.有皮肤完整性受损的危险

有皮肤完整性受损的危险与水肿、皮肤瘙痒、长期卧床有关。

5.有感染的危险

有感染的危险与机体抵抗力低下有关。

6.焦虑

焦虑与担心疾病预后及经济负担有关。

七、护理目标

(1)患者能描述营养不良的病因,能遵循饮食计划,保证营养物质的摄入。

(2)患者能描述水肿的主要原因,腹腔积液有所减轻,感觉舒适。

(3)患者自觉精神状态良好,体力有所恢复。

(4)患者皮肤无破损或感染,无其他部位的感染。

八、护理措施

1.休息与活动

根据病情合理安排患者休息和活动,代偿期患者可适当从事轻体力活动,失代偿期则要卧床休息,以利于肝功能的恢复。

2.饮食护理

饮食原则为高热量、高蛋白、高维生素、易消化饮食,血氨偏高者限制或禁食蛋白质,待病情好转后逐渐增加蛋白质的摄入量。

3.病情观察

观察生命体征、尿量等，注意有无并发症发生，出现异常情况及时通知医生，以便采取紧急处理。

4.心理护理

肝硬化是慢性病，症状很难控制，预后不良，患者和家属容易产生悲观情绪，护士要同情和关心患者，及时解答患者提出的疑问，安慰、理解、开导患者，使患者及家属树立战胜疾病的信心。

5.腹腔积液的护理

(1)大量腹腔积液患者取半卧位。

(2)遵医嘱使用利尿剂，严格限制水钠摄入，并注意观察电解质及酸碱平衡情况。

(3)准确记录每天出入液量，定期测量腹围和体重。

(4)适当腹腔放液。

6.皮肤护理

每天可用温水擦浴，避免用力搓拭、使用刺激性的药皂或沐浴液、水温过高等；衣服宜柔软、宽松；床铺要平整、洁净，定时更换体位，以防局部组织长期受压、皮肤损伤，发生压疮或感染；皮肤瘙痒时勿搔抓，可涂抹止痒剂，以免皮肤破损和继发感染。

7.经颈静脉门静脉分流术(TIPS)的护理

(1)观察病情变化：观察消化道出血情况、穿刺点出血情况、患者神志及腹腔积液情况。

(2)预防感染：术后常规使用抗生素，密切观察有无腹痛、腹胀、发热等。

(3)饮食护理：术后严格限制蛋白质的摄入量，在术后 3 d 限制在 20 g/d 之内，每 3~5 d 增加 10 g 蛋白质，以逐渐增加患者对蛋白质的耐受性，最后增加到每天每千克体重摄入 0.8~1.0 g蛋白质，以维持基本的氮平衡，术后 3 d 吃易消化的流质饮食，在 3~5 d 逐渐过度到半流质饮食，1 周后软食，鼓励患者进食高糖、多种维生素的食物。

8.健康宣教

(1)疾病知识：掌握本病的有关知识和自我护理方法，避免酗酒，积极治疗病毒性肝炎以防止肝硬化发生。

(2)休息与活动指导：代偿期宜适当减少活动，避免劳累；病情加重或合并腹腔积液、食管胃底静脉曲张、肝性脑病时，应卧床休息，大量腹腔积液者取半卧位。

(3)饮食指导：以高热量、高蛋白、丰富维生素、适当脂肪且易消化饮食为宜。忌酒，避免进食粗糙、坚硬或辛辣的刺激食物，以防食管胃底静脉曲张破裂出血。对病情严重或血氨偏高者，根据病情限制蛋白质的摄入，对于有腹腔积液的患者，限制水、钠的摄入。

(4)心理指导：保持心情愉快，生活要有规律，尽可能提高生活质量，改善心身状态，以最佳心理状态积极配合治疗。

(5)用药指导：按医师处方用药，勿擅自加减药物，教会患者观察药物疗效和不良反应，学会病情观察，如服用保钾利尿药时有无厌食、乏力、神情淡漠等，口服普萘洛尔时要监测心率。及时识别病情变化、药物不良反应，以便及时就诊。

(6)指导患者家属患者在家发生呕血的处理。

九、并发症处理及护理

1.上消化道出血

多突然发生大量呕血或黑便,出血的原因为食管下段或胃底静脉曲张破裂或并发急性胃黏膜糜烂、消化性溃疡。出血量大可并发出血性休克或诱发肝性脑病,病死率很高。

2.感染

常并发肺炎、胆道感染、大肠埃希菌败血症和自发性腹膜炎等细菌感染。选用有效抗生素。

3.肝性脑病

采取综合措施,消除诱因,减少肠内毒物的生成和吸收,促进有毒物质的代谢消除,纠正氨基酸代谢的紊乱。

4.原发性肝癌

患者如短期内出现肝迅速增大、持续性肝区疼痛、肝表面发现肿块或腹腔积液呈血性等时,应考虑并发原发性肝癌,需做进一步检查。

5.肝肾综合征

可并发自发性少尿或无尿、氮质血症、稀释性低钠血症和低尿钠,但肾无明显器质性损害。应预防诱因,输注清蛋白、血管活性药物。

6.电解质和酸碱平衡失调

可出现低钠血症、低钾、低氯血症与代谢性碱中毒。记录出入量,积极补充水电解质。

第八节　老年功能性消化不良患者的护理

功能性消化不良(functional dyspepsia,FD)是指一组源自上腹部、持续存在或反复发生的综合征,主要包括上腹部疼痛或烧灼感、上腹胀闷或早饱感或餐后饱胀、食欲缺乏、嗳气、恶心或呕吐等症状,但上消化道内镜、肝胆胰影像学和生化检查均未见明显异常。前述检查有明显异常者称为器质性消化不良(organic dyspepsia,OD)。发达国家 FD 的发病率为 15%～41%,亚洲不同地区 FD 的发病率为 8%～23%,我国报道的发病率为 18%～35%,老年人上消化道结构和功能存在生理性退化,是 FD 高危人群。

比利时一项多中心调查报道显示,消化不良症状发生率随年龄增高,65 岁及以上老年人高达 24.4%。我国广东地区普通人群的消化不良症状流行病学调查结果显示,老年人消化不良症状的发生率为 24.5%。

一、护理评估

(一)病史评估

1.病因和既往史

询问此次发病的情况,有无胃肠道肿瘤家族史、食管胃恶性肿瘤史、消化性溃疡史。是否患易致消化不良的老年人常见慢性病。

2.用药史

是否服用易致消化不良的老年人常用药物。

3.饮食习惯

症状的发生与进餐的关系,有无夜间出现症状及症状与体位、排便的关系。有无吸烟、饮酒史。

(二)身体状况评估

1.一般评估

询问睡眠、大小便情况。

2.生命体征与意识状况

评估测量体外、脉搏、呼吸、血压及意识。

3.营养状态评估

进食量有无改变,有无体质量下降,身体质量指数(body mass index,BMI)有无变化。

4.临床表现

(1)消化不良症状

1)餐后饱胀:食物长时间存留于胃内引起的不适感。

2)早饱感:指进食少许食物即感胃部饱满,不能继续进餐。

3)上腹痛:位于胸骨剑突下与脐水平以上、两侧锁骨中线间区域的疼痛。

4)上腹烧灼感:位于上腹的局部灼热感。

(2)其他症状和体征:由于老年人也是 OD 的高发人群,当出现呕血或黑便、贫血、无法解释的体重减轻(大于身体质量的 10%),进行性吞咽困难、吞咽疼痛,持续性呕吐及淋巴结肿大或腹部肿块等。应尽早进行内镜和腹部影像学检查以排除消化系统器质性疾病。

(三)实验室及其他检查

(1)胃电图、胃排空、胃容纳功能和感知功能检查,评估胃动力和感知功能,可以根据胃电活动减弱、节律紊乱,胃运动功能减退等具体情况指导调整治疗方案。

(2)幽门螺杆菌(Helicobacter pylori,Hp)检测,因 Hp 感染可能通过诱发胃肠动力障碍、增加胃酸分泌、增强内脏敏感及影响脑肠轴等环节参与了 FD 的发生。

(3)老年人是 FD 的高发人群,也是 OD 的高发人群。内镜检查是消化道器质性病变的确诊依据,建议首先行内镜检查。其次腹部影像学(超声、CT、MR 等)、血生化及消化系统肿瘤标志物检测等也可以帮助鉴别诊断。

(四)心理—社会状况

FD 与心理因素密切相关,尤其是部分老年人因退休后社会角色变化、患多种慢性疾病,加之社会和家庭等因素,心理障碍者明显增加,而消化不良症状迁延不愈又会加重精神心理负担,精神心理因素与消化不良症状相互影响,互为因果,形成恶性循环。上海一项社区调查显示,社区 FD 老年患者合并抑郁和(或)焦虑症状的比例达 24.6%,其中半数患者同时受到抑郁和焦虑的双重困扰。

二、护理目标与评价

(1)老年患者学会日常生活中避免加重病情的方法。

（2）老年患者能按医嘱正确服药。

（3）老年患者饮食结构合理，营养充足。

（4）老年患者情绪稳定，睡眠质量好。

三、护理实施

（一）一般护埋

1.环境与休息

保持病室环境的安静整洁，尤其是夜间，为老年患者创造舒适的睡眠环境，良好的睡眠可以缓解患者的不良情绪。

2.饮食护理

随着年龄不断增长，老年人的消化和吸收功能逐渐减退。护士应指导老年患者养成良好的饮食习惯，合理选择饮食。饮食上强调种类多样化，注意食物的色、香、味、形，做到干稀搭配、粗细搭配。勿食过冷、过热、不易消化的食物及刺激性的食物，忌吃高脂肪高胆固醇的食物、忌吃过咸或腌制的高盐食物。嘱患者要做到定时定量进餐，细嚼慢咽，另外，应减少粗纤维食物摄入，以免影响胃排空，进食后不宜立刻躺下，以防止食物反流，可在饭后休息半小时后外出走动。对于嗜好烟酒的老年患者，应当详细告知烟酒对胃功能的损害，劝其戒除烟酒。

（二）病情观察

观察生命体征及意识，尤其关注血压的变化，因老年人是高血压的多发人群；定期测体重，了解 BMI 的动态变化。

（三）用药护理

1.促动力药是 FD 的一线治疗药物

（1）多巴胺受体拮抗剂：①甲氧氯普胺（Mettclopramide，胃复安）具有较强的中枢镇吐作用，能增强胃动力，改善消化不良症状。目前国内长期应用的常用剂量为 5 mg，3 次/天，不良反应少见。但可导致锥体外系反应，老年人除胃轻瘫外应避免应用，尤其是虚弱的老年人。②多潘立酮（Domperidone）能增加胃窦和十二指肠动力，促进胃排空，改善消化不良症状，常用剂量为 10 mg，3 次/天。个别患者尤其是老年男性患者长期服用可出现乳房胀痛或溢乳现象。多潘立酮因国外有该药导致心脏猝死和严重心律失常的报道，故建议 60 岁以上人群应用多潘立酮时，应控制疗程，剂量不宜超过 30 mg/d，且建议仅用于缓解恶心和呕吐症状。

（2）5-HT$_4$ 受体激动剂：莫沙必利（Mosapride）可增强胃肠运动，是胃肠动力障碍疾病的常用药物。

（3）新一代促动力剂：伊托必利（Itopride）可协同增加胃肠道乙酰胆碱浓度，增加十二指肠快波幅度和频率，加速胃排空，减少十二指肠胃反流，从而发挥促动力作用。药物间相互作用少，因此具有良好的安全性。

2.胃酸抑酸剂

广泛应用于 FD 的治疗，适用于非进餐相关、以中上腹痛、烧灼感为主要症状的消化不良者，包括 H$_2$ 受体拮抗剂和质子泵抑制剂（proton pump inhibitor，PPI）。治疗 FD 的抑酸要求为达到 24 h 胃内 pH>3 的时间在 12 h 以上。

（1）H$_2$ 受体拮抗剂有西咪替丁、雷尼替丁、法莫替丁、尼扎替丁等。

（2）PPI 制剂：奥美拉唑、兰索拉唑、泮托拉唑、雷贝拉唑、埃索美拉唑。抑酸治疗疗程为

4～6周,正在服用氯吡格雷的老年 FD 患者,需用抑酸剂时,应优先选用泮托拉唑或雷贝拉唑。

3.根除 Hp

目前倾向于伴有 Hp 感染的 FD 患者应根除 Hp。推荐四联方案作为根除 Hp 的初治方案。但高龄(＞80 岁)患者对药物的耐受性差,因此,对合并 Hp 感染的高龄 FD 患者,应权衡抗 Hp 治疗的利弊,在应用促动力剂、抑酸剂治疗无效时,再考虑根除 Hp。

4.精神心理治疗

对抑酸剂、促动力剂治疗和 Hp 根除后仍无效、且伴有明显精神心理障碍的患者,应进行行为、认知疗法和心理干预,对经过必要检查已排除 OD 的患者,应给予患者必要而充分的心理支撑,也可选择抗抑郁药,但不宜与胃复安等合用。

此外,催眠疗法也被推荐用于治疗 FD,精神心理治疗不仅可缓解症状,还可提高患者的生活质量。

(四)专科护现

1.胃镜检查护理

(1)检查前:向患者耐心解释检查的目的及操作方法,缓解紧张情绪;禁食 6 h,禁水 2 h;取下活动性假牙。

(2)检查后:检查后 2 h 方可进食,如行活检,须禁食 4 h;饮食宜细软易消化。检查后少数患者可出现咽痛、咽喉部异物感,嘱患者不要用力咳嗽,以免损伤咽喉部黏膜。

2.尿素(^{13}C)呼气试验护理

Hp 可产生尿素酶;哺乳动物细胞中不存在尿素酶,且在胃中尚未发现有其他种类的细菌存在,故人胃中存在的尿素酶是 Hp 存在的证据,患者口服尿素(^{13}C)后,如果有 Hp 产生的尿素酶能迅速将尿素分解为二氧化碳和氨气,二氧化碳经血液进入肺而呼出体外。收集患者呼出的二氧化碳测量呼气中的^{13}C/^{12}C 同位素比值的变化,即可诊断胃内有无感染 Hp。

(1)患者应空腹或禁食 2 h 以上。

(2)患者维持正常呼气,将吸管插入 1 个样品管底部,用吸管将气缓慢呼入样品管持续 4～5 s,拔出吸管,立刻扭紧试管盖。此收集的为 0 min 呼气。

(3)用 80～100 mL 凉饮用水送服尿素(^{13}C)颗粒一瓶后,静坐。

(4)按上述收集呼气方法,收集患者服用尿素(^{13}C)后 30 min 的呼气,扭紧试管盖。

(五)心理护理

功能性消化不良作为一种得到公认的身心疾病,有病程长、易反复、临床治疗难痊愈的特点,随着时间的推移,患者难免会产生焦虑、抑郁的负面情绪。护士可以对患者的行为心理进行分析,通过日常行为干预、语言交流等方法转移患者注意力,有效帮助患者调整情绪,改善心理矛盾,满足心理需求,通过鼓励和指导增强其抵抗疾病的信心。有效缓解患者焦虑和抑郁的不良情绪,改善临床有关的症状。

第九节 老年胃食管反流病患者的护理

胃食管反流病(gastroesophageal reflux disease,GERD)是指由于防御机制减弱或受损,使胃、十二指肠内容物通过松弛的食管下括约肌反流的强度、频率和时间超过组织的抵抗力,从而进入食管下端,引起一系列症状。老年人因膈肌、韧带松弛,胃酸分泌增多、胃排空延迟及消化功能紊乱等,食管裂孔疝的发生率较高,所以 GERD 的发生率明显提高,欧洲和北美报道患病率为 15％～20％,我国北京地区老年人的发病率为 8.6％。

目前根据内镜下食管黏膜检查所见,GERD 主要分为非糜烂性反流病(nonerosive reflux disease,NERD)、反流性食管炎(reflux esophagitis, RE)和 Barrett 食管(Barrett esophagus, BE)三大临床类型。

NERD 是通过传统胃镜检查未发现食管黏膜糜烂且近期没有抑制胃酸治疗,但存在反流相关症状的 GERD 亚类,是最常见的类型。

RE 是指胃和(或)十二指肠内容物反流入食管,引起食管黏膜的炎症、糜烂、溃疡和纤维化等病变。

BE 是指由于胃液等长时间向试管持续反流,食管下段的鳞状上皮被耐酸的胃黏膜柱状上皮所取代,有可能发展成为食管癌。

一、护理评估

(一)病史评估

1.病因和既往史

询问有无引起本病的消化性疾病和全身性疾病病史。

2.用药史

用药史是否服用松弛食管下括约肌的药物,如地西泮、吗啡等。

3.饮食习惯

饮食是否油腻,有无吸烟、饮酒、爱喝浓茶及饮料的习惯。

(二)身体状况评估

1.一般评估

询问睡眠、大小便情况。

2.生命体征与意识状况评估

测量体温、脉搏、呼吸、血压及意识。

3.营养状况评估

计算 BMI,有无肥胖。

4.临床表现

(1)典型症状:烧心与反流是 GERD 最常见的典型症状。反流是指胃内容物向咽部或者口腔方向流动的感觉。烧心是指胸骨后烧灼感。烧心和反流是存在病理性食管酸暴露患者中最常见的症状。

(2)不典型症状:胸痛、上腹痛、上腹部烧灼感、嗳气。胃食管反流可引起类似于缺血性胸痛的表现,并不伴典型的烧心和反流症状,因此,首先需要排除心脏因素。

(3)食管外症状:包括咳嗽、咽喉症状、哮喘和牙蚀症等。

(4)并发症:上消化道出血、食管狭窄。有 8%～20% 的严重性食管炎患者可发生食管狭窄。食管溃疡可发生大量出血,表现为呕血或者黑便。

(三)实验室及其他检查

1.质子泵抑制剂试验

因试验简单、有效,作为 GERD 的初步诊断方法。服用标准剂量的 PPI,每日 2 次,疗程 1～2 周。服药后症状明显改善,则支持诊断为与酸有关的 GERD;如服药后症状改善不明显,可能有酸以外的因素参与或不支持诊断。

2.胃镜检查

对具有反流症状的初诊患者建议行内镜检查。内镜检查可以直视并可以活检进行病理学诊断及鉴别诊断,还可以活检及食管下扩张,对于确定有无食管炎症及炎症程度、有无 Barrett 食管和食管狭窄有重要价值。

(1)RE 的分级参照 1994 年美国洛杉矶世界胃肠病大会制订的 LA 分类法。

A 级:食管黏膜有一个或几个黏膜破损,直径小于 5 mm。

B 级:一个或几个黏膜破损,直径大于 5 mm,但破损间无融合现象。

C 级:超过 2 个皱襞以上的黏膜融合性损伤,但小于 75% 的食管周径。

D 级:黏膜破损相互融合范围累积至少 75% 的食管周径。

(2)内镜检查发现食管远端有明显的柱状上皮化生并得到病理学检查证实时,即可诊断为 BE,其病理学检查伴有异型增生可分为:轻度异型增生、重度异型增生。

3.食管反流监测

食管反流监测是 GERD 的有效检查方法,包括了食管 pH 监测、食管阻抗-pH 监测。

4.食管钡餐检查

可显示有无钡剂从胃反流至食管,对诊断有辅助作用。

5.食管测压

可了解食管动力状态,用于术前评估。

(四)心理状况

老年人 GERD 患者因长期受病痛的折磨而感到紧张、焦虑和恐惧,甚至感到无助和绝望,护士应仔细观察、认真评估。

二、护理目标与评价

(1)老年患者学会日常生活中避免加重病情的方法。

(2)老年患者能按医嘱正确服药。

(3)老年患者饮食结构合理,营养充足,改变不良习惯。

(4)老年患者情绪稳定,无社交障碍。

三、护理实施

(一)一般护理

1.生活方式的改变

目的在于减少进食后胃食管反流的次数,促进食管对反流物的清除能力,这是治疗 GERD

的基础。

(1)加强锻炼,肥胖者减轻体重。

(2)抬高床头 20°～30°。

(3)餐后不宜立即平卧,可适当散步 15～30 min,睡前 3～4 h 不再进食。

(4)教会患者减低胃内压或腹腔内压的方法。不宜穿过紧的内衣和系过硬过紧的腰带;避免经常弯腰和举重物;保持大便通畅,便秘时不要用力排便,可根据医嘱给缓泻剂帮助排便,必要时可在睡前按摩腹部,从上到下缓缓按摩,每日 3～4 次,每次约 5 min,可缓解便秘。

2.饮食护理

根据老年患者的病情和饮食习惯,合理调配饮食。指导患者进食营养丰富的清淡饮食,少量多餐、细嚼慢咽;专心用餐,忌烟、酒;避免过饱及浓茶、咖啡、巧克力,忌食过热、过辣、过酸及高脂的食物。

(二)病情观察

(1)观察生命体征及意识。

(2)消化道症状的观察,观察症状发生与时间、饮食、体位的关系。

(三)用药护理

(1)抑酸剂 PPI 是治疗 GERD 的首选药物,单剂量 PPI 治疗无效可改用双倍剂量,一种 PPI 无效可尝试换用另一种 PPI。PPI 的疗程至少 8 周。对合并食管裂孔疝及重度食管炎患者,PPI 剂量需要加倍。

(2)老年 GERD 患者经常采取促胃食管排空的动力药、抑酸药和黏膜保护剂等联合用药,护士应指导患者正确的服药时间和方法,如口服药应在餐后直立吞服,有利充分吸收;胃肠动力药和黏膜保护剂应在餐前服用;抑酸药在睡前服效果更好;凝胶服后不宜立即喝水等,并认真观察用药效果及毒副作用。若病情需要必须使用其他对消化道有刺激的药物时,宜餐后服,避免刺激黏膜,加重不良反应。

(四)专科护理

1.食管反流监测

(1)检查前 3 d 应停用胃动力药及抑酸药。

(2)指导患者保持平时的作息和饮食,避免摄入影响监测数据的酸性食物、碳酸饮料,口香糖等。记录进食和横卧位的时间。

2.GERD 内镜治疗

(1)内镜下注射或植入技术和内镜腔内胃食管成形术,可以减少食管反流,但治疗的长期有效性仍需进一步的研究证实。

(2)对伴有重度异型增生和癌局限于黏膜层的 BE 患者,内镜治疗包括消融术和切除术两大类。消融治疗方面,较老的技术包括光动力治疗、激光治疗、多级电凝术和氩离子凝固疗法,较新的技术包括冷冻疗法和射频消融术。切除术主要包括黏膜切除术(endoscopic mucosal resection,EMR)、黏膜剥离术(endoscopic submucosal dissection,ESD)。ESD 在 EMR 的基础上发展而来,相比后者,ESD 不但可以切除面积较大的病灶,而且可以获取完整的标本用于临床病理诊断,有利于指导患者下一步的治疗。

(3)常用的内镜技术

1)射频消融术(radiofrequency ablation,RFA)是通过内镜上的定向射频消融装置所产生的高能毡热能,选择产生作用于食管表面的病变黏膜(0.5 mm),从而达到治疗的目的。目前此项技术在国外开展较多。RFA 短期内根治肠化黏膜和异型增生的效果较为出色。但是就长期疗效来看,RFA 术后复发率较高,两年复发率为 20%～33%。

2)冷冻疗法是通过内镜将液氮或者二氧化碳喷洒于病变部位,低温导致组织缺血、细胞坏死,从而达到治疗的目的。其常见的并发症是食管狭窄。

3)光动力治疗是通过静脉注射或者口服特定的光敏剂,利用其在肿瘤和异型增生组织中浓集的特性,使用特定波长的激发光照射靶组织后,激发大量的氧自由基和光能产生,从而达到破坏异常组织的目的。但是其术后复发率最高可达 75%,该方法还可能导致术后包埋腺体的产生,同时还会产生包括食管狭窄、光敏剂过敏、心脏并发症和穿孔等一系列并发症。随着 EMR 和 ESD 技术的不断完善,该方法在治疗 BE 方面的应用逐渐减少。

4)EMR 通过在病变下方的黏膜下注射生理盐水,抓钳提起病变,采用电流的热效应使得病灶组织凝固、坏死,达到切除的目的。常见的并发症包括出血、穿孔和术后狭窄。EMR 最大的缺陷在于只能切除<15 mm 的病灶。

5)ESD 通过内镜下肉眼可视将病灶与其下正常的黏膜下层剥离,达到完整切除病灶的目的,该技术在亚洲地区开展较多。但易出现出血、穿孔等并发症,对内镜操作技术要求较高。ESD 禁忌证包括:①有淋巴结转移或远处转移;②肿瘤侵犯固有肌层;③合并心、肺、肾、脑、血液等重要脏器严重疾病;④有严重出血倾向。

(五)心理护理

护士应耐心劝导、主动给予关心和帮助,做好健康教育,使其处于接受治疗护理的最佳心理状态,积极配合治疗。

第三章 神经科护理

近年来,神经外科基础研究和临床诊疗技术发展迅速,继头颅 CT 的应用后又出现了正电子发射断层扫描(SPECT)、磁共振成像(MRI)、经颅多普勒血液流速检测技术(TCD)等无创伤性检查,皮层诱发电位愈趋成熟,脑电地形图的应用逐步推广,使颅脑伤、脑疾病、脊髓病的定位和定性诊断十分迅捷,准确可靠。颅脑创伤的基础研究成果大量应用于临床,使人们对颅脑创伤的病理生理有了进一步的了解,从而降低了重型颅脑创伤患者的病死率。显微外科技术的大量开展和手术器械的改进,扩大了外科治疗的适应证,并提高了手术的效果。数字减影脑血管造影(DSA)和血管介入栓塞技术的开展,大大提高了脑血管疾病的诊断和治疗成功率。而立体定向技术、X 刀、γ 刀的临床应用使颅脑疾病的治疗有了更新的方法。同时,重症ICU 监护技术在神经外科的应用,对及时观察判断病情,防止颅脑损伤及疾病术后的继发损害,提高抢救成功率起到了重要作用。

随着颅脑疾病临床治疗的不断发展,监护技术亦得到了很大提高,因此对从事颅脑疾病的护理人员提出了更高、更新的要求。护士必须掌握监护技术,及时发现和判断病情变化,为治疗提供参考依据,为患者争取抢救时机。许多患者长期处于昏迷或瘫痪状态,生活不能自理或难以完全自理,恢复过程较长,加上时常出现各种并发症,因此,要求护理更仔细、及时、准确和有效,在监护的同时,不能忽视大量繁重的基础护理工作。

第一节 颅脑损伤患者的护理

颅脑损伤在战时和平时都比较常见,占全身各部位伤的 10%～20%,仅次于四肢伤,居第2 位。但颅脑伤所造成的死残率则居第 1 位。重型颅脑伤患者病死率为 30%～60%,颅脑火器伤的阵亡率占全部阵亡率的 40%～50%,居各部位伤的首位。及早诊治和加强护理是提高颅脑伤救治效果的关键。

一、颅脑损伤的分类

(一)火器性颅脑损伤分类

1.头皮损伤

主要损伤头皮软组织,颅骨保持完整。

2.颅脑非穿透伤

有头皮损伤和颅骨骨折,但硬脑膜保持完整。

3.颅脑穿透伤

不但有头皮损伤和颅骨骨折,而且还有脑膜破裂,脑部也受到不同程度的损伤。

(二)非火器性颅脑损伤分类

1.锐器伤

伤口整齐、污染轻。

2.钝器伤

裂口创缘常不整齐,伴皮肤挫伤,有明显污染。

(三)病理分类

分原发性和继发性脑损伤两类。原发性脑损伤是指伤后立即发生的病理性损害,包括脑震荡、脑挫裂伤等。继发性脑损伤是指在原发性脑损伤的基础上逐渐发展起来的病理改变,主要是颅内血肿和脑肿胀、脑水肿。

(四)临床分类

近年来以格拉斯哥昏迷分级(Glasgow coma scale,GCS)发展而成的方案用得较多。GCS系对伤者的睁眼、言语和运动三方面的反应进行记分,最高分为15分,最低分为3分。分数越低表明意识障碍程度越重,8分以下为昏迷。此分类简单明了,但尚有些不足,没有将生命功能和眼部症状中的主要征象列为指标综合起来确定级别。

二、颅脑损伤的临床表现及诊治

(一)头皮损伤

1.临床表现

(1)擦伤:是表皮层的损伤,仅为表皮受损脱落,有少量渗血或渗液,疼痛明显。

(2)挫伤:除表皮局限擦伤外,损伤延及皮下层,可见皮下血肿、肿胀或有淤血,并发血肿。

(3)裂伤:头皮组织断裂,帽状腱膜完整者,皮肤裂口小而浅;帽状腱膜损伤者,裂口可深达骨膜,多伴有挫伤、头皮血肿。分为三种:①皮下血肿;②帽状腱膜下血肿;③骨膜下血肿。

(4)撕脱伤:大片头皮自帽状腱膜下撕脱。伤情重,可因大量出血而发生休克。缺血、感染、坏死,后果严重。

2.治疗

头皮损伤者彻底清创后缝合;头皮血肿:一般加压包扎,可自行吸收。血肿巨大长时间不吸收者,穿刺吸除血液并加压包扎,已感染者应切开引流。头皮撕脱缺损者有以下几种治疗。

(1)镇痛、止血、加压包扎。

(2)必要时给予输血、补液抗休克。

(3)可酌情采用成形手术修复;植皮。

(4)防治感染。

(二)颅骨损伤

1.临床表现

表现为颅骨骨折。除分线形骨折、凹陷性骨折和粉碎性骨折外,又可根据骨折在颅骨顶底部的不同,分颅盖骨折和颅底骨折。还可根据颅底骨折位予颅窝底前后位置的不同进一步分为如下几种。

(1)颅前窝骨折:筛板骨折、嗅神经受到损伤,患者伤侧的嗅觉可丧失;眶板骨折,则可出现球结膜下出血,睑结合膜也有肿胀,出血处呈青紫色;筛板骨折或额窦骨折,刺破硬脑膜,可发生脑脊液鼻漏或眼漏。

(2)颅中窝骨折:颅脑损伤发生咽后壁出血应注意有无蝶骨骨折。蝶鞍骨折可导致颈内动脉海绵窦瘘,出现眼球突出、眼睑肿胀、眼球运动受限、眼球搏动,可听到连续性血管杂音,并可伴有第Ⅲ、Ⅳ、Ⅴ、Ⅵ对脑神经受损症状。颞骨岩部和乳突骨折并发鼓膜穿孔时,外耳道可见出血和脑脊液耳漏。

（3）颅后窝骨折：可见乳突皮下出血（Battle）征，有时见咽后壁黏膜下淤血。颅后窝骨折伴有颈椎骨折时，可发生四肢瘫、呼吸困难、颈部强直不能前屈，重者可致死亡。骨折处于颅后窝内侧，可出现第Ⅸ、Ⅹ、Ⅺ对脑神经损伤和延髓损伤症状。颅后窝骨折常合并颅后窝血肿，应特别观察伤情变化，如意识情况、血压、脉搏、呼吸、体温、瞳孔。

2.治疗

（1）脑脊液漏：一般在伤后 3～7 d 自行停止。若 2 周后仍不停止，应行硬脑膜修补术。

脑脊液漏患者护理注意事项：①严禁堵塞、冲洗鼻腔、外耳道，避免擤鼻等动作，以防逆行感染；②保持鼻部与耳部清洁卫生；③应用适量抗生素预防感染；④禁忌腰椎穿刺。

（2）颅底骨折本身无须特殊处理，重点是预防感染。

（3）口鼻大出血应及时行气管切开，置入带气囊的气管导管。鼻腔填塞暂时压迫止血，有条件可行急诊颈内外动脉血管造影及血管内栓塞治疗，闭塞破裂血管。

（4）脑神经损伤：①视神经管骨折压迫视神经时，应争取在伤后 4～5 d 开颅行视神经管减压术；②脑神经挫伤，应用促神经功能恢复药物（如 B 族维生素、地巴唑、神经节苷脂等），逐步恢复，完全性神经断裂恢复困难；③严重面神经损伤，可暂时缝合眼睑以防治角膜溃疡发生；④吞咽困难及饮水呛咳者，置鼻饲管。

3.治愈标准

肿胀、淤血已消退，脑脊液漏已愈，无颅内感染征象，脑局灶症状和脑神经功能障碍基本消失。

（三）脑损伤

脑损伤是包括脑膜、脑组织、脑血管以及脑神经的损伤。脑损伤根据脑组织是否与外界相通分为开放性脑损伤和闭合性脑损伤两类。根据损伤机制及病理改变，又可分为原发性和继发性损伤。原发性损伤是指伤后立即出现症状，如脑震荡、脑挫裂伤和脑干伤，继发性损伤则是在伤后一段时间内逐渐出现症状，呈进行性加剧，如颅内血肿和脑水肿等。

1.脑震荡

脑组织无肉眼可见的病理变化，而在显微镜下可以观察到细微的形态学改变，如点状出血、水肿。有的毫无异常，故一般认为脑震荡为头部外伤引起的短暂的脑功能障碍。其意识障碍的发生机制，为脑干网状结构损害所致。

临床表现：①意识障碍：伤后立即出现，表现为神志不清或完全昏迷，一般不超过半小时。②逆行性遗忘：清醒后不能回忆受伤当时乃至伤前一段时间内的情况。③伤后短时间内表现面色苍白、出汗、血压下降、心动徐缓、呼吸浅慢、肌张力降低、各种生理反射迟钝或消失。此后有头痛、头晕、恶心呕吐等，这些症状常在数日内好转，消失，部分患者症状延续较长。④神经系统检查一般无阳性体征，脑脊液压力正常或偏低，其成分化验正常。多数经过严格休息 7～14 d 即可恢复正常工作，完全康复，无须特殊治疗及护理。

2.脑挫裂伤

脑组织有明显的病理学改变。肉眼可见到软脑膜下出血、淤斑及大片出血脑组织挫裂等。镜下可见皮质失去正常结构，神经细胞大片缺失、轴突碎裂、髓鞘消失，胶质细胞变化，脑内片状或点状出血灶等。脑挫裂伤的临床表现如下。

（1）意识障碍：昏迷一般在 30 min 以上至数小时。

（2）生命体征：轻度脑挫裂伤者生命体征有轻度改变，严重脑挫裂伤者可出现体温、脉搏、呼吸、血压等改变。

（3）头痛：由于脑水肿及脑膜实质损伤，头痛程度远较脑震荡为剧烈。脑挫裂伤局部病灶出血进入蛛网膜下隙，患者可发生发热、瞳孔缩小、颈项强直、凯尔尼格征阳性、布鲁津斯基征阳性、头痛加剧。如伤灶脑膜粘连、脑血管功能紊乱，可导致癫痫发作。脑电图可出现棘慢波。

（4）瞳孔变化：如瞳孔对称性缩小、颈项强直并有其他脑膜刺激征，且有发热、头剧痛，常为伤后出现的蛛网膜下隙出血，可做腰椎穿刺放出 $1\sim2$ mL 脑脊液证实。如瞳孔缩小至针尖样，则可能有脑干损伤。如一侧瞳孔扩大，对光反射逐渐消失，则瞳孔散大侧可能发生颅内血肿，应即行 CT 扫描或其他辅助检查，或即行手术探查，清除血肿。如瞳孔对称性扩大，对光反射消失，则伤员已濒于危急状况。

3. 脑干损伤

脑干包括中脑、脑桥及延髓。由于脑干包含重要的网状结构、上行和下行的神经束、脑神经以及呼吸循环中枢，这些结构又与意识和内脏活动有十分密切的关系。因此，即使是轻微的损伤和小部分的损伤，也可发生严重的临床表现。

（1）以中脑损伤为主者：出现去大脑强直、眼球位置和活动异常，如两眼集合运动不能，两眼球同向运动障碍或眼球分离，双侧瞳孔大小不等或多变，可偶见瞳孔不等圆。

（2）以脑桥损伤为主者：出现双侧瞳孔极度缩小，光反应消失，两眼球同向凝视、向对侧偏斜，核上性眼肌麻痹，两眼同向运动障碍。伴有高热。

（3）以延髓损伤为主者：出现呼吸循环功能紊乱，表现为呼吸深快、衰竭时呼吸变浅，间歇或不规则，潮式呼吸至停止。

4. 颅脑血肿

除分为硬膜外、硬膜下、颅内和多发血肿外，通常根据血肿发生的早晚分为：特急性颅内血肿（伤后 3 h 以内）、急性颅内血肿（伤后 3 h 至 3 d）、亚急性颅内血肿（伤后 3 天至 3 周）、慢性颅内血肿（伤后 3 周以上）。颅内血肿是一种较为常见的致命的，却又是可逆的继发性病变，血肿压迫脑组织引起颅内占位效应和颅内高压，若得不到及时处理，可导致脑疝，危及生命。临床表现如下。

（1）意识障碍：颅脑损伤后，可因原发性脑损伤而致昏迷，称原发性昏迷。昏迷的时间和程度，取决于原发性脑损伤的轻重，进行性意识障碍为颅内血肿的主要症状，血肿形成速度发展慢则常见到"损伤后原发性昏迷—中间意识好转（清醒）期—继发性昏迷"3 个阶段。这是颅内血肿的典型表现之一。因而继发性昏迷发生的早迟，决定于血肿形成快慢，中间意识好转期的长短，取决于原发性脑损伤的轻重及血肿形成的速度。

（2）生命体征的变化：颅内压增高，造成脑血液循环淤滞和脑血供减少，使脑干缺血、缺氧，血肿压迫使脑移位又可使脑干受到机械性牵拉，可造成继发性脑干损伤。

（3）头痛、头晕、恶心、呕吐等属一般症状，但如头痛剧烈、呕吐频繁，是颅内血肿的征兆，应给予重视。

（4）不同部位的血肿产生相应的症状和体征，如额叶血肿引起癫痫发作、偏瘫和失语，顶叶血肿出现感觉障碍，颅后窝血肿产生小脑症状和延髓麻痹等。

5. 脑疝

脑疝是颅内压升高引起的一种危及患者生命的综合征，由于颅内的压力不平衡，颅内各腔隙间产生了压力梯度,部分脑组织从压力高处经解剖上的裂缝或孔道向压力低处推移,压迫脑干,出现生命体征变化,瞳孔改变及肢体运动障碍等一系列临床症状,故又称颅内高压危象。

(1)幕上血肿引起小脑幕裂孔疝(又称颞叶钩回疝),主要是中脑受压和推移,引起临床症状,表现为:病侧瞳孔散大,动眼神经麻痹,对侧肢体瘫痪;大脑脚受压,发生意识障碍并加重;中脑网状结构受压,可出现 Cushing 三联症(头痛、呕吐、视盘水肿)使 ICP 升高;脑疝压迫引起去大脑强直、血压下降、呼吸心搏停止而死亡。

(2)幕下血肿易使颅内压急剧增高,产生枕骨大孔疝使得延髓(生命中枢)受压而引起昏迷,急性呼吸、心搏停止,循环功能衰竭而骤死。临床表现特点有:枕下部疼痛、上颈部神经根受压、颈部强直,颈部肌肉发生反射性痉挛,生命体征改变,主要有呼吸循环障碍,颅内压升高,第四脑室中孔受压,脑脊液循环障碍。主要表现:视盘水肿、头痛、呕吐突然昏迷、昏迷后瞳孔大小不等,突然呼吸停止。

第二节　多发性硬化患者的护理

一、概述

多发性硬化(multiple sclerosis,MS)是以中枢神经系统白质炎性脱髓鞘病变为主要特点的自身免疫疾病。常累及脑室周围白质、视神经、脊髓、脑干和小脑。主要临床特点是中枢神经系统白质散在的多发病灶与病程中呈现的缓解复发,症状和体征的空间多发性和时间多发性。

二、病因

多发性硬化的病因至今尚不明确。考虑与多种病因有关。

(一)自身免疫反应

最经典的实验是用髓鞘抗原免疫大鼠,可以造成 MS 的实验动物模型即实验性自身免疫性脑脊髓炎。MS 的组织损伤及神经系统症状被认为是直接针对髓鞘抗原的免疫反应所致。

(二)病毒感染

流行病学提示,儿童期接触嗜神经病毒如麻疹病毒,人类嗜 T 淋巴细胞病毒Ⅰ型(HTLV-Ⅰ)发病率提高。但目前从未在 MS 的患者脑组织证实或分离出病毒。

(三)遗传因素

MS 有明显的家族倾向。MS 遗传易患性可能由多数弱作用基因相互作用决定 MS 发病风险。家族中两同胞可同时患病,约 15% 的 MS 患者有一个患病的亲属。患者的一级亲属患病风险较一般人群大 12～15 倍。

(四)环境因素

MS 发病率随纬度增高而呈增加趋势,离赤道愈远发病率愈高。我国为低发病区。

三、病理

MS 的特征性病理改变是中枢神经系统白质内多发性脱髓鞘斑块,多位于脑室的周围,伴反应性神经胶质增生,也可有轴突损伤。病变可累及大脑白质、脊髓、脑干、小脑和视神经。镜下可见急性期髓鞘崩解和脱失,轴突相对完好,少突胶质细胞轻度变性和增生,可见小静脉周围炎性细胞浸润。病变晚期轴突崩解,神经细胞减少,由神经胶质形成硬化斑。脑和脊髓冠状切面可见脱髓鞘病灶。早期脱髓鞘缺乏炎性细胞反应,病灶色淡,边界不清,称为影斑。我国常见于累及脊髓及视神经的视神经脊髓炎,或视神经脊髓型的多发性硬化。

四、临床分型

(一)复发—缓解(relapsing-remitting,R-R)型

复发—缓解型最常见,约为 85%,早期出现多次复发—缓解,两次复发之间病情稳定。

(二)继发—进展(secondary-progressive,SP)型

R-R 型可转为此型,病情进行性加重不再缓解,伴或不伴急性复发。

(三)原发—进展(primary-relapsing,PR)型

原发—进展型约占 10%,起病年龄偏大(40～60 岁),发病后病情在一年以上时间缓慢进展,神经功能障碍逐渐进展,出现小脑和脑干症状。

五、诊断要点

(一)临床表现

1.肢体无力

肢体无力最常见,约 50% 的患者首发症状为一个或多个肢体无力。

2.感觉异常

往往由脊髓后柱或脊髓丘脑束病损引起。病灶多见于颈髓,或见皮质型感觉障碍。最常见的主诉为麻刺感、麻木感,也可有束带感、烧灼感、寒冷感或痛性感觉异常。

3.精神异常

多表现为抑郁、易怒和脾气暴躁,部分患者出现兴奋,也可表现为强哭强笑。

4.言语障碍

多因小脑病损和(或)假性延髓性麻痹,引起构音肌共济失调或痉挛,而致构音不清、语音轻重不一。严重时可有声带瘫痪。

5.眼部症状

常表现为急性视神经炎或球后视神经炎,多为急性起病的单眼视力下降或双眼视力同时受累。

6.运动功能障碍

手部动作笨拙和意向性震颤以及下肢易于绊跌都是常见的早期症状。也见言语呐吃与痛性强直性肌痉挛。

7.其他病症

少数患者起病时即有尿频、尿急,后期常有尿潴留或失禁。部分男性患者有阳痿与性欲减退。

（二）辅助检查

1.脑脊液（CSF）检查

脑脊液单个核细胞数轻度增高或正常，一般在 $15 \times 10^6/L$ 以内，通常不超过 $50 \times 10^6/L$。约 40% MS病例脑脊液蛋白轻度增高。

2.磁共振（MRI）检查

可见大小不一类圆形的 T_1 低信号，T_2 高信号，常见于侧脑室前脚与后脚周围、半卵圆中心及胼胝体，或为融合斑，多见于侧脑室体部；脑干、小脑和脊髓可见斑点状不规则 T_1 低信号及 T_2 高信号斑块；病程长的多数患者可伴脑室系统扩张，脑沟增宽等脑白质萎缩征象。

3.诱发电位

$50\% \sim 90\%$ 的 MS 患者视觉诱发电位、脑干听觉诱发电位和体感诱发电位中可有一项或多项异常。

4.电子计算机X线断层扫描（CT）

可见病损部位有斑块异常信号。

六、治疗

MS治疗的主要目的是抑制炎性脱髓鞘病变进展，包括急性发作期的治疗和缓解期的治疗，晚期采取对症和支持疗法。临床常用的有以下几种疗法。

（一）肾上腺皮质激素治疗

常用的是大剂量甲泼尼龙短程疗法和口服泼尼松治疗 MS 的急性发作。激素具有抗感染和免疫调节作用，是 MS 急性发作和复发的主要治疗药物，可加速急性复发的恢复和缩短复发期病程，但不能改善恢复程度。

（二）免疫球蛋白疗法

大剂量免疫球蛋白静脉滴注：$0.4 \ g/(kg \cdot d)$，连续 $3 \sim 5 \ d$。对降低 R-R 型患者复发率有肯定疗效，但最好是在复发早期使用。

（三）β-干扰素疗法

β-干扰素疗法具有免疫调节作用，可抑制细胞免疫。常用的有 IFN-β1a 和 IFN-β1b 两类重组制剂。常见不良反应为流感样症状，持续 $24 \sim 48 \ h$，$2 \sim 3$ 个月后通常不再发生。IFN-β1a 可引起注射部位红肿及疼痛、肝功能损害及严重过敏反应如呼吸困难等，IFN-β1b 可引起注射部位红肿、触痛，偶引起局部坏死、血清转氨酶轻度增高、白细胞减少或贫血。妊娠时应立即停药。

（四）环磷酰胺疗法

环磷酰胺用于治疗此病可能有助于终止继发进展型 MS 病情进展，但尚无定论，宜用于快速进展型 MS。

七、主要护理问题

（一）焦虑

焦虑与患者对疾病的恐惧、担心预后有关。

（二）躯体移动障碍

躯体移动障碍与肢体无力有关。

(三)视力障碍

视力障碍与病变引起急性视神经炎或球后视神经炎有关。

(四)排尿异常

排尿异常与膀胱功能障碍有关。

八、护理目标

(1)患者焦虑程度减轻,配合治疗及护理。

(2)患者能使用辅助器械进行适当活动,在允许范围内保持最佳活动能力。

(3)患者能使用适当工具弥补视觉损害。

(4)患者排尿型态正常,未发生尿路感染。

九、护理措施

(一)一般护理

1.休息

重症患者应绝对卧床;病情好转后,可适当活动。

2.瘫痪护理

①应给予皮肤护理,每2h翻身一次,预防压疮;②小便失禁:应保持床铺干燥、清洁,及时更换床单;③注意皮肤护理,保持会阴部清洁。

3.尿潴留护理

①应在无菌条件下给予保留导尿;②按医嘱给予膀胱冲洗,防止泌尿系感染。

4.病情观察

①定时测体温、脉搏、呼吸、血压并记录,注意心率、心律、心电图变化。②密切观察病情变化,以便尽早进行处置。

5.心理护理

①全面了解病情,掌握复发病的特点以及容易引起复发的因素。②向患者及家属介绍本病的性质及发展,取得家属的最大配合,稳定患者的情绪(MS患者情绪易于激动,或强哭、强笑,抑郁反应也不少见)。③个体化心理指导,用科学的语言进行耐心细致的宣教。④介绍以往治疗成功病例,增强对疾病的治疗信心,尤其是复发病例。⑤主动与患者交流,解除患者思想顾虑,积极配合治疗。

6.饮食护理

①给予低脂、高蛋白、营养丰富、富含纤维素的食物,补足身体的营养需要量。②教会患者和家属按顺时针方向即肠蠕动方向按摩腹部,养成定时排便习惯,防止便秘。③有吞咽困难者:予以留置胃管,按时鼻饲流质饮食。④做好口腔护理。

7.用药护理

①密切观察药物的不良反应,如发现不良反应,应及时通知医师并协助予以处理。②将诊疗期间观察药物副反应的方法教会患者自我掌握。③遵医行为教育:叮嘱患者不要擅自更改剂量或突然停药,以防止病情变化。

(二)言语及视力障碍的护理

言语障碍及视力障碍往往导致患者自卑,沉默寡言。要求护理人员注意观察患者的心理变化,耐心倾听,鼓励患者从单音、单字、单词开始语言训练,指导家属多进行简单对话,创造多说多练的语言环境,对患者的每一点进步都及时给予肯定和表扬,使其增强信心。视力的恢复是一个缓慢的过程,向患者耐心做好宣教解释工作,做好生活护理的每一环节,如让患者收听广播、音乐等,创造轻松的环境氛围。

(三)康复功能训练

康复功能训练包括肢体运动功能训练和膀胱功能训练。

(1)肢体无力常导致患者行走困难或卧床不起,故早期的功能训练尤为重要。采取被动运动和主动运动相结合的原则,对瘫痪肢体,早期注意肢位的摆放,行被动按摩及屈伸运动,鼓励和指导患者坚持生活自理能力的训练,如穿脱衣、鞋、帽及进餐等。条件许可则尽早下床活动,遵循扶杆、拄拐站立、移动、步行等循序渐进的原则,做到劳逸结合,从而使肢体功能恢复,防止肌肉萎缩、关节强直发生残障。

(2)膀胱功能训练也是康复功能训练的一项重要内容。MS 患者常因排尿障碍需留置尿管,应定时夹放尿管,加强尿道口护理,防止尿路感染,同时指导患者膀胱训练的方法和步骤,教会其排尿方法,达到自行排尿的目的。

(四)健康宣教

(1)指导患者保持良好的生活习惯,避免病毒感染等诱因。

(2)指导进食低脂、高蛋白、营养丰富、富含纤维素的食物,避免辛辣等刺激性食物。

(3)指导并教会患者功能锻炼的方法,根据自身情况坚持适当的功能锻炼。

(4)指导患者和家属掌握本病的相关知识,告知患者家属保持良好的家庭环境,有利于患者的康复。

十、前沿进展

(一)EB 病毒可能是多发性硬化的病因

在 Rockefeller 大学进行博士后研究的 Limemann 指出:MS 虽有遗传性,但环境因子,例如 Epstein-Barr virus(EBV)可能也是触发疾病的原因。病毒本身虽不致病,但其引发的免疫反应却可能触发此疾病。受到感染的 MS 患者对 EBV 蛋白的抗体反应明显升高。过度的抗体反应,在 MS 临床症状发生前数年就会显现。因此推论 EBV 在 MS 疾病的进程中扮演着重要的角色。

Limemann 和他的同伴 Edwards 将目标锁定在 EBNA1(Epstein-Barr virus-encoded nuclear antigen 1)这个由 EBV 产生的蛋白上。EBV 终身存于 B 细胞内,并持续受到 T 细胞的监控。当 B 细胞分裂,病毒会产生 EBNA1,协助其 DNA 进入新细胞,而 T 细胞将 EBNA1 视为一个引发免疫反应的重要抗原。

他们试着将 51 段来自于 EBNA1 蛋白的一小片段,加到 MS 患者及健康者提供的 T 细胞中,发现来自于 MS 患者,对 EBNA1 具专一性 T 细胞数目不只增加了,而且对许多段多肽都有辨识的能力,免疫学家将这种现象称为免疫辨识区的扩增(epitope-spreading)。

这个研究团队发现这群对 EBV 蛋白高度反应的 T 细胞,属于记忆 T 细胞的 CD4,其擅长产生干扰素以对抗病毒的蛋白质。

假如这些细胞真的参与在造成神经系统受损或发炎反应的过程中,那么阻挠这些 T 细胞将会使多发性硬化症的治疗更有效。

(二)多发性硬化易感基因位置的研究进展

澳大利亚和新西兰研究人员在英国《自然遗传学》杂志上发表论文说，他们合作研究确定出两个与多发性硬化有关的基因的位置，这将有助于研究人员找到导致这种病症及其他自身免疫疾病的原因。

据介绍，来自澳大利亚和新西兰 11 个研究院所的 40 多名研究人员参与了这项为期 3 年的研究。研究人员分别对 1 618 名多发性硬化症患者以及 3 413 名正常人的 DNA(脱氧核糖核酸)进行了扫描，最终确定出多发性硬化易感基因的位置。这两个基因分别位于第 12 号、第 40 号染色体上，它们属于多发性硬化的易感因素，也就是说它们出现损伤或缺失更容易患上多发性硬化。

(三)口服克拉屈滨治疗复发性多发性硬化 CLARITY 的研究进展

近期，德国默克公司公布了一项持续 96 周的关于口服克拉屈滨(Cladribine)治疗复发性多发性硬化的临床试验(CLARITY 研究)结果。该研究是涉及 32 个国家 155 个临床研究中心的随机、对照、多中心、3 期临床研究，共选择 1 326 例复发性多发性硬化患者，按 1∶1∶1 的比例分别应用口服克拉屈滨 3.5 mg/kg、5.25 mg/kg 或安慰剂治疗 96 周，结果发现，与服用安慰剂的患者相比，采用克拉屈滨治疗的患者不论口服剂量高低，其每年的复发率降低(14%、15% vs 33%，$P<0.001$)、复发缓解率提高(79.7%、78.9% vs 60.9%，$P<0.001$)，3 个月内持续进展的风险降低(3.5 mg 组 0.67，$P=0.02$；5.25 mg 组 0.69，$P=0.03$)、脑部损伤的 MRI 表现减少($P<0.001$)，而不良反应则包括淋巴细胞减少症(21.6%、31.5% vs 1.8%)及带状疱疹(8 例、12 例 vs 0 例)。

(四)维生素 D 与多发性硬化

多发性硬化(MS)的发病有一个值得注意的特点，是与当地紫外线辐射的强度相反。所以有人提出维生素 D 在 MS 病因学中扮演了一个重要的角色。组织相容性复合体(MHC)在 MS 中发挥了重要的遗传学贡献。虽然现在很多危险因素仍很难解释，但直接的基因—环境相互作用是疾病的一个重要危险因素，这种相互作用可能是疾病的预防关键。MS 的流行病学研究为基因和环境在病因学中的重要作用提供了有力证据。在北半球，MS 的患病率呈一个由北向南的梯度差，而南半球则相反。

根据 MS 的地理分布，特别是在生成活性维生素 D 中的作用，光照(sunlight)已经作为 MS 的一个关键环境因素。而在 Munger KL 等通过对年龄、性别、种族的对照研究中发现在青春期前患病的 MS 患者都为低水平的维生素 D，在高加索人群中，每升高 50 nmol/L 的 25-(OH)D 水平能降低 41% 的患 MS 的风险。依靠紫外线辐射的代谢是人类主要维生素 D 的来源，在高纬度地区日光照射强度太低不能产生足够的维生素 D，特别是在冬季及其邻近几个月。

活性维生素 D(1,25-二羟维生素 D_3)的生物学效应是依靠维生素 D 受体(VDR)介导的。Ramagopalan 等最近研究，通过搜索已知的 MS 敏感基因位点的 VDREs，已确定它们是否能被维生素 D 调节。结果通过功能检测证明，在其选择的 MS 患者中的 VDRE 能影响基因表达，而 1,25-二羟维生素 D_3 能影响 HLA-DRB 敏感性，而在其它非 MS 相关性 HLA-DRB1 位点中则不能，现在大家共识，公共卫生推荐 MS 患者维生素 D 摄入低于 200 IU/d，其他维生素 D 相关性疾病低于 1 000～4 000 IU/d 均需要保护性治疗。

同样，通过对基因型的分析，维生素 D 的药物治疗可能是最有效的方法，在未来的队列及动物模型研究中了解维生素 D 怎样在 MS 中发挥作用很重要,这是一条新的研究途径,最终要为高风险的人提供适当的干预措施。因此,维生素 D 是未来 MS 研究和临床实践的核心。

第三节　急性播散性脑脊髓炎患者的护理

一、概述

急性播散性脑脊髓炎(acute disseminated encephalomyelitis,ADEM)是广泛累及脑和脊髓白质的急性炎症性脱髓鞘疾病。临床主要分为脑型、脊髓型、脑脊髓型,通常发生在感染后、出疹后或疫苗接种后。其病理特征为多灶性、弥散性髓鞘脱失。

二、病因

ADEM 的病因迄今未明确,是一种免疫介导的中枢神经系统脱髓鞘性疾病。研究资料表明与病毒感染、疫苗接种或服用某些药物有关。

三、病理

主要的病理改变为大脑、脑干、小脑、脊髓有播散性的脱髓鞘改变,其中以脊髓的白质为主,脱髓鞘改变往往以小静脉为中心,小静脉有炎性细胞浸润,其外层有以单个核细胞为主的围管性浸润,即血管袖套,静脉周围白质髓鞘脱失,并有散在胶质细胞增生。

四、诊断要点

(一)临床表现

(1)本病好发于儿童和青壮年,在感染或疫苗接种后 1~2 周急性起病,多为散发,无季节性,病情严重,有些病例病情凶险。

(2)脑炎型首发症状为头痛、发热及意识模糊,严重者迅速昏迷和去脑强直发作,可有痫性发作,脑膜受累出现头痛、呕吐和脑膜刺激征等。脊髓炎型常见部分或完全性弛缓性截瘫或四肢瘫、传导束型或下肢感觉障碍、病理征和尿潴留等。可见视神经、大脑半球、脑干或小脑受累的神经体征。发病时背部中线疼痛可为突出症状。

(3)急性坏死性出血性脑脊髓炎(acute necrotizing hemorrhagic encephalomyelitis)又称为急性出血性白质脑炎,认为是 ADEM 暴发型。起病急骤,病情凶险,病死率高。表现高热、意识模糊或昏迷进行性加深、烦躁不安、痫性发作、偏瘫或四肢瘫;脑脊液(CSF)压力增高、细胞会增多,EEG 弥散活动,CT 见大脑、脑干和小脑白质不规则低密度区。

(二)辅助检查

1.脑电图检查(EEG)

常见弥散的 θ 和 δ 波,亦可见棘波和棘慢复合波。

2.CT 检查

显示白质内弥散性多灶性大片或斑片状低密度区,急性期呈明显增强效应。

3.MRI 检查

可见脑和脊髓白质内散在多发的 T_1 低信号、T_2 高信号病灶。

4.外周血

白细胞增多,血沉加快。

5.脑积液检查

脑脊液压力增高或正常,CSF-MNC(单核细胞)增多,急性坏死性出血性脑脊髓炎则以多核细胞为主,红细胞常见,蛋白轻度至中度增高,以 IgG 增高为主,可发现寡克隆带。

五、治疗

(一)肾上腺皮质激素治疗

早期足量地应用激素是治疗 ADEM 的主要措施,主要机制是抑制炎性脱髓鞘的过程,减轻脑和脊髓的充血水肿,保护血—脑屏障。目前主张静脉滴注甲泼尼松 500～1 000 mg/d 或地塞米松 20 mg/d 冲击治疗,后逐渐减量。

(二)免疫球蛋白注射法

应用丙种球蛋白可减少自身抗体产生,抑制自身免疫反应,增加疗效。丙种球蛋白可能的治疗机制为:①阻断吞噬细胞 Fc 受体;②抑制补体介导的损害;③抗独特性抗体的作用;④消除循环内免疫复合物;⑤抑制自然杀伤细胞和辅助性 T 细胞的功能,降低免疫反应。与激素联合使用存在着协同作用,可减轻局部病灶引起的炎性反应,修复受损的血脑屏障及神经髓鞘,加快了病灶的修复。

(三)血浆置换法

血浆置换的原理是将患者的血液流经血浆分离器,弃去分离出的血浆,而将细胞成分与废弃血浆等量的置换液返回体内,借以清除病理性物质和细胞毒抗体,并能补充新鲜血浆,满足机体正常所需。

(四)对症治疗

给予脱水降颅内压、抗感染、营养脑细胞等治疗。

六、护理

(一)一般护理

1.心理护理

①对患者进行细心的观察与分析:ADEM 是少见病,病程长,费用大,容易复发,使患者易产生悲观情绪。②与患者共同讨论病情:使患者了解本病的病因、病程,常出现的症状、体征,治疗目的、方法以及预后。③指导患者掌握自我护理技巧:循序渐进,一定不要勉强患者,避免增加其痛苦和心理压力。④鼓励家属多陪伴患者,以获得更多的社会支持。⑤向患者介绍一些恢复较好的病例,使患者处于最佳身心状态,积极接受治疗,提高患者治愈率和生活质量。⑥将"以患者为中心"的服务理念贯穿于实际的护理工作中。

2.膀胱功能训练

①尿潴留者:在无菌条件下行导尿术,予以留置导尿管,每日会阴护理 2 次;②保持会阴部的清洁、干燥;③鼓励患者做提臀运动及会阴部肌肉收缩和放松交替运动训练:20～30 分钟/次,3 次/天,促进膀胱功能的恢复。

3.吞咽困难护理

①患者进食时应抬高床头,呈半坐卧位或坐位。②进食速度宜慢,以防发生呛咳和误咽。③以流质或半流质为主,注意进食情况。④不能吞咽的患者予以插鼻饲管,按时给予鼻饲流质饮食。⑤做好口腔护理。

4.高压氧治疗的护理

①告知患者该治疗的优势,能促进受损神经细胞的恢复,利于患者康复。②做好保暖,避免受凉。③密切观察病情,如出现高热、抽搐以及局灶性痫病发作等高压氧治疗的相对禁忌证,应及时告知医生,暂停高压氧治疗。

5.预防并发症的护理

因患者需要长期卧床,应预防坠积性肺炎和压疮发生。勤翻身,可用50%的酒精按摩受压部位和骨突处,臀下垫气圈或气垫床,保持床单位清洁、干燥。平卧时头偏向一侧,利于分泌物流出,侧卧时勤拍背,必要时给予吸痰。遵医嘱应用消炎药,并做好口腔、会阴护理,预防感染。

6.加强肢体功能锻炼

①告知患者早期功能锻炼的重要性。②鼓励患者下床活动。③不能下床活动者,指导患者在床上进行被动运动,具体方法是每日在床上做各关节伸、屈被动运动,并进行轻柔而有节奏的按摩;指导患者在床上进行主动运动,一般在肢体肌力有一定的恢复时进行,具体方法是做各关节的主动屈曲和伸展。时间由短到长,循序渐进。

(二)用药护理

大剂量激素冲击和大剂量丙种球蛋白(IVIG)治疗,是本病的治疗重点,也是本节的重要护理内容。

1.不良反应

①告知患者及家属在治疗过程中可能出现的不良反应。②激素冲击疗法可致满月脸、向心性肥胖,但在停药后可自行恢复。③激素易加重感染,导致消化道出血、低钾、骨质疏松、心律不齐。

2.饮食

①多进食高热量、高蛋白、富含维生素以及高钾、高钙、低糖饮食。②少食生冷和难消化的食物。

3.大便观察

①注意大便的颜色,及时发现有无上消化道出血。②出现柏油样便时,立即报告医生。

4.做好生活护理

保持患者床单位清洁、卫生,降低感染发生率。

5.安全护理

①加强病房的巡视工作。②有专人陪伴,告知患者及家属激素治疗易引起骨质疏松、发生骨折。③活动时注意安全,防止引起外伤。

6.静脉输液护理

①严格控制输液速度。使用IVGV治疗时易出现皮疹、寒战、发热等过敏反应。②首次使用IVGV时滴速控制在20滴/分钟,输入30 min后,无不良反应,可调至40～60滴/分钟。③生理盐水冲管:在输注前后使用,一般用生理盐水100 mL冲管,禁止与其他液体混合输入。

（三）健康宣教

（1）指导患者严格按照医嘱服药，尤其在服用激素期间，不得随意更改药量和停药。

（2）告知患者肢体功能锻炼的重要性及方法，指导患者坚持肢体功能锻炼。

（3）指导患者保持良好的生活习惯，合理饮食，注意保暖，避免感染等诱因。

（4）指导患者按要求时间定期复诊。

七、前沿进展

急性播散性脑脊髓炎（acute dissetrinated encephalomyelitis，ADEM）是一种不常见的中枢神经系统脱髓鞘疾病。通常发生在病毒感染或者疫苗注射后，一般认为多累及儿童或年轻的成人，表现为多灶性中枢神经功能缺损及意识改变。尽管本病的病理生理机制尚未明确，但多数研究者认为，病毒感染或疫苗注射激发了针对髓鞘碱性蛋白的自身免疫机制可能是关键的致病环节。以往认为 ADEM 的病死率高达 20%，即便存活的患者残留严重后遗症的比例也相当高。但最新的研究结果显示，早期接受大剂量激素冲击治疗后的 ADEM 患者总体预后良好，说明早期将 ACEM 从多发性硬化、结核性脑膜炎、脑寄生虫、转移瘤等疾病中鉴别出来，并尽早给予相关治疗至关重要。同时有研究表明，激素联合免疫球蛋白冲击治疗 ADEM 优于单用激素冲击治疗，预后更好。

第四节　癫痫患者的护理

一、概述

癫痫（epilepsy）是脑神经元过度同步异常放电引起的短暂感觉、运动、意识、精神、行为、自主神经功能等脑功能障碍，发作性、短暂性、重复性和刻板性是其临床表现特点。临床上将一次发作过程称为痫性发作（seizure），每名患者的痫性发作形式可有一种或数种。癫痫是神经系统疾病中第二大疾病，仅次于脑血管疾病，流行病学资料显示普通人群癫痫的年发病率为（50～70）/10 万，患病率约为 0.5%，其病死率是普通人群的 2～3 倍，为（1.3～3.6）/10 万。我国的癫痫患者约在 900 万以上，每年有 65 万～70 万新发癫痫患者，难治性癫痫约为 25%，数量至少在 150 万以上。

二、病因

（一）特发性癫痫（idiopathic epilepsy）

也称原发性癫痫，这类患者脑部并未发现足以解释症状的器质性改变或代谢功能异常，多数患者在某一特定年龄段起病，首次发病常见于儿童或青少年期，与遗传因素关系密切，脑电图和临床表现具有特征性。

（二）症状性癫痫（symptomatic epilepsy）

由各种明确的脑部器质性改变或代谢功能异常所致，大多数癫痫为此种，发病无年龄特异性。

1.脑部疾病

(1)先天性疾病:各种脑部畸形、遗传代谢性脑病、脑积水、皮质发育障碍。

(2)颅脑外伤:母亲生产时导致的产伤多为新生儿及婴儿癫痫的常见原因。成人颅脑外伤引起的癫痫发生率闭合性损伤为 0.5%～5%,开放性损伤为 20%～50%,多发生在伤后 2 年内,各种脑组织软化或瘢痕的形成是其原因。

(3)脑血管疾病:各种脑血管疾病引起的出血或栓塞都可导致癫痫的发生。

(4)中枢神经系统感染:颅内感染导致的脑组织充血、水肿及产生的各种毒素都是引起癫痫发作的原因,而愈后产生的瘢痕和粘连也可导致癫痫的发作。脑内寄生虫引起的感染也是癫痫发作的病因之一。

(5)脑肿瘤:各种原发或继发于脑部的肿瘤都可引起癫痫的发作,多在成年期开始,有研究表明,少突胶质细胞瘤最易引起癫痫发作,脑膜瘤和星形细胞瘤次之。

2.全身性疾病

(1)各种原因导致的脑组织缺氧。

(2)药物或毒物导致的中毒。

(3)内科疾病导致的神经系统并发症,如肝性脑病。

三、影响因素

(一)遗传因素

癫痫患者近亲的易患性高于普通人群,特发性癫痫患者近亲发病率为 1%～6%,症状性癫痫患者近亲发病率为 1.5%,均高于普通人群。有研究表示,癫痫的发作与特定染色体上特定基因的突变有关。

(二)环境因素

(1)内环境的改变,内环境的改变可影响神经元放电的阈值,如月经癫痫和妊娠期癫痫,疲劳、过饥、过饱、便秘、饮酒、感情冲动、各种代谢紊乱和一过性的过敏反应导致的癫痫。

(2)闪光、噪声、运动等特定条件下发作的癫痫统称为反射性癫痫。

(三)年龄

特发性癫痫与年龄有较密切的关系。

(四)睡眠

癫痫发作与睡眠—觉醒周期密切相关,如某些癫痫常在觉醒时发作,而某些癫痫则常在睡眠中发作。

四、发病机制

癫痫的发病机制非常复杂,目前尚未完全阐明,主要与以下环节有关。

(一)放电的起始

离子通道结构和功能异常导致离子异常跨膜运动,致使神经元异常放电。

(二)放电的传播

异常高频放电反复诱发周边和远处的神经元同步放电,使得异常电位连续传播。

(三)放电的终止

迄今为止机制尚未完全阐明,可能过度同步放电产生的巨大突触后电位激活负反馈机制,以致脑内各层组织主动抑制异常放电扩散,同时减少癫痫灶的传入性冲动。

五、病理

具有代表性的是海马硬化(hippocampal,HS)又称阿蒙角硬化(Ammon hom sclerosis,AHS)或颞叶中央硬化(mesial temporal sclerosis,MTS)。肉眼观察为海马萎缩、坚硬;镜下典型表现为癫痫易损区神经元脱失及胶质细胞增生;组织学表现为双侧海马硬化病变多不对称,常为一侧海马硬化明显,而另一侧轻度神经元脱失,海马旁回、杏仁核、钩回等也可波及。苔藓纤维出芽、齿状回结构异常(颗粒细胞弥散增宽)也是海马硬化患者的病理表现。

六、诊断要点

(一)临床表现

发作性、短暂性、重复性、刻板性。癫痫的特征性临床表现为痫性发作。

(二)部分发作

1.单纯部分性发作

运动性发作(局灶性运动性、旋转性、Jackson、姿势性、发音性)、感觉性发作(特殊感觉、躯体感觉、眩晕)、自主神经性发作(心慌、烦渴、排尿感等)、精神症状性发作(语言障碍、记忆障碍、认知障碍、感情变化、错觉、结构性幻觉)。

2.复杂部分性发作

单纯部分性发作后出现意识障碍或开始即有意识障碍、自动症。

3.部分性发作继发全身发作

单纯或复杂部分性发作继发全面发作。

(三)全面性发作

(1)失神发作:典型、不典型。

(2)强直性发作。

(3)阵挛性发作。

(4)强直阵挛性发作。

(5)肌阵挛发作。

(6)失张力发作。

(四)不能分类的发作

1.部分性发作

痫性发作最常见类型发作起始症状及脑电图特点均提示一侧大脑半球局部神经元异常放电。①单纯部分性发作:突发突止,多不超过1 min,无意识障碍。部分运动性发作表现为身体局部抽动,且为不自主性,多为一侧眼睑、口角、手指或足趾抽动,也可表现为整个一侧面部或肢体远端的抽动。病灶多位于中央前回及其附近。如果异常运动自某一局部开始后,沿大脑皮质运动区的分布顺序逐渐移动,可表现为抽搐自一侧手指—腕部—肘部—肩部—口角缓慢扩展,则称为 Jackson 癫痫或 Jackson 发作;如果出现发作后 30 min 至 36 h 内消除的短暂性肢体瘫痪,称为 Todd 麻痹。若双眼突然向一侧凝视,而后出现头部不自主同向转动,并伴身体扭转,为旋转性发作,多不超过180°。②复杂部分性发作:主要特征有意识障碍,于发作期始出现各种精神症状或特殊感觉,随后出现意识障碍或自动症和遗忘症,有时一开始就有意识障碍,常称为精神运动性发作。若先兆之后没有其他发作性症状,则归为单纯部分性发作;复杂部分性发作是在先兆之后,患者出现部分性或完全性对环境接触不良,做出一些似乎有目的的动作,称为自动症。

2.全身性发作

(1)失神发作:意识丧失短暂,3~15 s,无局部或先兆症状,突发突止,每日发作数十次或上百次不等。

(2)肌阵挛发作:突然短暂快速的肌肉收缩,可累及全身,也可局限于身体某一部位,如面部、躯干、肢体等。

(3)阵挛性发作:全身重复性阵挛发作,恢复多较强直—阵挛发作快。

(4)强直性发作:全身性的肌肉痉挛,肢体伸直,头偏向一侧,常伴自主神经症状。

(5)强直—阵挛发作:以意识丧失和全身性对称性抽搐为特征。①强直期:所有骨骼肌表现为持续性收缩,双眼上翻,神志不清,喉肌痉挛,发出尖叫,口先强张后突闭,有时咬破舌尖,颈部和躯干先屈曲后反张。上肢自上举、后旋,变为内收、前旋,下肢自屈曲转为强直。10~20 s后转为阵挛期。部分患者发作后进入深睡状态,醒后常感到头晕、头痛和疲乏无力。②阵挛期:不同肌群强直和松弛交替,由肢端累及全身。之后松弛期延长,阵挛频率减慢,持续30s~1 min。最后一次强烈痉挛后,发作突然停止,所有肌肉松弛。以上两期均会发生自主神经症状。③惊厥后期:从发作至意识恢复历时 5~10 min,少数在完全清醒前有自动症和意识模糊。

(6)无张力性发作:部分或全身肌肉的张力突然降低,造成张口、颈垂、肢体下垂和跌倒。脑电图多示棘慢波或低电位活动。

3.癫痫持续状态

癫痫持续状态指癫痫连续发作之间意识丧失尚未完全恢复又频繁再发,或癫痫发作持续30 min 以上不能自行停止。

(五)辅助检查

1.脑电图(EEG)

脑电图是最主要的辅助检查方法,通常可见到特异性 EEG 的改变,但约 80% 患者能记录到异常(痫性)EEG,而约有 15% 的正常人 EEG 表现不正常。故 EEG 不是癫痫确诊的诊断依据。

2.视频 EEG(VEEG)

对癫痫的诊断及痫性灶的定位最有价值。

3.头部影像学检查

CT、MRI 检查,可确定脑部器质性病变,也可做出病因诊断。

4.生化检查

血常规、血糖、血寄生虫等。

5.DSA 检查

了解是否有脑血管病变。

七、治疗

癫痫的治疗目标逐渐由对发作的控制转为关注患者的生活质量,包括病因治疗、药物治疗和手术治疗。

（一）病因治疗

病因明确者，给予对因治疗，去除病因。

（二）药物治疗

1. 常见抗癫痫药物（AEDs）

传统 AEDs 临床上广泛应用。新型 AEDs 主要用于传统抗癫痫药物不能控制的难治性癫痫及一些特殊群体的癫痫患者，如儿童、老年及育龄妇女等，不足之处是价格较贵。

2. 药物治疗一般原则

（1）首次发作，癫痫专科医生根据患者易患性确定是否用药。易患性包括：癫痫家族史/脑电图示癫痫样波/影像学证据。

（2）根据发作类型选药。针对不同的癫痫发作类型选用不同的抗癫痫药，是癫痫治疗成功的关键。如部分性发作首选卡马西平；全身强直—阵挛发作（generalized tonic-clonic seizures,GTCS）首选丙戊酸钠；典型失神发作首选丙戊酸钠等；而选药不当，非但不能控制发作，还有可能加重发作，如卡马西平或苯妥英钠等可导致青少年肌阵挛癫痫发作加剧。

（3）小剂量开始，体现个体化原则，监测血药浓度。剂量不足的"亚治疗状态"致使血中药物浓度不足影响疗效。而不同的患者对抗癫痫药物的治疗反应差异较大，坚持合理的个体化治疗，是取得癫痫治疗成功的关键。

（4）单药治疗为主。对大多数癫痫患者坚持单一药物治疗，是国际上公认的治疗原则。新诊断的癫痫患者首选单药治疗。80%癫痫患者单药治疗有效。根据发作类型选择广谱和不良反应小的药物。

特殊情况或难治性癫痫采用联合用药。失神或肌阵挛发作单药难控制者，可用乙琥胺＋丙戊酸钠。尽量避免作用机制类似的 AEDs 联用导致不良反应增加。

难治性癫痫：即 20%～30%复杂部分发作患者用各种 AEDs 正规治疗 2 年以上，血药浓度在正常范围内，每月仍有 4 次以上发作。

难治性癫痫治疗包括：新型抗癫痫药物应用、联合用药、外科手术、物理疗法、中西医结合治疗。

（5）坚持治疗的长期性及规律性。确诊为癫痫并需药物治疗者，应在癫痫专科医师指导下长期规律用药、增减剂量、停药或更换药物。

增减药物、停药、更换药的原则：增药可适当加快，减药一定要慢，必须逐一增减；一般GTCS 应完全控制发作 3～5 年后，才能考虑酌情逐渐减量，减量 1 年左右无发作者方可考虑停药。更换药时需第二种药血药浓度达到稳态，至控制发作，第一种药再逐渐减量，并监控血药浓度。

（6）注意服药时间及观察药物的不良作用。

根据药物性质、半衰期及患者癫痫发作特点选择服药时间和次数，严格遵医嘱服药。

传统 AEDs 在临床上广泛应用，但不良反应较突出，如卡马西平，可致骨髓抑制、再生障碍性贫血、过敏，应注意观察脱发、皮疹，定时复查血象；丙戊酸钠，可致体重增加、月经紊乱、肝损害，应告知患者多加注意月经周期、及时称体重、定时查肝功等；苯妥英钠，主要引起神经毒性、毛发增多、皮肤粗糙、齿龈增生等。

新型 AEDs 在疗效相当的前提下，药代动力学特性更好，耐受性更佳，不良作用较少，儿童、老年人、肝肾功能不全者更适合服用,但费用较贵。

3.癫痫患者治疗失败的常见原因

(1)用药不当:最多,表现为选药不当、中断服药、剂量不准、频繁换药、联合用药不当、疗程不足、骤然停药等。

(2)病因未除:只对症控制发作,未从根本上去除病因。

(3)诱因未除:未避免诱因。

4.癫痫持续状态治疗

(1)从速控制发作。

1)地西泮:首选,10~20 mg,缓慢静脉注射,<2 mg/min,15 min 后复发可重复给药。100~200 mg+5%葡萄糖 500 mL 静脉滴注,维持 12 h。注意:地西泮可引起呼吸抑制。儿童用量0.3~0.5 mg/kg。

2)德巴金:根据病情遵医嘱用药。

3)苯妥英钠:部分患者可用。起效慢,可迅速通过血脑屏障,无呼吸抑制,作用时间长。成人 15~18 mg/kg,儿童 18 mg/kg,溶入生理盐水缓慢静推。

4)10%水合氯醛:20~30 mL,加等量食物油保留灌肠。适合于肝功能不全或不适合用苯巴比妥类药者。

5)副醛:8~10 mL,植物油稀释后保留灌肠。

6)利多卡因:新生儿癫痫持续状态,对苯巴比妥无效时用。

7)难治性癫痫持续状态,可用异戊巴比妥,也可在气管插管、机械通气前提下用咪达唑仑、丙泊酚。

8)氯硝西泮:药效是地西泮的 5 倍,对各型癫痫状态疗效俱佳,对心脏及呼吸抑制较强。

9)其他:咪达唑仑、氯氨酮、硫喷妥钠等麻醉剂。

(2)对症处理。

1)防护:防跌伤、坠床,防舌咬伤,防肌肉关节损伤、脱臼、骨折。

2)保持呼吸道通畅,防窒息,吸氧、气管插管或切开,必要时使用人工呼吸机。

3)心电监护、血气或生化分析。

4)给予营养支持治疗:经胃管或静脉补足水分和营养。

5)查找诱因并治疗。

6)并发症处理。

①防治脑水肿:20%甘露醇 125~250 mL 静脉快速滴注,<30 min 地塞米松 10~20 mg 静脉滴注控制感染;预防性用抗生素。高热:物理降温:冰敷、温水擦浴。药物降温:10%~25%安乃近 2~3 滴每侧滴鼻;复方氨基比林 2 mL/柴胡 2~4 mL/安痛定 100 mg,肌内注射;口服阿司匹林,即复方阿司匹林/对乙酰氨基酚(扑热息痛),药物降温禁用氯丙嗪,因为氯丙嗪可引起癫痫患者刺激阈降低诱发癫痫发作。纠正代谢紊乱和酸中毒,维持水及电解质平衡。

②维持治疗:苯巴比妥 0.1~0.2 g,肌内注射,每 8 h 或 12 h 一次。同时,管喂卡马西平或苯妥英钠,待口服药血药浓度达到稳态后逐渐停用苯巴比妥。

(三)手术治疗

部分难治性癫痫,经正规 AEDs 治疗无效者,可考虑手术治疗。

八、主要护理问题

1. 受伤的危险

受伤的危险与突然意识丧失、抽搐、惊厥、癫痫持续状态,癫痫发作时跌倒、坠床、或下颌关节抽动、或保护措施不当等有关。

2. 窒息的危险

窒息的危险与喉头痉挛、舌根后坠、呼吸道分泌物滞留有关。

3. 清理呼吸道无效

清理呼吸道无效与喉头痉挛、口腔或呼吸道分泌物增多、癫痫持续状态有关。

4. 脑组织灌注异常——脑水肿

脑水肿与癫痫持续状态时脑组织缺氧缺血、脑血管通透性增高有关。

5. 体温异常——发热

发热与癫痫持续状态时脱水高渗状态或感染有关。

6. 营养摄入困难

营养摄入困难与癫痫持续状态有关。

7. 生活自理缺陷

生活自理缺陷与癫痫持续状态有关。

8. 皮肤完整性受损的危险

皮肤完整性受损的危险与癫痫持续状态有关。

9. 知识缺乏

缺乏疾病、用药及防护等相关知识。

10. 自我形象紊乱

自我形象紊乱与癫痫发作及药物不良反应有关。

11. 焦虑或恐惧

对预后不良的焦虑及癫痫发作的恐惧。

九、护理目标

(1)癫痫发作时,患者及其家属能采取正确的防护措施,患者未发生受伤。

(2)患者未发生窒息、误吸及吸入性肺炎。

(3)患者呼吸道通畅。

(4)患者保持或恢复正常的气体交换功能,呼吸平稳,无发绀。

(5)患者未发生脑水肿、或有脑水肿先兆时得到及时处置。

(6)患者体温异常得到控制。

(7)癫痫持续状态期间患者生活需要得到满足,不发生压疮,营养供给正常。

(8)患者及家属能够了解癫痫发作、治疗与预后的关系,能够采取有关安全防护措施,患者能有效避免诱因,预防发作,主动配合治疗。

(9)患者能够正确对待疾病,重视自我形象。

(10)患者的焦虑或恐惧心理减轻或消除。

十、护理措施

（一）发作期护理

1. 防受伤

（1）防摔伤：嘱患者有先兆时立即平卧，无先兆者床旁陪伴或医护人员应扶助患者顺势卧倒，摘下眼镜。

（2）防擦伤或碰伤：顺势保护患者抽动的关节和肢体，在关节处垫软物。

（3）防止肌肉关节的损伤、骨折或脱臼：切勿强行按压试图制止患者的抽搐动作或抽动的肢体。

（4）防颈椎压缩性骨折或下颌关节脱臼：对强直期头颅过度后仰、下颌过张或阵挛期下颌关节抽动的患者，应一手用力托住患者后枕，另一手扶托下颌。

（5）防舌咬伤：将折叠成条状的毛巾或缠以纱布的压舌板，迅速于抽搐之前、或强直期张口时置于其上下臼齿间，或放牙垫，切忌在阵挛时强行放入。

（6）防突然发作时坠床：保持床档一直竖起来。

（7）防自伤或伤人：对情绪激动、精神症状明显，有自伤自残、伤人毁物潜在危险的患者，要严格控制其行为，必要时保护性约束肢体或躯干，收拣或移开可能造成伤害的所有物品。

（8）遵医嘱使用抗惊厥药物，从速控制发作。

（9）癫痫频繁发作、癫痫持续状态者切忌测量口温和肛温。

（10）癫痫持续状态发作者使用床档保护，躁动患者给予保护性约束肢体。发作后及恢复期患者应有专人陪伴。

2. 防窒息

（1）解除任何限制活动的束带（如松解衣领及腰带等）。

（2）有义齿者及时取出防抽动时脱落掉入呼吸道。

（3）舌后坠者用包有纱布的压舌板及舌钳将舌拉出。

（4）让患者侧卧位或头偏向一侧，以利口鼻分泌物流出。

（5）及时负压吸出口腔和呼吸道分泌物。

3. 观察

（1）发作时具体情况，如头身往哪侧转动、眼球往哪侧凝视等，对判断病灶定侧有帮助。

（2）呼唤患者的姓名、或问简单问题以判断患者发作时的意识。

（3）眼神、面色和瞳孔的变化。

（4）运动性症状、启动症及发作演变过程。

（5）发作时有无大小便失禁。

（6）发作后意识恢复情况。

（7）发作后有无头痛、乏力或肌肉酸痛。

（8）意识恢复后检查有无肢体瘫痪。

（9）发作结束意识恢复后让患者复述发作时的情况或感受。

（二）发作间歇期的健康教育

1. 治疗注意事项

（1）愈早治疗效果愈好。

(2)根据发作类型选药。

(3)单药治疗是共识。

(4)服药应从小剂量开始。

(5)用药时间、停药、换药严格遵医嘱,牢记随访观察。

2.知识宣教

(1)告知患者和家属癫痫发作时防止受伤、窒息及其他意外的措施。

(2)告知及时找医生诊治、定期癫痫门诊随诊的重要性。

(3)告知坚持药物治疗原则的重要性。

(4)告知定期查肝功、肾功、血象的原因。

3.生活指导

(1)外出活动携带卡片,卡片上注明姓名、诊断、用药名称、家庭住址、电话、联系人等。

(2)劳逸结合,避免过度劳累,忌烟酒。

(3)睡眠充足,规律作息。

(4)指导患者注意安全,出现癫痫前驱症状时要立即平卧,发作前无先兆者外出时要有人陪行。

4.饮食指导

(1)保持良好的饮食习惯。

(2)饮食宜清淡,防过饥过饱和饮水过多。

(3)忌辛辣刺激性强的食物。

5.工作指导

(1)患者不宜长期休息,应有适当脑力活动、体育锻炼。

(2)不从事带危险性的工作和活动,如电工、矿工、游泳、登高、驾驶、导游、火炉旁工作。

6.个别指导

根据患者的年龄、身心或特定时期,给予相应的指导。

(1)学生:只要不是频繁发作,或未合并其他严重疾病,应边学习边治疗,但应将所患疾病告诉同学和老师,以便在突然癫痫发作时得到及时的帮助和救治。

(2)青年:面临恋爱婚姻生育问题,可结合遗传学知识给予相应指导。癫痫患者都可恋爱结婚,过正常的夫妻生活,身心愉悦有利于疾病康复。遗传性癫痫者不宜生育。夫妻双方都患有癫痫,下一代罹患癫痫的概率为 15%,而夫妻中一方患有癫痫,下一代罹患癫痫的概率为 5%。

(3)妊娠期和哺乳期,慎重服用 AEDs。有的药物有致畸形的不良反应,如传统的 AEDs,尤其是丙戊酸钠。癫痫妇女胎儿的致畸率为 5%~6%,服用 AEDs 在两种或两种以上的妇女的胎儿致畸率更高,新型 AEDs 致畸率低于传统 AEDs。新型 AEDs 推荐使用 TPM/LTG/TGB/LEV。妊娠妇女服用 AEDs 总原则:单药、低剂量、非致畸性。妊娠期,GTCS 反复发作者,应终止妊娠,否则,由于反复发作而缺氧,可引起胎盘营养不良,影响胎儿发育,严重者胎死宫内。

7.心理护理

(1)帮助患者和家属端正对待疾病的态度,建立健康的心理,达到心理平衡,从而稳定患者的情绪和行为。

（2）告知疾病的相关知识，使其正确认识疾病发作的原因、诱因，耐心解释病情、治疗与预后的关系。

（3）多关心询问患者的自觉症状，告知其坚持药物治疗原则能减少发作的次数。

（4）鼓励患者要勇于表达自己的感受，多与家属及医护人员之间进行沟通，给予情感支持，消除患者及家属的孤独、焦虑或恐惧心理，减轻或消除自卑感、羞耻感和悲观、抑郁、急躁情绪，树立战胜疾病信心，正确对待疾病，防精神刺激和大喜大悲，保持平静乐观心境，配合治疗。

（三）癫痫持续状态期间的护理

1.从速控制发作

（1）遵医嘱用药，详见癫痫持续状态治疗。

（2）创造有利于控制发作的环境：放下窗帘，开地灯形成暗室，操作集中、轻柔，防声光动作刺激。

2.呼吸道护理

（1）患者平卧位，头偏向一侧或侧卧利于口鼻腔分泌物流出。

（2）置口咽通气道，必要时气管插管或气管切开，安人工呼吸机，及时负压吸痰等。

（3）如经反复吸痰呼吸道确保通畅、持续吸氧后，仍有面唇发绀、血氧饱和度（SpO_2）低于90％、呼吸频率大于35次/分钟，应考虑机械通气。

3.颅内高压护理

（1）观察神志、瞳孔，心电监护，注意心率、SaO_2、血压。

（2）躁动不安者，床档保护、约束带约束肢体。

（3）快速静脉滴注20％甘露醇125～250 mL，<30 min。

（4）吸氧，氧流量视 SpO_2 而定。

（5）观察药效，记录尿量。

4.发热护理

药物降温时不宜用氯丙嗪，因其可降低患者刺激阈。保证充足的水分摄入，每天2 000 mL以上。

5.营养摄入

（1）鼻饲：牛奶、肉末、蒸鸡蛋、果汁及米粉、蛋白粉、安素、蔬菜汁等。

（2）静脉滴注：脂肪乳、氨基酸、卡文、丙种球蛋白、人血清蛋白等。

十一、特别关注

（1）抗癫痫药物治疗原则。

（2）癫痫发作时的防护。

（3）癫痫持续状态的护理。

（4）癫痫患者的健康教育。

十二、知识拓展

（一）常见癫痫治疗误区

1.观念方面

观念陈旧，讳疾忌医；偏听偏信，四处求医。

2.现状方面

诊断不明,分类不准。

3.用药方面

恐惧西药,滥用中药;急于求成,频繁换药。剂量不当,疗效不佳;多多益善,多药联用。喜新厌旧,迷信新药;不遵医嘱,间断服药。

4.防治方面

重视治疗,忽视预防。

(二)癫痫的预防知识

1.预防原因

预防原因包括优生优育、孕期保健、围生期保健,预防颅内感染、热性惊厥、脑外伤、脑卒中等。

2.预防诱因

预防诱因包括饮酒、过度疲劳、睡眠不足、发热、感染性疾病、长时间看电视玩电脑、服用喹诺酮类抗菌药物等。

(三)儿童癫痫

1.癫痫患儿是父母心中的痛

我国癫痫患病率约为 0.5%,估计有 900 万癫痫患者。癫痫患者约有 3/4 起病于 18 岁以前。

儿童癫痫是父母心中的最大忧虑。当孩子不幸患上癫痫时,绝大多数家长的反应都是惊恐、心痛、失落、羞愧和无助,对癫痫的相关知识却所知甚少。

2.儿童癫痫常见的问题

(1)癫痫是否为不治之症:临床实践证明,70%~80%的癫痫儿童只要早期诊断、正规治疗都能得到完全控制。由于引起癫痫的原因异常复杂,如神经系统疾病或全身性疾病等,一旦出现癫痫样发作,应到正规医院作相关检查,以便及早确定其严重程度、发作类型、指导用药。

(2)癫痫是否影响儿童的智力发育:癫痫和儿童智力间的关系不能一概而论,有的癫痫儿童智力完全正常。其影响主要取决于病因及起病年龄。如脑发育不良、染色体异常、先天代谢异常所致的癫痫儿童常有智力低下。此外,发作越频繁、起病年龄越小、发作时伴有发绀者,对智力的影响越大。

(3)抗癫痫药物治疗是否越多越好:抗癫痫药物治疗一定要严格遵守药物治疗原则,根据发作类型以选择单药治疗为主,80%可得到有效控制,并非越多越好,只有特殊情况或难治性癫痫才能考虑合理的多药治疗,即必须在癫痫专科医师指导下用 2~3 种药物联合治疗,否则不适当的多药治疗非但不能有效控制发作,还可能使不良反应叠加而加重病情。

(4)药物治疗最恰当的时间是多久:药物治疗是治疗癫痫的首选方法,只要坚持科学的方法、规律系统的治疗,80%的患儿都能完全控制。但很多家长往往急于求成,希望在短期内根治,愿望虽好,实际事与愿违,临床上有不少家长由于过早地擅自减量、停药,引起癫痫频繁发作或持续状态。而最恰当的用药时间应在正规服药,发作完全控制 3 年后才能在专科医师指导下逐渐减量、停药。

3.癫痫患儿的家庭护理措施

一般来说,儿童属于癫痫的易发人群,由于儿童对自身疾病的认识不足,且自控能力比较差,如果家长疏于管理,就会常常导致本病的治疗不规范,使疾病反复发作,甚至出现癫痫持续状态而危及到患儿的生命。所以做好癫痫患儿的家庭护理非常重要。

患儿家长应该增加对本病的认识,一定要按时按剂量监督患儿服药,不能多服少服或漏服,更不能擅自停药或更换药物;密切注意患儿的发作情况,一旦出现癫痫大发作的情况,要做好应急措施,使患儿躺在床上或平整的地面上,将毛巾或其他软物塞到患儿的牙齿之间,千万不能用暴力制止患儿抽搐,以免患儿受伤;如果发作持续时间超过以前的时间,或发作次数增多应送患儿去医院诊治。如出现持续状态,立即送医院。

如果患儿经常在白天发作就应尽量避免患儿白天单独外出,尤其是避免单独在马路或其他危险的地方玩耍,以免疾病发作时发生意外;患儿睡的床最好靠墙放置或安装床栏,如果经常在晚上发作,家长最好与患儿同室或同床睡觉,便于及时发现患儿的发作并采取保护措施。

此外,家长要多注意观察药物的不良反应,如患儿的精神行为有无异常、反应有无减慢、皮肤有无瘙痒、是否有皮疹,服药后有无食欲减少、恶心呕吐等。及时带患儿去癫痫门诊复诊,每 3 个月查肝肾功能等。在癫痫患儿的诊疗、成长过程中,家长、老师具有和医护人员同样重要的责任和义务。对于上学的孩子,家长应将病情告诉老师,以便平时加以防范,疾病发作时采取保护措施,及时救治。

十三、前沿进展

理想的抗癫痫治疗应是有针对性的个体化的治疗,不仅控制发作,而且改善患者生活质量。因单药可治愈 60％确诊癫痫患者,故选药应重点注意药物的耐受性和安全性、广谱和不良反应小,同时考虑癫痫发作类型、综合征、年龄、性别、体重、精神病史或其他疾病、伴随用药和生活方式等因素。如下列特殊群体尤应重视。

(一)儿童

AEDs 应对认知、发育、肝肾功能、血液系统无损害。

(二)老年患者

AEDs 应对肝肾功能、认知功能无影响、无药物相互作用。

(三)育龄妇女

AEDs 应对胎儿无致畸性;若多种发作类型并存,优选控制危险性大的全面性强直—阵挛发作;无药物间相互作用,药物不影响容貌及内分泌。

(四)频繁发作的患者

AEDs 应能快速起效,减少发作频率,减轻发作程度。

(五)有精神障碍的患者

AEDs 在控制发作的同时,减轻行为障碍,改善生活质量。

新型 AEDs 在耐受性、药代动力学、药物间相互作用、性价比、联合用药和特殊患者群体实用性等方面体现出较传统药物更理想的特性,患者有更好的依从性,使改善生活质量为目标的癫痫个体化治疗成为可能。

第五节　脑卒中患者的 ICU 管理

随着对临床护理技术要求的不断提高,ICU 在现代化医院中的地位越来越显得重要,它是一种现代化的先进医疗护理组织形式,主要作用是应用现代化医学理论,利用高科技现代化医疗设备来监护患者,控制其变化和改善其功能,以便及时发现潜在危险,包括可危及生命的或导致患者致残的严重变化,将这些患者集中监护、治疗、护理全面提高医疗护理质量,ICU 的这些特性决定了它必须要有自己的护理管理模式。出血性卒中患者病情的不稳定性、危重程度均要求在 ICU 进行治疗及护理。

一、ICU 的分类

ICU 大致可分为两种形式。

(一)综合性 ICU

综合性 ICU 是全院性的 ICU,以处理多学科危重患者为工作内容。

(二)专科

ICU 是各专科将本专业范围内的危重患者进行集中管理和加强监测治疗的病房。如:神经外科监护病房(NSICU),冠心病监护病房(coronary care uni,CCU)等。

二、NSICU 护理人员素质要求

NSICU 患者的病情重、病情变化迅速,随时有危及生命的可能,而能够 24 h 观察和直接得到第一手资料的多是护理人员。这种迅速的判断力是监护病房护士的职责,是以丰富的临床知识结构为基础的,因而,护士除要有高度的人道主义精神、极端的责任心和严格的组织纪律性,掌握心肺复苏技术和复苏药物的使用;掌握多专科疾病的医疗、护理知识,更要强调对病情系统的观察能力,还应掌握各种精密仪器的使用、管理、监测参数。

护士均应是神经外科病房中技术最全面、工作能力最强,在临床实践及护理科研方面起重要作用的专职监护人员,要有为护理事业奋斗的献身及开拓精神,善于创新及应用逻辑思维,发现问题总结经验,善于钻研,工作细致耐心,在实际工作中逐渐达到 ICU 护士标准。

在欧美国家,对监护病房护士设有专门的业务考核并颁发工作执照,以保证其专业素质。2003 年北京护理学会已开始对各重症监护病房护士进行资格认证工作,为我国率先培养了第一批具有神经重症监护病房资格的专科护士。

三、NSICU 的布局

(一)病房布局

病房的空间布局有两种类型:中心型的环形或扇性结构和周围型的长方形结构。护士监测站位于中间,以便于医护人员在此能观察到所有的患者,护士监测站内设有监护系统的中心台。病房设有多张病床的大房间和单间病房。大病房内每张床的占用面积至少为 15 m^2,单间病房至少为 20 m^2。

由于神经外科重症监护病房内意识障碍、气管切开的患者较多,故每 4 张病床应设单间病房 1 个,以便将精神障碍、特殊感染或极为危重的患者与其他患者隔离开来,单间病房面向护士站的墙面使用玻璃分隔,以方便医护人员直接观察到患者。

（二）病床配备

病床最好是带有轮子的多功能床,设有插于各个部位的输液架及约束装置,床与床之间设有可封闭的拉帘相隔,以保护患者的隐私及方便医护人员抢救。

每张床配备一个听诊器,防止交叉感染,患者出院后用75％乙醇擦拭备用。

（三）床旁设施

每张床旁配备一个多功能吊塔,有15～20个不同制式的电源插座,配备集中式吸入氧气、负压吸引终端接口的医用气体接头,床旁各种管道的接口按颜色区别,以免抢救时容易接错;条件允许可在病房内每1～2张床设洗手池,以防止交叉感染和方便床旁操作,开关以脚踏式或肘式为宜,也有红外线自动感应式的。无条件者在床旁可配备手消毒液。

（四）仪器设备

监护病房内应配备多功能监测仪,可以监测心电、呼吸、无创血压、体温、血氧饱和度等。

目前多趋向于采用组合式监护系统,即设一床旁机,另加具有不同监测功能的插件,将患者的信号经初步处理后输入主机,在主机中经过进一步处理后显示出来并可输给相应的记录设备。该系统中不同的插件代表不同的监测功能,这样可以通过变化插件来完成不同的监测功能组合,使床旁监测功能灵活多变。

在将来有新的监测指标出现时,只需购入相应的插件与主机相接,即可使仪器具备新的功能而保持其先进性。病房还应配备便携式监护仪2～3台,以方便患者外出检查时监测。另外,配备心电图机、颅内压监测仪、呼吸机、降温毯、微量泵、雾化吸入器及急救药物等。

（五）设备管理

医护人员都应熟悉、掌握各种仪器的操作,了解性能和使用的注意事项。NSICU护士每班均要对仪器设备运行状态进行交接、检查和记录,并有专人负责清洁、消毒,一旦特殊情况仪器被借出要有借出和送还记录。

搬动仪器应先关闭开关,切断电源,注意防震或磁场干扰。室内的仪器、导线保持清洁,其表面用清水擦拭,特殊污染时用1 000 mg/L含氯消毒液擦拭。

NSICU病房内建立仪器及设备操作规范和使用流程,定期由专人负责维修和检测,并做好使用、检测、维修记录。在进行维护检查待用时,要加用"已经核查"或"正在检修消毒"等标志,保证仪器处于良好的运转和备用状态。

四、NSICU常见感染的监测和预防措施

（一）肺炎

1.减少或消除口咽部和胃肠病原菌的定植和吸入

（1）改进营养支持治疗方法,小肠喂养可最大限度减少细菌通过肠黏膜向外移行,并可维持正常肠道菌群平衡。

（2）喂养应注意尽量减少误吸,对出血性卒中患者取半卧位,用小号胃管少量持续喂养,避免对胃液的碱化作用。

（3）控制胃内容物的反流,对机械通气的患者采用半卧位姿势以减少胃内容物误吸和反流。

（4）防治应激性溃疡所致的消化道出血。

（5）声门下分泌物的引流:文献报道,经X线检查证实约56％的气管切开患者有3～5 mL

明显的声门下分泌物积液存在,应用声门下可吸引气管导管可降低由原发性内源性感染菌群引起的医院肺炎。

(6)尽早拔出气管插管,清除气管导管表面生物膜,减少细菌在生物膜内定植,降低医院肺炎的发病。

(7)合理使用抗生素。

2.切断(外源性)传播途径

(1)洗手:医护人员在护理检查患者前后应洗手。

(2)共用器械的消毒灭菌:呼吸机、雾化器、纤维支气管镜等。肺部感染的患者每天更换,呼吸机湿化器温度在 45 ℃~50 ℃,纤维支气管镜使用后消毒,应保证有效地杀灭结核分支杆菌。

(3)病原体携带者的隔离:建议对耐甲氧西林金黄色葡萄球菌、铜绿假单胞菌感染患者及携带者在积极治疗的同时予以隔离,耐万古霉素肠球菌感染者必须隔离。

3.提高机体免疫功能

加强危重患者的营养支持,积极维持内环境的平衡,合理使用糖皮质激素及细胞毒药物,建立人工气道的患者早期拔管及采用调节剂等均有助于减少医院肺炎的发生。

(二)医院获得性尿路感染

控制尿路感染的措施是应在严格无菌操作下采用密闭式导尿,动作轻柔,减少不必要的损伤。贮尿袋应置于膀胱水平以下,保持重力引流,连接尿管的引流管接头处每天消毒,当患者不需要时应立即拔除。

(三)血管内导管相关性感染

插管时严格无菌操作是有效控制感染的关键措施,对插管部位应严格无菌消毒。消毒范围不小于 5 cm×5 cm,待消毒液干后方可行穿刺皮肤的操作。导管插入后,用消毒液擦去周围皮肤的血迹。

(1)应保持穿刺局部皮肤的清洁干燥,每日更换穿刺处敷料,并用碘酒、乙醇消毒局部皮肤;若敷料被污染应随时更换,更换敷料时,消毒面积应大于敷料面积,同时应注意观察穿刺点有无发红、分泌物等炎性表现;对接头的护理应有原始记录防止脱出。

(2)每日更换输液装置,三通连接处要用无菌纱布覆盖,并注意连接紧密固定,防止接头松脱漏血或空气栓塞。

(3)保持导管通畅,输液结束用肝素盐水封闭管路。肝素盐水配置方法:生理盐水 250 mL＋肝素纳 12 500 U,封管时用肝素盐水 5 mL 脉冲式封管。

(4)若患者出现高热、寒战及穿刺点炎症等表现,应立即拔除导管做导管末端血培养及外周血培养,拔除导管时应严格遵守无菌操作原则;常规拔除时遵医嘱留取导管末端送检培养,穿刺点按压 3~5 min。

(5)血液制品不主张从中心静脉输入,中心静脉导管不可用于采血。

(6)股静脉插管时,应每日测量双下肢腿围,并注意观察置管侧下肢有无肿胀、静脉回流受阻等下肢静脉栓塞的表现,如有异常,应立即拔除导管。

(四)真菌感染

合理使用抗生素,严格掌握适应证和防止长期使用是减少真菌感染的主要措施。

五、消毒监测

（一）紫外线监测

（1）应进行照射强度的监测，累计照射时间。

（2）新灯管的照射强度不得低于 90 μW/cm²，使用中的灯管低于 70 μW/cm² 时应予更换。

（3）使用时间超过 700 h 后每月检测一次，使用寿命不超过 1 000 h。

（4）保持紫外线灯管的外表洁净，灯管表面每半个月用 95％乙醇擦拭，除去上面的灰尘与污垢，以免影响照射效果。

（二）空气微生物监测

每月一次，物体表面及医务人员的手随时进行监测。

（三）空调、消毒机、呼吸机仪器的过滤网

每月洗刷一次空调、消毒机、呼吸机仪器的过滤网。

第六节　脑卒中患者的护理及监测

一、脑卒中患者的基础护理

基础护理是护理工作的一项重要内容，基础护理的好坏直接关系到患者的生命和生存质量，基础护理工作要有严密的组织、合理的分工和完善的设备。

（一）生命体征的观察

生命体征包括意识、瞳孔、体温、脉搏、呼吸、血压，是人体对疾病应激反应和身体功能障碍的反应，由生命体征的变化可以判断患者病情轻重的程度，认真观察，及时记录患者生命体征，对抢救治疗出血性卒中患者有着重要的指导意义。

1.意识

根据患者的病情轻重程度，意识分为以下几种。

（1）清楚：是指对外界刺激反映正常，各种生理反射存在，能正确回答问题。

（2）嗜睡：是指在足够的睡眠时间以外，仍处于昏睡状态，对周围事物淡漠，唤醒后可以正确回答问题，但合作欠佳，稍停片刻后患者即又入睡。各种生理反射存在，但较迟缓。

（3）朦胧：是指患者轻度意识障碍，定向力部分降低，对外界刺激反应迟钝。瞳孔角膜及吞咽反射存在，倦卧或轻度烦躁，能主动变换体位，对检查不合作，呼之能应，不能正确回答问题。

（4）昏迷：是指患者意识完全丧失，活动、感觉和反射功能障碍，不能被任何刺激唤醒，按昏迷的程度分为：轻度、中度、重度。

1）轻度昏迷：意识迟钝，反复呼唤偶尔能应，但不能正确回答问题，对强烈疼痛刺激有逃避动作，深浅反射存在。

2）中度昏迷：意识丧失，常有躁动，强烈疼痛刺激反应迟钝，浅反射消失，深反射减退或消失，角膜和吞咽反射存在。

3)深度昏迷:对外界一切刺激无反应,深浅反射、瞳孔对光反射、角膜和吞咽反射均消失,四肢肌张力消失或极度增强。

在国际上由于词汇翻译有差异,影响判断患者意识的准确性,为了便于沟通,国际上均采用 GCS 昏迷计分法。它是从患者的睁眼、语言、运动三项反应情况给予计分,总 15 分,14～12 分为轻度昏迷,11～9 分为中度昏迷,8～4 分重度昏迷,且预后极差,3 分以下罕有生存。

当颅脑因各种因素受到损伤而出现颅内压增高,进而发生脑疝,就可以引起意识改变,早期出现嗜睡、矇眬、躁动,中晚期处于昏迷状态。

2.瞳孔

虹膜中央的圆孔称为瞳孔,是光线进入眼球的通路。瞳孔括约肌收缩使瞳孔缩小,瞳孔开大肌收缩使瞳孔开大。正常情况瞳孔大小为 2～3 mm,双侧瞳孔等大等圆,对光反射灵敏。

临床上通常要通过查看瞳孔的大小、对光反射,对称性等几方面来判断病情和发现颅内压增高。

(1)脑疝的瞳孔观察:早期瞳孔略微缩小,但时间很短,不细心很难观察到,继而患侧瞳孔中度扩大,对光反射迟钝或消失,对侧正常。中期患侧瞳孔散大,眼球固定,对侧瞳孔中度扩大,对光反射迟钝或消失。晚期两侧瞳孔散大,眼球固定,表示濒危状态。

(2)观察瞳孔的方法:将手电光源照在眉心,迅速移向瞳孔,并迅速移开,然后用同样的方法照射对侧。

3.体温

体温调节中枢位于丘脑下部,靠前区域为散热中枢,靠后区域为产热中枢。通过体温调节中枢的调节,使产热和散热保持动态平衡,使人体的温度保持在相对恒定状态。

(1)出血性卒中常见发热的类型。

1)中枢性高热:原因为丘脑下部体温调节中枢损伤所致,表现为体温常骤然上升,高达41 ℃,甚至可达 42 ℃,且无炎症及中毒表现,解热剂无效,物理降温效果比较好。据最新文献报道体温超过 40 ℃,脑细胞病死率为 20%～30%。

2)不规则热:颅脑手术后体温正常后又突然上升,且体温变化不规则,持续时间不定,应考虑为发生颅内及伤口感染或查看是否有中心静脉留置针等,有必要做导管末端的血培养。

(2)注意事项。

1)测量体温前后应清点体温计数量,并将体温计甩至 35 ℃以下。

2)测量腋下温时,应擦干腋窝后再放置体温计,夹紧腋窝防止体温计滑落。

3)体温计用后浸泡于消毒液中 5 min 后取出,再放入另一消毒液容器中,浸泡 30 min 后取出,清水冲洗干净,用消毒纱布擦净,放于有盖方盘内备用,防止交叉感染。

4.脉搏

随着心脏的收缩和舒张,在皮肤表面可触到表浅的动脉波动称脉搏。

测量脉搏注意事项。

(1)测量时间为 30 s,心脏病患者应测 1 min,如有心律失常,应连续测数分钟,然后取平均值。

(2)护士不可用拇指测量,以免自己拇指动脉跳动与患者脉搏相混淆。

(3)测量时如出现脉搏短绌,应两人同时测量,一人测脉搏,一人听心率,并做好记录。

5.呼吸

机体与外界环境之间的气体交换过程称呼吸,包括频率、节律、幅度和方式。

(1)频率:正常安静状态下成人 16～20 次/分钟,大于 24 次/分钟为呼吸增快,小于 10 次/分钟为呼吸减慢,当出现疼痛、发热、缺氧等可增快,颅内压增高初期可减慢。

(2)节律:正常是有规律的,当发生酸中毒时呼吸可加深加大,当发生休克、昏迷、脑疝初期可变浅变慢;当出现间歇呼吸时为呼吸停止的先兆。

(3)幅度:正常是适中的,当中枢神经系统兴奋或烦躁时可增大,当缺氧时变浅,当呼吸困难时出现三凹症,即胸骨上窝、锁骨上窝、肋间软组织凹陷。

6.血压

血液在血管内流动对血管壁所造成的侧压力称血压。一般情况下是指肱动脉血压,它包括收缩压、舒张压、脉压三个数值。

(1)收缩压:当心脏收缩时,血液被射入主动脉,冲击管壁所产生的压力。

(2)舒张压:当心脏舒张时,动脉管壁弹性回缩所产生的压力。

(3)脉压:收缩压和舒张压之差。

(4)正常血压:成人安静时(90～140)/(60～90) mmHg,随着年龄的增长,收缩压会增高。

(5)异常血压:成人安静时高于 140/90 mmHg 为高血压,低于 90/60 mmHg 为低血压。

(6)出血性卒中患者常因高血压引起,如血压可控制或病情平稳而又出现血压上升,压差加大时,预示颅内压增高,此时容易发生脑疝。脑疝初期、中期血压短暂升高,而到了晚期,因生命中枢衰竭而血压下降。

(7)测血压注意事项

1)血压计袖带宽窄、长度要适中,成人的袖带长 24 cm,宽 12 cm,若太窄测得的血压偏高,若太宽则测得血压偏低。

2)患者坐位测血压时肱动脉应与第四肋软骨平齐,卧位时应与腋中线平齐。

3)同一血压计腘动脉测得血压比肱动脉高 20～30 mmHg。

4)测血压时应做到四定:即定时间、定部位、定体位、定血压计。

5)当患者出现躁动、癫痫发作时,应在病情平稳 30 min 后再测量,以避免造成误差。

(二)人工气道的护理

人工气道包括经口气管内导管、经鼻气管内导管和气管切开。机械通气主要依赖人工气道为患者提供有效的支持,所以要确保人工气道的正确位置及通畅。

1.气管插管的护理

(1)无论是经口或经鼻插管都要妥善固定气管插管并保证其位置准确,做好标记,防止口腔插管时牙垫滑脱,注意插管与头颈部的角度。

(2)每次更换患者的体位或做口腔护理时应固定气管内导管,以防意外脱出、移位。保持气管插管局部清洁,固定气管插管的胶布一旦被污染应及时更换,每日做两次口腔护理。

(3)保持气管插管通畅,严格无菌操作下吸痰,左右旋转,自深部向上提拉吸净痰液,动作轻柔、负压适宜。每次吸痰不能超过 15 s,吸痰前后给予高浓度氧吸入 2 min。吸一次痰更换一根吸痰管,吸痰用具每 24 个小时更换一次,以减少感染。

(4)人工气道建立后呼吸道加温加湿功能丧失,纤毛运动功能减弱,造成分泌物排出不畅,因此,进行人工加温加湿以保护呼吸道黏膜纤毛及腺体的正常功能是非常必要的。24 h 气道湿化液量 200～500 mL,与每日正常人呼出的水量相平衡。方法可以是间断每小时向气道内滴 2～5 mL 湿化液或持续滴入 5～10 mL/min。

(5)翻身便于痰液引流,叩背能使痰液松动,便于排出。翻身后护理者将手卷成舟形,当患者侧卧位时叩拍患者背部,自下而上,自外向里叩拍,使附着在气管壁上的痰液分离,经纤毛运动使痰液向声门方向移动,随即吸出。

(6)拔气管插管指征:患者神志清醒,吞咽反射存在,通气量足够,血压、脉搏平稳,即可准备拔管。拔管前先吸净气管插管及口腔内分泌物,反复吸引,充分给氧,放松套囊,拔出导管,同时将患者头偏向一侧,防止误吸。观察患者拔管后呼吸是否平稳,皮肤黏膜色泽是否红润及心率、血压的变化。鼓励患者主动咳嗽,定时翻身、叩背。

2.气管切开的护理

(1)气管切开术后 24 h 内注意观察有无气胸、皮下气肿、套管内外有无渗血,如有异常及时报告医生处理。

(2)保持室内空气新鲜,每日用移动式消毒机消毒两次,定期做室内空气培养及痰培养。

(3)加强口腔护理,每日两次,防止口腔感染。气管内套管每 8 h 消毒一次。气管套管口覆盖盐水纱布,保持呼吸道湿润,同时防止异物进入气管内。

(4)每日消毒气管内套管 3 次,有痰液堵塞时随时消毒,吸痰物品要保持无菌,吸痰管吸痰一次更换一根。套管的系带要打死结,松紧适度,防止套管脱出。

(5)保持呼吸道通畅,随时吸痰,动作应轻柔,痰液黏稠不易咳出,遵医嘱给予气管滴药或做雾化吸入,每次吸痰前应翻身、叩背,以利于痰液排出。气管内吸痰管和经口、鼻腔吸痰管分开使用,防止交叉感染。

(6)气管切开辅助呼吸的患者,应注意预防套管的气囊破裂或滑脱。并应定时排空气囊,以免连续过长时间压迫造成气管黏膜坏死。

(7)气管切开术后有铜绿假单胞菌感染者,要进行隔离,以免感染扩散。

(8)拔管前,可采用逐渐堵管或逐渐更换细管法,不可一次拔管,以免引起患者不适或呼吸困难。堵管法为一日堵 1/3 管腔,观察 24 h,如无呼吸困难,再增至 1/2。依次类推,一般全堵 48～72 h,患者生命体征平稳,呼吸平稳,方可考虑拔管。拔管后的瘘口可用 75% 乙醇消毒后用蝶形胶布拉紧固定,不需缝合,2～3 d 后即可愈合。

(三)机械通气患者的护理

应用呼吸机机械通气能改善氧合度和通气量,纠正缺氧和二氧化碳潴留,减少并发症,降低病死率。

1.检查呼吸机

呼吸机使用前应检查其性能和运转情况,检测呼吸囊与呼吸机连接是否严密并试行通气,确认呼吸机完好方可使用。检查连接呼吸机各管路接头,湿化器等使用前均应清洁、消毒,并正确连接呼吸机。

2.呼吸监测

人工呼吸建立后,护士要严密观察呼吸,检测血气分析等肺通气功能,监测患者生命体征及呼吸机各种参数的变化,以了解患者的气体交换功能是否改善。

3.保持管道通畅

(1)护士要加强呼吸机管道管理,定期检查管路,在做各种操作时,如翻身等,注意保持头部位置,防止气管插管移位、脱出、呼吸机管道扭曲及积水等发生,保证人工呼吸机使用。

(2)呼吸机湿化瓶内,应加入蒸馏水,以保持气道湿润。

4.保持呼吸道通畅

(1)护士可听诊肺部双侧呼吸音是否一致,要加强吸痰,吸痰彻底,预防肺部并发症,根据患者的情况,痰量多少确定吸痰频率,吸痰过程中动作要轻柔、迅速、有效,每次吸痰时间不超过 15 s,防止时间过长,造成血氧分压下降,在吸痰前后,应给予患者吸数分钟纯氧,提高血氧含量,同时监测心率。

(2)加强给患者翻身,翻身同时给予叩背,以防止痰液坠积引起肺部感染。

5.其他

做好床头交接班,交接患者的自主呼吸状况、血气分析值、呼吸机人工呼吸方式、各种参数设置情况及气道情况,血氧饱和度等;观察重视呼吸机的报警,分析原因,及时报告医生处理。

(四)变换体位护理

变换体位是护士协助卧床不起及不能自主变换卧位的患者变换体位的方法。能使患者感到舒适,减轻局部受压,预防压疮、坠积性肺炎及关节畸形的发生;同时也便于治疗和护理。

变换体位操作前要告知清醒患者体位变换的目的,指导患者配合。并要关闭门窗,遮挡患者,放平床头及床尾支架,根据患者需要协助大小便。

出血性卒中患者常有昏迷及较严重的肢体功能障碍,需两人合作翻身侧卧或移向床头、床边。在移动患者时要注意防止管道脱出、折叠、牵拉,不可拖拉患者以免损伤皮肤。操作方法如下。

1.翻身侧卧法

操作护士将对侧床位档拉上,患者仰卧,将两手放于胸腹部,先将患者肩部、臀部移向操作护士的近侧床缘,两腿屈曲;两位操作护士站于患者的同一侧,操作者一人将双手分别伸入患者肩、胸下面,托住肩和胸背部,另一人同法托住患者的腰、臀部;两人同时将患者抬离床面,移近操作者,操作护士再轻推患者翻转向对侧,背向护士,再用软枕将患者背部和肢体垫好。

2.移向床头方法

两名护士分别站于床的两侧,同时托起肩部、臀部协调一致地将患者抬起移向床头。

3.两人协助患者移向床边法

两位护士站在病床的同侧,先将患者双腿移至床边,站在靠近患者头侧的护士一手伸入患者颈下,托住头、颈部,另一手伸入患者腰下;另一位护士一手伸入患者臀下,另一手伸入患者大腿下,两人同时用力,轻抬起患者移至床边。

翻身同时做好皮肤护理,包括用热毛巾擦拭皮肤,用乙醇按摩受压部位,受压部位皮肤红肿时,涂红花乙醇以促进局部血液循环,更换床单、被套,保持床单位清洁卫生。根据患者受压部位具体情况垫气圈、棉圈或者海绵垫等,对于压疮高危患者,可给予气垫床。

(五)鼻饲的护理

对出血性卒中患者存在意识障碍、吞咽障碍不能经口进食,需下胃管鼻饲。将胃管经一侧鼻腔插入胃内,从胃管内灌注含营养丰富的流质饮食,对保证患者摄入足够的营养和热量,促进机体康复极为重要。

1.操作

(1)评估患者有无鼻饲禁忌证,评估患者营养状况、意识状态、鼻孔是否通畅及心理状态等。要耐心告知患者鼻饲的目的、意义及操作步骤并指导配合的方法,使患者及家属理解鼻饲的必要性。

(2)操作护士洗手,戴口罩,携用物至患者床边,核对患者床号、姓名,对意识清楚的患者告知操作目的、操作步骤及方法,并指导患者配合。

(3)协助患者取坐位或者半坐卧位,昏迷、危重患者取平卧位,头稍后仰。

(4)润滑胃管前端 10～20 cm,测量胃管长度一般是从发际至剑突,成人 45～55 cm。

(5)插胃管时嘱患者头稍向后仰,操作护士左手持纱布托住胃管,右手持止血钳夹持胃管前端,从一侧鼻腔轻轻向下插至 14 cm 处时,如是清醒患者指导做作吞咽动作,深呼吸,随患者的吞咽动作将胃管乘势送入所需长度。昏迷患者可将胃管末端置于弯盘内,并将弯盘放于患者口角旁,左手托起患者头部,使下颌贴近胸骨柄以加大咽部通道弧度,便于胃管沿咽后壁滑行插入。在插管过程中若患者持续恶心,遇有阻力,应用手电筒、压舌板检查胃管是否盘曲在口腔内。如出现呛咳、呼吸困难、发绀等现象,可能是误插入气管,应立即停止插管并拔出重插。

(6)检查胃管是否在胃内,可用注射器抽吸出胃液,还可将胃管开口端置于水中,无气体逸出,用注射器向胃管内注入 10 mL 空气,同时用听诊器在胃部听到气过水声。

(7)验证胃管在胃内后,用胶布将胃管固定于鼻翼及面颊,协助患者舒适卧位,昏迷患者头偏向一侧。

(8)如需要拔管,在拔管前应告知患者并指导其配合。置弯盘于患者颌下,揭去固定胶布,一手夹紧胃管前端,另一手持纱布贴近鼻孔处裹住胃管,拔到咽喉处时,指导患者深吸气,当患者呼气时快速拔出胃管,以防止液体滴入呼吸道,将拔出的胃管置于弯盘内,清洁患者口鼻及面部,协助患者漱口,取舒适卧位。

2.鼻饲护理注意事项

(1)按医嘱喂食,进高蛋白、高维生素、无刺激性流食,如牛奶、豆奶、鱼汤等。

(2)每次喂食时要先回抽胃液以确定胃管是否在胃内,同时检查胃残留物,每次喂食不超过 200 mL,间隔时间不少于 2 h,每日 5～6 次,温度 38 ℃～40 ℃。若残留物大于前次喂食量的 50%,表示胃排空迟缓,应通知医生,并适当顺延喂食时间。

(3)鼻饲时及鼻饲后抬高床头 30°,或者协助患者取坐位,鼻饲后尽量避免吸痰、翻身和叩背,以防止胃内容物反流至呼吸道。

(4)鼻饲速度应缓慢,过快易刺激咽喉部,引起咳嗽,易反流。

(5)经鼻饲管喂药时应将药碾碎及溶解后再注入,鼻饲后用温开水冲洗胃管,防止药物及食物残渣堵塞胃管。

(6)长期鼻饲的患者要保持口腔卫生,做口腔护理,每日两次。定期更换胃管,并注明插、换管日期及长度。

(六)口腔护理

由于昏迷患者吞咽反射迟钝或消失,口鼻腔分泌物积聚,易引起细菌感染。因此,必须重视口腔清洁,加强口腔护理。

(1)每日用生理盐水擦洗口腔两次,清洁口腔,预防感染。1%～4%碳酸氢钠用于真菌感染,1%～3%过氧化氢溶液起到抗菌除臭作用,0.1%醋酸溶液用于铜绿假单胞菌感染。难以张口者可用开口器以达到彻底清洁口腔,操作中加强对口腔黏膜的观察,注意有无充血、水肿、溃疡、糜烂及真菌感染,发现异常及时通知医生对症处理以求更好效果。

(2)可用双层盐水纱布盖在患者的口鼻部,便于吸入湿润空气,避免呼吸道黏膜干燥,口唇干燥者可涂液状石蜡。

(3)义齿的护理:义齿也会积聚食物碎屑,必须定时清洗。卸下的义齿浸泡于冷水中,以防遗失或损坏。暂时不用的义齿,可泡于冷水杯中加盖,每日更换一次清水,不可将义齿泡于热水或乙醇中,以免义齿变色、变形和老化。

(七)约束法

出血性卒中躁动的患者对自身、他人均可造成伤害,并且不配合治疗,所以应限制其身体或肢体活动,确保患者安全,保证治疗、护理顺利进行。

1.操作方法

(1)肢体约束法:首先暴露患者腕部或者踝部。用棉垫包裹腕部或者踝部。将保护带打成双套结套在棉垫外,稍拉紧,使之不松脱。

(2)肩部约束法:暴露患者双肩。将保护带置于患者双肩下,双侧分别穿过患者腋下,在背部交叉后分别固定于床头。

2.护理注意事项

(1)实施约束时,将患者肢体处于功能位,约束带松紧适宜,以能伸进一两根手指为佳。

(2)密切观察约束部位的皮肤状况及肢体血液循环情况。

(3)保护性约束属制动措施,使用时间不宜过长,病情稳定或者治疗结束后,应及时解除约束。需较长时间约束者,每2个小时松解约束带1次并活动肢体,并协助患者翻身,对受压部位进行按摩。

(4)准确记录并交接班,包括约束的原因、时间,约束带的数目,约束部位皮肤状况及解除约束时间等。

(八)输液泵及微量注射泵的使用

输液泵常用于需严格控制输入液量和药量的重危患者,必须使用与输液泵配套的输液管道。

微量注射泵为控制输液速度,用量准确,使给药速度均匀,以动力推送,避免高黏度溶液形成栓塞。救治出血性卒中患者常使用微量注射泵。

1.输液泵的操作要点

(1)接通电源。

(2)按常规方法将配套的输液管插入液体瓶,挂在输液架上。

(3)打开泵管柜,把无菌腔室固定在活瓣拉杆上,再将输液管道置入空气监测器上,关好泵柜门。

(4)将输液速度调节器和输液量调节器上的数字调至0位。

(5)按下开关键,连续按压冲洗键排尽管道内空气。

(6)遵医嘱设定输液速度和输液总量,再按电脑控制键和启动键。

(7)将输液管道接到穿刺针头上,管道接口用无菌纱布包好,固定在患者身上,以免脱落。

2.微量注射泵的操作要点

(1)核对医嘱,做好准备。

(2)安全准确地放置输液泵。

（3）正确安装管路于输液泵，并与患者输液器连接。

（4）按照医嘱设定输液速度和输液量以及其他需要设置的参数。

（5）使用微量输液泵应将配好药液的注射器连接微量输液泵泵管，注射器正确安装于微量输液泵上。

3.护理注意事项

（1）正确设定输液速度及其他必需参数，防止设定错误，延误治疗。

（2）护士应随时察看输液泵及微量输液泵的工作状态，药液输入情况，及时排除报警、故障，防止液体输入失控。

（3）注意观察穿刺部位皮肤情况，防止发生液体外渗，出现外渗及时给予相应处理。

（九）使用降温毯的护理

降温毯是用计算机程序控制冷循环系统，经毯面与患者身体进行热交换，达到降低患者体温的作用。它可以同时对两个患者进行各自独立的降温治疗，冰毯和冰帽同时使用。临床上对出血性卒中患者存在中枢性高热及进行亚低温治疗时应用。护理措施如下。

（1）严格遵照说明书的操作规程进行操作。

（2）在使用前要检查水箱内的水位应保持在规定的范围内，缺水时要及时补充，以免损坏机器。

（3）使用过程中随时观察传感器探头的位置是否正确，防止脱落或滑出，影响监测效果。另外，要正确连接各管路，连接口要拧紧。

（4）根据患者的病情需要设定所需水温及体温的控制范围。

（5）患者在使用过程中，每2个小时1次翻身、按摩皮肤、减轻受压，改善低温下的血液循环，防止局部冻伤及压疮的发生并做好记录。

（十）中心静脉导管的护理

置管前检查导管是否破裂，接头是否紧密，以防渗液漏液。置管时要严格执行无菌操作技术。导管插入后妥善固定，以防脱出。置管后保持局部清洁，以防细菌侵入。每次输液前先用生理盐水冲洗导管，发现导管扭折或血液反流阻塞导管时，严禁将血凝块直接推入血管内，防止血栓意外。

置管处护理时要严格执行无菌操作。置管处用无菌纱布或透明敷料覆盖。更换敷料时应先洗手，用无菌棉签蘸消毒液，由里向外消毒，待干后覆盖无菌纱布或透明敷料。操作时仔细观察穿刺处有无感染，如红肿、脓性分泌物、渗液等，发现异常应立即告知医生并做细菌培养。使用无菌纱布每24个小时更换1次，使用透明敷料每48个小时更换1次，疑有污染或潮湿时随时更换。

（十一）预防压疮的护理

压疮是身体局部组织长期受压，血液循环障碍，不能正常供给皮肤和皮下组织所需营养，以致局部组织失去正常功能而形成溃烂和组织坏死。压疮也是长时间卧床患者易发生的并发症之一，对出血性卒中瘫痪的患者应注意预防。

1.压疮发生的原因

（1）昏迷、瘫痪、极度消瘦等患者，因长期卧床，长时间不改变体位，使局部组织受压过久，导致血液循环障碍而发生组织营养不良。

（2）皮肤经常受潮湿、摩擦等物理性刺激，使皮肤抵抗力降低。

（3）全身营养缺乏，如年老、体弱、营养不良、长期发热及恶病质等。

（4）使用约束带的衬垫不当，松紧不适宜，导致局部血液循环不良。

2.压疮的易发部位

多在受压和缺乏脂肪组织保护、无肌肉包裹或肌层较薄的骨骼隆突处，如枕骨粗隆、耳廓、肩胛部、肘部、髋部、骶尾部、膝关节的内外侧、内外踝、足跟等部位。

3.压疮的预防

主要是消除发生的原因。要求做到勤翻身、勤擦洗、勤按摩、勤整理、勤更换。要认真做好交接班，及时发现发生压疮的潜在因素。

（1）避免局部长期受压，每2～3个小时翻身一次，最长不超过4 h，必要时每小时翻身一次并做好记录，给患者翻身时应避免拖、拉、拽的动作，以防擦破皮肤。

（2）保护骨隆突处和支持身体空隙处，可在身体空隙处垫以软枕或海绵垫，降低在隆突部位皮肤上所受到的压力。有条件的可用防压疮气垫。

（3）床单要经常保持清洁、干燥、平整、无碎屑，避免受潮湿的刺激。

（4）不可使用破损的便盆，使用便盆时不可硬塞、硬拉，必要时在便盆边缘上垫以软纸或布垫，以防擦破皮肤。

（5）对易发生压疮的部位，要经常检查受压部位，定时用50%乙醇按摩受压处。

（6）长期卧床或病重者，应注意全身营养，根据病情给予高蛋白、高维生素膳食，鼓励患者多进食，不能自理者应及时给予鼻饲饮食，加强饮食护理，以增强抵抗力和组织修补能力。

4.压疮的护理

（1）皮肤如出现红、肿、热、痛等症状应加强各种预防措施，防止局部再度受压，避免摩擦、潮湿和排泄物的刺激，改善局部血液循环，加强营养的摄入以增强机体抵抗力。

（2）如皮肤出现水疱，可视情况而定。未破的小水疱给予纱布包扎，减少摩擦，防止破裂感染，让其自行吸收。大水疱可在无菌操作下用注射器抽出疱内液体，然后涂以安尔碘，并防止再受压。皮肤出现破溃应清洁创面，促进皮肤愈合，酌情可用烤灯照射。护士应认真记录患者皮肤情况并做好交接班。

二、脑卒中患者其他相关护理

（一）手术前、后的常规护理

做好患者的心理护理，术前向清醒患者和家属解释手术的目的和方法，介绍治疗成功的病例，并向患者和家属说明此法是目前治疗脑出血性卒中最理想的办法。

做好头部备皮、药物皮试、抽血化验及备血准备，准备好病历、化验单及影像片资料，认真、细致地观察患者的意识、瞳孔、生命体征及肢体活动情况，并做好详细记录。按医嘱采取控制性降血压治疗及给予术前用药，与手术室护士交接共同查对床号、姓名、护送患者进手术室。

手术完毕，必须由手术医生和麻醉师共同护送病员回监护室。送回病室途中，应密切观察患者呼吸情况，保持呼吸道通畅，防止舌后坠或分泌物阻塞引起窒息的危险。

在搬动病员过程中，动作必须轻柔，防止头部扭转或受震动。病员回到病床上，应立即测定血压、脉搏和呼吸，了解搬动过程中血压、呼吸有无变化，一旦发现异常情况，护理人员应协助手术医生和麻醉师予以及时处理。以后每隔15～30 min重复测量并观察意识、瞳孔的变化。

全麻尚未清醒的患者,应取平卧头偏向一侧,以免呕吐引起误吸;病员如无意识障碍或休克时,采取头高 15°～30°的斜坡卧位,以利颅内静脉回流,减轻脑水肿;幕上开颅术后,患者可取仰卧位或向健侧卧位;颅后窝开颅术后,应取侧卧或侧俯卧位,面部稍向下,以利分泌物引流。

颅内动脉瘤术后 3 d 内平卧,以保证脑组织的血供;如患者血压低,应采取头低位,抬高床尾,如能维持正常水平,12 h 恢复平卧位。

(二)颅内压的监护

在正常的情况下,颅内压 5～15 mmHg,颅内压大于 20 mmHg 为高颅压,应通知医生;观察病理性 A 波、B 波如持续 10～20 min,及时报告医生做降颅内压处理。

(三)呼吸道的护理

保持呼吸道通畅对出血性卒中患者尤其是手术后是至关重要的。有些患者有意识障碍甚至昏迷,咳嗽及吞咽反射减弱或消失,易于造成口腔及呼吸道内分泌物、呕吐物误吸或坠积于肺部,引起肺炎,因而要加强呼吸道的护理,保持呼吸道通畅,以免缺氧加重脑水肿。

全麻未清醒或昏迷者宜采取侧卧位,以利于呼吸道分泌物排出,防止呕吐物误吸引起吸入性肺炎。对长期昏迷或卧床患者定时更换体位,每 1～2 个小时更换一次,定时翻身、叩背、及时吸痰并给予应用排痰机治疗。

舌后坠影响呼吸道通畅者,应取仰卧位并托起下颌,必要时放置口咽通气导管,以保证呼吸道通畅。痰液黏稠者给予定时雾化吸入,以保持呼吸道湿化。加强吸痰,及时清除口腔及呼吸道内分泌物,吸痰对吞咽、咳嗽反射差的患者是预防肺炎的主要措施,可经口腔、鼻腔或气管切开处进行。吸痰时动作要轻,避免损伤口腔、鼻腔和气管黏膜。

对深昏迷患者可用吸痰管刺激喉部,产生咳嗽反射,待痰咳出再将痰吸出。吸痰前叩击患者胸背部亦可助于痰液的排出和吸除。痰液过多者要避免吸痰时间过长而影响气体的交换。对于深昏迷患者,合并肺部感染和呼吸道梗阻者,应行气管切开术。

(四)消化道的护理

1.饮食

出血性卒中手术后很快清醒及病情平稳者,手术后第 1 d 可开始进流质饮食,第 2～3 d 可给半流质饮食,逐渐过渡到普通饮食。较大的开颅手术,由于患者常有恶心、呕吐及消化功能紊乱,术后可暂禁食 1～2 d,随病情好转,逐渐恢复流质、半流质或普通饮食。幕下小脑手术易出现咽反射消失和吞咽困难,要防止食物误吸引起窒息和吸入性肺炎,必要时应给予胃管鼻饲。

术后长期昏迷患者,当胃肠道功能恢复后,亦应以鼻饲饮食维持营养。每次鼻饲前应检查有无腹胀,胃内容物是否排空或有无咖啡色样液体,如有腹胀或胃内残留物过多,应延长鼻饲间隔时间或减少鼻饲量。鼻饲应给予高蛋白、高热量、高维生素且易于消化的流质饮食,有条件可给予静脉外高营养,如百普素、能全素、安素等。

手术后禁食或摄入营养及水分不足的患者,需要按医嘱静脉输液来补充,为了确定每日补充的液体量,必须随时准确记录 24 h 出入量,不可事后追记补记。补液时应注意水电解质平衡紊乱和酸碱平衡失调的纠正。

2.排便异常的护理

由于出血性卒中患者长期卧床,肠蠕动减慢,另外不习惯床上排便,较易发生便秘,因此在饮食上应注意增加纤维素含量高的食物(如韭菜、芹菜及豆类、谷类制品等),减少高脂肪、高蛋白食物的大量摄入,同时给予足够的水分。平时可用手掌部顺时针按摩腹部 20～30 min,促进肠蠕动,以利大便排出。

大便秘结的患者应定期通便,4 d 无大便应即时给予缓泻剂或开塞露,便秘时可尝试服用中药缓泻剂,如番泻叶代茶饮。干结大便可用开塞露等润滑剂,使用无效者可用手指沾少许液体石蜡抠出干结的大便,但注意不要用力过猛,防止损伤黏膜,引起出血甚至感染。

腹泻患者,应垫好尿垫,每次便后以温水擦洗干净。

(五)泌尿系的护理

出血性卒中患者由于麻醉或不习惯卧床排尿,以及各种原因引起尿潴留时,病情允许可变换体位或用针灸疗法,取穴关元、三阴交、气海等;女患者还可用温水冲洗会阴等方法,帮助排尿。昏迷患者有尿潴留者,要留置导尿管。对于留置尿管的患者,易引起感染。

因此护理上要注意观察并做到以下几点。

(1)每日两次用盐水棉球做会阴护理,清除尿道口分泌物,防止泌尿系感染。

(2)留置尿管的患者要保证管路与引流装置的密闭性,可使用抗反流引流袋,减少更换的次数,降低感染的机会。

(3)留置尿管的患者应定期进行尿液检测,留取标本时注意无菌操作。

(4)给带有尿管的患者翻身时,应注意尿管不能高于患者体位,避免尿液逆流,引起感染。尿液混浊或有血尿的患者,每日用生理盐水＋庆大霉素行膀胱冲洗。

(5)留置尿管的患者每周更换尿管一次,每周更换尿袋两次,定时开放尿管排尿并挤压下腹部将膀胱排空,以减少感染机会,并有利于保持膀胱括约肌的舒缩功能

(6)保持会阴部清洁,进行导尿和膀胱冲洗时注意严格无菌操作,防止尿路重复感染。

(7)患者在恢复期要锻炼膀胱括约肌功能,适当延长尿管开放间隔时间,如发现由尿管旁漏尿,应尽早拔除尿管。

(六)切口的观察及引流管的护理

开颅术后观察敷料有无血性液浸透的情况,要及时更换外表敷料,头部垫以消毒纱布与无菌巾,注意是否有脑脊液渗漏。减压性伤口,因 ICP 增高,局部张力高,应避免伤口局部受压。

出血性卒中患者术后常放置脑引流管或穿刺针行术后引流,要固定好、防止脱出,并定时观察和记录引流量、引流液的性质。

各班交接时要有标记,观察引流是否通畅,注意引流管不可扭曲、折叠和压迫。如发现引流不畅和引流管周围有出血及漏液者要即时通知医生处理。引流量较大时要按无菌操作及时更换引流袋。

对烦躁不安、有精神症状、浅昏迷者,应注意约束上肢,以免拔出引流管。放置持续性脑室引流时,仰卧位时以耳屏为基线,侧卧位时以正中矢状面为基线,引流袋固定在基线上 15～20 cm高度,以维持正常颅内压。

搬动患者时应夹闭引流管,以免引流液逆流入颅腔造成颅内感染。一般脑室引流可放置一周,其余引流管于 24～48 h 内拔除。

(七)躁动不安的护理

出血性卒中患者麻醉清醒过程中或出现颅内高压、缺氧、休克、尿潴留时,可以出现兴奋、躁动不安、甚至谵妄,应及时分析原因加以处理。如属 ICP 增高,应警惕术后脑水肿和继发血

肿的发生,遵医嘱积极行脱水治疗,必要时复查头颅 CT;低血压休克应输液、输血;尿潴留则立即导尿。对躁动不安的患者应适当加以约束,以防自伤或坠床发生意外;遵医嘱使用镇静药,在使用约束带时,注意不要过紧,以免损伤皮肤。

(八)冬眠亚低温疗法的护理

冬眠亚低温治疗是在冬眠药物作用下配合物理降温,主要适用于中枢性高热的患者。要求患者诊断明确,无循环衰竭,呼吸道通畅。冬眠合剂常联合肌松药应用,呼吸机辅助控制呼吸。要严格按医嘱配制给药,病情较重者适当增加剂量,血压偏低、呼吸衰竭、老年患者酌减。

物理降温一般在应用冬眠等药物后半小时进行,可采用冰毯、冰帽或在体表大动脉浅表部位放置冰袋。一般体温维持在 32 ℃～34 ℃(肛温),不得低于 30 ℃。如出现体温不降、肌肉紧张,仍持续高热或用物理降温出现寒战等,应暂时撤除冰袋,待补充冬眠药物后再继续加用。

冬眠治疗一般 3～5 d 为一个疗程,复温时应逐步撤除冰袋,盖上被子使其自然复温;在冬眠治疗过程中,要加强皮肤护理、注意观察生命体征、尤其呼吸道的管理,有异常及时通知医生。翻身时动作轻柔,头部不要突然抬起,以免引起直立性低血压。

(九)预防关节挛缩和足下垂

昏迷、瘫痪及长期卧床患者,应注意保持各关节的功能位置,足底垫衬托,避免被子直接压于足尖,必要时可上一带有软垫衬的脚托,需定时活动肢体各关节,防止关节强直,肢体挛缩畸形。

三、出血性脑卒中手术后并发症的监护

出血性脑卒中患者的另一重要监护内容是严密观察术后病情变化,护理人员应掌握患者病情变化的第一手资料,为医生的治疗计划提供可靠依据。

护士应熟悉患者病情观察的内容和观察的重点,早期发现和及时处理并发症,这有助于提高手术治疗效果,促进患者尽早恢复,降低病死率和致残率。

(一)术后继发颅内血肿

术后颅内血肿多发生在手术后 24～48 h 内,以脑内手术部位及硬膜下血肿较多见。其特点是:患者术后出现进行性意识障碍,同时伴有颅内压增高症状,如头痛、呕吐、躁动、血压增高和脉搏减慢等;出现较明显的神经功能损害表现,如单瘫、偏瘫、失语、一侧瞳孔散大或原有神经功能障碍加重等。

术后颅内血肿的发生可能与术中止血不彻底;术后患者躁动,引起颅内压增高,致使止血处再出血;或术中减压,致颅内压差发生变化,引起桥静脉撕裂出血有关。如患者原有脑动脉硬化或合并有凝血功能障碍者,更易出现术后颅内血肿。因此,术后应严密观察意识状态、瞳孔变化、肢体活动情况及生命体征的变化,监测颅内压有无升高及是否有异常颅内压波型出现,一旦出现异常情况,应立即通知医生并及时进行头颅 CT 扫描,较大的颅内血肿,应迅速手术清除,必要时去骨瓣减压。

(二)术后脑水肿

脑水肿是出血性卒中患者术后最常见的继发性病理生理变化之一,多在术后 2～4 d 达到高峰,其临床特点是头痛、呕吐和血压升高、脉搏减慢等颅内压增高表现,严重时可发生昏迷、脑疝。

术后脑水肿发生与下列因素有关。

（1）术中失血过多,长时间处于低血压状态,脑组织缺血缺氧造成继发性脑水肿。

（2）术中颅内大动脉损伤致严重脑缺血。

（3）术中中央沟静脉受损或矢状窦损伤致静脉回流受阻。

（4）继发下丘脑损伤,引起反射性脑水肿。

（5）术后癫痫发作造成脑缺氧。

（6）残余、继发血肿的刺激及压迫。

在监护方面注意持续监测颅内压,监测时间至少应5～7 d。

术后脑水肿的治疗应加强脱水、利尿、降颅内压及血压等治疗,护理上注意术后液体出入量及输液速度,注意意识及瞳孔等变化,如有异常及时通知医生。

术后脑水肿严重者上述保守治疗无效时往往需要行去骨瓣减压术或颞肌下减压术。

（三）术后脑膜炎

术后脑膜炎发生原因可能是以下几点。

（1）颅脑手术暴露时间长,增加污染机会。

（2）脑室引流放置时间过长或处理不当造成逆行感染。

（3）术后脑脊液漏与外界相通亦可发生逆行感染。

脑膜炎的护理监护主要是注意观察患者头痛、发热及颈项强直等脑膜刺激征表现,并协助医生行腰穿采集脑脊液,观察脑脊液细胞学变化。一旦出现颅内感染,应加强抗生素治疗,如同时有切口感染及脑脊液漏应加强局部处理。

（四）术后脑脊液漏

发生的常见原因是手术中未缝合硬脑膜或缝合不严密,加之术后发生颅内压增高或切口感染愈合不佳,脑脊液自切口处漏出;颅内引流管拔除后,未缝合引流管处皮肤切口。

一旦发现切口和引流口脑脊液漏时,应立即通知医生予以及时处理,在严格无菌的条件下,将漏口皮肤缝合,以防止发生逆行性颅内感染。

（五）术后高热的护理

出血性卒中患者出现高热,在护理上除通知医生并遵医嘱给予药物外,应认真做好物理降温,凡体温升高在38.5 ℃以上者,应去掉患者身上的厚被,盖以薄被,给以冰袋或湿凉毛巾敷头部,加强局部降温。对于39.5 ℃以上高热患者,可用50%乙醇对躯干和四肢进行擦拭降温。如体温仍不下降者,可考虑给予冬眠低温疗法,另外加用抗生素控制感染。

（六）消化道出血的护理

对于出血性卒中手术后患者,特别是累及下丘脑及其附近部位手术后患者,护士应严密观察胃液情况,如发现呕吐或胃管引出大量咖啡色胃内容物,排黑便,呃逆,肠蠕动减慢,腹胀等症状应及时通知医生处理,做好胃肠减压,冰盐水洗胃,输血、补液等处置。

（七）成人呼吸窘迫综合征

成人呼吸窘迫综合征(adult respiratory distress syndrome,ARDS),此症以中枢性肺水肿为特征,患者表现为:呼吸困难呈进行性加重,严重缺氧发绀,呼吸道大量血性泡沫性分泌物,听诊肺部有水泡音。

ARDS多发生于脑出血、颅内动脉瘤及复杂的颅脑手术后,术后输液速度过快、输液量过多亦可诱发。ARDS的病理改变为肺泡上皮和血管内皮细胞受损,使肺泡毛细血管膜通透性增加,产生肺水肿、肺硬化,进而出现肺不张及萎缩。

由于 ARDS 预后不良,因而对其早期诊断具有重要意义,ARDS 的早期诊断有赖于呼吸功能的监护,同时结合胸部 X 线片及血气分析 PaO_2 进行性下降等情况来确定。

ARDS 早期应注意保持呼吸道通畅,限制输液量,减慢输液速度,应用利尿药和脱水药,同时应用山莨菪碱等改善微循环,必要时使用呼吸机人工辅助呼吸、呼气末正压(PEEP)给氧,并注意防止肺部感染。

(八)深静脉血栓形成(DVT)的护理

1.DVT 的临床表现

(1)下肢 DVT 的主要症状有腿痛,患肢无力、肿胀、压痛。

(2)急性下肢近端 DVT,下肢明显疼痛、肿胀。由于静脉压短期内明显升高而出现皮肤发绀,皮下静脉扩张或皮下淤点。累及股、髂静脉且进展迅速的近端 DVT 可出现患肢剧痛、严重肿胀、苍白或发绀,严重者可导致静脉性肢体坏死。

(3)下肢 DVT 最重要的近期并发症为肺栓塞(PE)。近端 DVT 较远端 DVT 更易发生 PE。

2.护理措施

(1)做好预防性护理是防止 DVT 发生的重要措施,对于病情严重,手术后活动严重障碍的患者,定时给予患者翻身,活动肢体;一旦患者病情允许,应鼓励患者做力所能及的床上活动;在恢复期,应尽早帮助患者做床旁活动。患者及早积极的活动,可减少静脉血淤积及血栓的形成。

(2)护理上配合医生积极治疗原发病并做好防治及护理,掌握 DVT 的临床表现,观察病情,及时发现,及时报告医生,及时做出诊断,或进行鉴别诊断,避免延误治疗、抢救。

(3)常规应用弹力袜或加压靴,但功效有一定局限性。

(4)患者有 DVT 时,为防止栓子脱落引发栓塞,要密切观察双下肢情况,有无疼痛、乏力、肿胀,测量并记录双腿腿围(标记测量部位,保证对比准确)。卧床时垫高患肢,不能做双下肢用力的动作及做双下肢按摩。

第四章 精神科护理

第一节 概 述

精神分裂症(schizophrenia)是一组病因未明的精神障碍,具有思维、情感、行为等多方面的障碍,以精神活动和环境不协调为特征。通常意识清晰,智能尚好,部分患者可出现认知功能损害。多起病于青壮年,常缓慢起病,病程迁延,有慢性化倾向和衰退的可能,但部分患者可保持痊愈或基本痊愈状态。

一、病因及发病机制

精神分裂症的病因目前还不十分清楚,可能与遗传、心理社会等多种因素有关。

(一)遗传因素

国内外有关精神分裂症的家系调查,发现本病患者近亲中的患病率要比一般人群高数倍,且血缘关系越近,发病率越高。双生子研究发现同卵双生的发病率是异卵双生的4～6倍。寄养子研究发现精神分裂症母亲所生子女从小寄养出去,生活于正常家庭环境中,成年后仍有较高的患病率,提示遗传因素在本病发病中的主要作用。

(二)神经病理学及大脑结构的异常

选取典型病例进行尸解研究,发现恒定在中前颞叶(海马、嗅外皮质、海马旁回)存在脑组织萎缩,类似的表现也存在于额叶。CT发现精神分裂症患者出现脑室的扩大和沟回的增宽,这些变化在精神障碍的早期甚至治疗开始之前就已经存在。

(三)神经生化方面的异常

精神分裂症神经生化基础方面的研究,主要有以下3个方面的假说。

1.多巴胺(DA)假说

20世纪60年代提出了精神分裂症的多巴胺假说,即认为精神分裂症患者中枢DA功能亢进。该假说有不少支持的证据。长期使用可卡因或苯丙胺,会在一个无任何精神病遗传背景的人身上产生幻觉和妄想。苯丙胺和可卡因的主要神经药理学作用是可以升高大脑神经突触间多巴胺的水平。而阻断多巴胺D_2受体的药物可用于治疗精神分裂症的阳性症状。经典抗精神病药物均是通过阻断DA受体发挥治疗作用的。研究还进一步证实传统抗精神病药物的效价与D_2受体的亲和力有关。

2.氨基酸类神经递质假说

中枢谷氨酸功能不足可能是精神分裂症的病因之一。谷氨酸是皮层神经元重要的兴奋性递质。使用放射配基结合法及磁共振波谱技术,发现与正常人群相比,精神分裂症患者大脑某些区域谷氨酸受体亚型的结合力有显著变化,谷氨酸受体拮抗剂如苯环己哌啶(PCP)可在受试者身上引起幻觉及妄想,但同时也会导致情感淡漠、退缩等阴性症状。抗精神病药物的作用机制之一就是增加中枢谷氨酸功能。

3.5-羟色胺(5-HT)假说

早在 1954 年 Wolley 等就提出精神分裂症可能与 5-HT 代谢障碍有关的假说。最近 10 年来，非典型(新型)抗精神病药在临床上的广泛应用，再次使 5-HT 在精神分裂症病理生理机制中的作用受到重视。

(四)子宫内感染与产伤

研究发现，母孕期曾患病毒感染者及产科并发症高的新生儿，成年后发生精神分裂症的比例高于对照组。

(五)神经发育病因学假说

D. Weinberger 和 R. Murray 提出了精神分裂症的神经发育假说：由于遗传的因素和母孕期或围产期损伤，在胚胎期大脑发育过程就出现了某种神经病理改变，主要是新皮质形成期神经细胞从大脑深部向皮层迁移过程中出现了紊乱，导致心理整合功能异常。其即刻效应并不显著，但随着进入青春期或成年早期，在外界环境因素的不良刺激下，会不可避免地出现精神分裂症的症状。

(六)社会心理因素

尽管有越来越多的证据表明生物学因素、特别是遗传因素在精神分裂症的发病中占有重要地位，但心理社会因素在其病因学中仍可能具有一定的作用。除了前述的精神分裂症与社会阶层、经济状况有关外，临床上发现，大多数精神分裂症患者的病前性格多表现为内向、孤僻、敏感多疑，很多患者病前 6 个月可追溯到相应的生活事件。

二、临床表现

(一)感知觉障碍

精神分裂症最突出的感知觉障碍是幻觉，以幻听最为常见。在意识清楚的情况下反复出现持续性的、顽固的幻听，是精神分裂症重要的症状。精神分裂症患者听到的内容多半是争论性的，如 2 个声音议论患者的好坏；或评论性的，声音不断对患者的所作所为评头论足。如一位 50 多岁的女患者出门买菜，声音讲"大破鞋又出门了"，患者听后十分气愤，掉头回家，声音马上又说"装蒜"；幻听也可以是命令性的，此种幻听最应该引起工作人员注意，如不许患者吃饭、喝水，让患者跳楼等。幻听还可以以思维鸣响的方式表现出来，即患者所进行的思考，都被一种声音读了出来。

其他类型的幻觉虽然少见，但也可在精神分裂症患者身上见到。如一位患者拒绝进食，因为她看家里盘子装有碎玻璃(幻视)；一位患者感到有人拿手术刀切割自己的身体，并有电流烧灼伤口的感觉(幻触)等。精神分裂症的幻觉体验可以非常具体、生动，也可以是朦胧模糊，但多会给患者的思维、行动带来显著的影响，患者会在幻觉的支配下做出违背本性、不合常理的举动，而且通常患者是很难违抗幻听命令的。

如有的患者在幻听的影响下辱骂甚至殴打亲人，有的患者为了躲避幻听的"骚扰"而频频上访，要求有关部门拆除安装在自己脑子里的"播音器"。曾有一位老年妇女，因为总是听到声音讲水里有毒，为了喝上"干净"的水，提着暖瓶走了 20 多里路，用时 4 h。具有幻听的患者在病房中常常表现为自言自语、自笑、或者侧耳倾听，抑或对空谩骂、表情愤怒，甚至有冲动行为等。

对护士来说，评估和判断患者幻听的性质、幻听对患者及其他人的影响，掌握患者受症状支配导致的行为表现,并采取积极的护理措施是极其重要的。

(二)思维障碍

1.思维形式障碍

(1)思维贫乏:主要特点是思想内容空虚,概念和词汇贫乏,缺乏主动言语,对一般询问往往无明确应答性反应,在回答问题时异常简短,或仅简单地答以"是""否""不知道""没什么"等。同时患者在每次应答问题时总要延迟很长时间。患者叙述"脑子空虚既没有什么可想的,也没有什么可说的。"但患者对此默然处之。思维贫乏往往与情感淡漠、意志缺乏相伴随出现,构成精神分裂症的三项基本症状。

(2)思维散漫:患者思维活动表现为联想松弛,内容散漫,缺乏主题,一个问题与另一个问题间缺乏联系;说话东拉西扯,没有什么主题思想。回答问题不切题,以致检查者感到交谈困难。严重时可发展为破裂性思维。

(3)思维破裂:患者在意识清楚的情况下,思维联想过程破裂,缺乏内在意义上的连贯性和应有的逻辑性。患者的言谈或书写中,虽然单独语句在结构和文法上正确,但主题与主题之间,缺乏内在意义上的联系。因而旁人无法理解其用意所在。如问患者:"你叫什么名字?"答:"你上课,水流哗啦啦地响,人们都兴高采烈,我的眼睛不好,可能是感染了,有 2 个问题不懂,我想参加运动会……"患者对此丝毫不察觉他的错误,或者甚至给予更荒谬的解释。严重时,言语支离破碎,甚至个别词语之间也缺乏联系,成了词的杂乱堆积,称"语词杂拌"(word salad)。

(4)思维中断:患者无意识障碍,又无明显的外界干扰等原因,思维过程在短暂时间内突然中断,或言语突然停顿。这种思维中断并不受患者意愿的支配,可伴有明显的不自主感。有时患者感到思考的过程中突然出现一些与主题无关的意外联想,即思维插入。部分患者可对这些不自主的思维过程做出妄想性的解释。

(5)象征性思维:患者以一些很普通的概念、语句或动作来表示某些特殊的、除患者自己以外旁人无法理解的意义。如一位女性精神分裂症患者入院时穿红毛衣、红裤子,不肯换衣服。睡觉时拆掉病房暖气片的木架,抱着暖气片睡,并以红毛线将自己与暖气片系结起来。患者病情好转后的解释是:"红色代表共产党,暖气片是指工人阶级。拆掉木架子,是知识分子不应该摆架子。抱着暖气片睡表示知识分子和工人阶级团结起来。"

(6)模仿言语:患者模仿周围人的话,周围人说什么,患者就重复说什么。如医生问:"你叫什么名字?"患者同样说:"你叫什么名字?"又问:"你今年多大了?"患者模仿说:"你今年多大了?"上述症状常与刻板动作、模仿动作同时存在。

有经验的精神科医生通过与患者的一般性交谈,仅凭直觉就可以做出倾向精神分裂症的判断。这种直觉具体说来就是同精神分裂症患者交谈"费劲"。确实,同精神分裂症患者交谈,即使为了收集一般资料,也需要较多的耐心和较高的技巧;而要想同患者做深入的交谈,往往会十分困难。读患者书写的文字材料,往往不知所云。

由于原发的精神活动损害,精神分裂症患者在交谈中忽视常规的修辞、逻辑法则,在言语的流畅性和叙事的完整性方面往往出现问题。患者在交谈时经常游移于主题之外,尤其是在回答医生的问题时,句句说不到点子上,但句句似乎又都沾点儿边,令听者抓不住要点(思维散漫)。病情严重者言语支离破碎,根本无法交谈(思维破裂)。

有的患者说话绕圈子,不正面回答问题,或者对事物作一些不必要的、过度具体化的描述,令人费解,明明可以用一个大家都懂的通俗的名称,却偏偏不必要地使用具体概念加以解释,如患者在被问到"做什么工作"时,答"我在单位做数数的工作",实际上患者在单位做会计。

与上述情况相反,有的患者不恰当地使用符号、公式、自造的字(词语新作)、示意图表达十分简单的含义。如一位女患者画了一大张图,有不相交的曲线、带泪珠的英文"love"等,只为了表示"男友与我分手了"。患者言谈令人难以理解的另一个原因是逻辑关系混乱。如一位女患者说:"我脑子里乱哄哄的,都是因为我太聪明了。我的血液里全是聪明,又浓又稠。我必须生个孩子,把我的聪明分给他一半,我才能好。要不然我就得喝美年达汽水,把我的聪明冲淡一点……我想喝美年达汽水。"这里也有概念含义上的混乱,如患者把抽象的"聪明"视为可被"汽水稀释"的具体物质。

2.思维内容障碍

(1)妄想:妄想是精神分裂症最常见的症状之一。在部分病例中,妄想可非常突出。最多见的妄想是被害妄想与关系妄想,可见于各个年龄层。涉及的对象从最初与患者有过矛盾的某个人渐渐扩展到同事、朋友、亲人,直至陌生人。他人的一颦一笑、一举一动都暗有所指,寒暄问候、家常聊天都别有深意。严重者甚至连报纸杂志、广播电视的内容都认为与己有关。精神分裂症妄想的主要特点是:①内容离奇,逻辑荒谬,发生突然。②妄想所涉及的范围有不断扩大和泛化趋势,或具有特殊意义。③患者对妄想的内容多不愿主动暴露,并往往企图隐蔽它。患者不愿意回答与妄想有关的问题,包括对自己的亲人。妄想的荒谬性往往显而易见。也许在疾病的初期,患者对自己的某些明显不合常理的想法还持将信将疑的态度,但随着疾病的进展,患者逐渐与病态的信念融为一体。

妄想的内容与患者的生活经历、教育背景有一定程度的联系。如一位在化工行业工作的工程师认为自己喝水的杯子被人做了手脚,每天都会释放出定量的毒药,造成自己慢性中毒;一位老护士认为自己在上次住院时被人注射了艾滋病病毒;一位没有文化的家庭妇女称自己丢了块价值"5万元"的罗马表,是让邻居偷走送给了国家领导人。

(2)被动体验:正常人对自己的精神和躯体活动有着充分的自主性,即能够自由支配自己的思维和运动,并在整个过程中时刻体验到这种主观上的支配感。但在精神分裂症患者中,常常会出现精神与躯体活动自主性方面的问题。患者丧失了支配感,相反,感到自己的躯体运动、思维活动、情感活动、冲动都是受人控制的,有一种被强加的被动体验,常常描述思考和行动身不由己。

被动体验常常会与被害妄想联系起来。患者对这种完全陌生的被动体验赋予种种妄想性的解释,如"受到某种射线影响""被骗服了某种药物""身上被安装了先进仪器"等等。

(三)情感障碍

情感障碍主要表现为情感迟钝或平淡。情感平淡并不仅仅以表情呆板、缺乏变化为表现,病人同时还有自发动作减少、缺乏体态语言,在谈话中很少或几乎根本不使用任何辅助表达思想的手势和肢体姿势,讲话语调很单调、缺乏抑扬顿挫,同人交谈时很少与对方有眼神接触,多茫然凝视前方;患者丧失了幽默感及对幽默的反应,检查者的诙谐很难引起病人会心的微笑;患者对亲人感情冷淡,亲人的伤病痛苦对患者来说无关痛痒。一位住院的女性精神分裂症患者,每到探视日,只关心七旬老母给自己带来什么零食。

一次老母亲在来院途中跌了一跤,待老母亲到后,患者接过零食便大吃起来,对母亲脸上、身上的伤痕不闻不问。少数患者有情感倒错。但抑郁与焦虑情绪在精神分裂症患者中也并不少见。

(四)意志与行为障碍

1.意志减退

患者在坚持工作、完成学业、料理家务方面有很大困难,往往对自己的前途毫不关心、没有任何打算,或者虽有计划,却从不施行。活动减少,可以连续坐几个小时而没有任何自发活动。有的患者自称"我就喜欢在床上躺着。"患者忽视自己的仪表,不知料理个人卫生。

2.紧张综合征

以患者全身肌张力增高而得名,包括紧张性木僵和紧张性兴奋两种状态,两者可交替出现,是精神分裂症紧张型的典型表现。木僵时以缄默、随意运动减少或缺失以及精神运动无反应为特征。严重时患者保持一个固定姿势,不语不动、不进饮食、不自动排便,对任何刺激均不起反应。在木僵患者中,可出现蜡样屈曲(waxy flexibility),特征是患者的肢体可任人摆布,即使被摆成不舒服的姿势,也较长时间似蜡塑一样维持不变。如将患者的头部抬高,好像枕着枕头,患者也能保持这样的姿势一段时间,称为"空气枕头"。木僵患者有时可以突然出现冲动行为,即紧张性兴奋。

三、临床分型

可根据精神分裂症的临床特征将其划分为几个亚型。各型的划分并非绝对的,也并非一成不变,患者可以从一个类型转变为另一个类型,也可以同时具有几种类型的特征。这种划分的依据偏重于精神病理学,介绍如下。

(一)偏执型(paranoid type)

偏执型是精神分裂症最常见的一个类型。其临床表现以相对稳定的妄想为主,往往伴有幻觉(特别是幻听)。情感、意志、言语、行为障碍不突出。起病多在 30 岁以后。这类患者较少出现显著的人格改变和衰退,但幻觉妄想症状长期保留。

(二)青春型(hebephrenic type)

青春型多于青春期发病,起病较急,病情进展快,多在 2 周之内达到高峰。以情感改变为突出表现,情感肤浅、不协调,有时面带微笑,却给人傻气的感觉;有时又态度高傲,显得不可一世;或喜怒无常、扮鬼脸、恶作剧,不分场合与对象,开一些幼稚的玩笑。思维破裂,言语内容松散、不连贯,令人费解,有时会伴有片断的幻觉、妄想。行为不可预测,缺乏目的。病情进展迅速,预后欠佳。

(三)紧张型(cataionic type)

紧张型以明显的精神运动紊乱为主要的表现。可交替现紧张性木僵与紧张性兴奋,或自动性顺从与违拗。典型表现是患者出现紧张综合征。紧张型目前在临床上有减少趋势。

(四)单纯型(simplex type)

起病缓慢,持续发展。早期多表现类似"神经衰弱"的症状,如主观的疲劳感、失眠、工作效率下降等,逐渐出现日益加重的孤僻退缩、情感淡漠、懒散、丧失兴趣、社交活动贫乏、生活毫无目的。疾病初期,常不引起重视,甚至会误认为患者"不求上进""性格不够开朗"或"受到打击后意志消沉"等等,往往在病程多年后才就诊。治疗效果较差。

(五)未分化型(undiffercntiatedtype)

有相当数量的患者无法被归入上述分型中的任一类别,患者的临床表现同时具备一种以上亚型的特点,但没有明显的分组特征,又称混合型。

(六)残留型

还有部分患者的临床表现过去符合精神分裂症诊断标准,至少2年一直未完全缓解。目前病情虽有好转,但残留个别阳性症状或个别阴性症状,称之为残留型。

(七)精神分裂症后抑郁

部分患者症状部分控制或病情基本稳定后,出现抑郁状态,称为精神分裂症后抑郁。抑郁既可以是疾病本身的组成部分,也可以是患者在症状控制后出现的心理反应,或是抗精神病药物治疗所引起。因存在自杀的危险性,工作人员应予重视。

四、诊断

(一)症状标准

具备下述(1)~(4)中的任何一组(如不甚明确常需2个或多个症状)或(5)~(9)至少两组症状群中的十分明确的症状。

(1)思维鸣响、思维插入、思维被撤走及思维广播。

(2)明确涉及躯体或四肢运动,或特殊思维、行动或感觉的被影响、被控制或被动妄想、妄想性知觉。

(3)对患者的行为进行跟踪性评论,或彼此对患者加以讨论的幻听,或来源于身体某一部分的其他类型的幻听。

(4)与文化不相称且根本不可能的其他类型的持续性妄想,如具有某种宗教或政治身份,或超人的力量和能力。

(5)伴转瞬即逝或未充分形成的无明显情感内容的妄想,或伴有持久的超价观念,或连续数周或数月每日均出现的任何感官的幻觉。

(6)思潮断裂或无关的插入语,导致言语不连贯,或不中肯或语词新作。

(7)紧张性行为,如兴奋、摆姿势,或蜡样屈曲、违拗、缄默及木僵。

(8)阴性症状,如显著情感淡漠、言语贫乏、情感迟钝或不协调,常导致社会退缩及社会功能下降,但需澄清这些症状并非由抑郁症或神经阻滞剂治疗所致。

(9)个人行为的某些方面发生显著而持久的总体性质的改变,表现为丧失兴趣、缺乏目的、懒散、自我专注及社会退缩。

(二)病程标准

特征性症状在至少1个月或以上时期的大部分时间内肯定存在以上(1)~(4)症状至少1个,或(5)~(9)至少2组症状群中的十分明确的症状。

(三)排除标准

(1)存在广泛情感症状(抑郁、躁狂)时,就不应做出精神分裂症的诊断,除非分裂症的症状早于情感症状出现。

(2)分裂症的症状和情感症状一起出现,程度均衡,应诊断分裂情感性障碍。

(3)严重脑病、癫痫、药物中毒或药物戒断状态应排除。

(四)鉴别诊断

1.神经衰弱

患者的自知力是完全存在的,患者自己完全了解自己病情的变化和处境,甚至还对自己的病情做出过重的评价,情感反应强烈,积极要求治疗。

2.强迫性神经症

患者能认识到强迫症状源于自身,严重干扰自己的日常生活、学习和工作。为此感到十分苦恼,并企图加以排除和对抗,迫切要求治疗。

3.抑郁症

患者的情绪是发自内心的,并非受幻觉和妄想的影响,常伴有自卑、自责等,内心体验深刻,思维常是迟钝的,整个精神活动是协调的,可以伴有幻觉和妄想,但经过治疗,很快可以消失的。

4.躁狂症

情感反应活跃、甚至高涨、生动、有感染力,情感表现无论悲喜哀乐均与思维内容相一致;与周围环境、与周围人接触主动、洞察反应敏捷,动作增加,思维奔逸。

5.偏执型精神分裂症

妄想常较荒谬、离奇、泛化,常伴有幻觉。此外,情感反应不协调,起病年龄较早。与精神分裂症最大的不同是无精神衰退。

6.反应性精神病

在持久的精神刺激下,也可以出现以妄想为主要表现的偏执状态。主动讲述自己的不幸遭遇,以求周围人的支持和同情,病态体验在逻辑推理上接近正常人,并且情感反应鲜明强烈。此外,患者接受心理治疗的态度是主动的,精神症状随着精神刺激的解除可逐渐减轻、消失。

五、治疗

精神分裂症的治疗中,抗精神病药物起着重要的作用,但支持性心理治疗、认知心理治疗、心理社会康复措施在预防复发和提高患者的社会适应能力中起到举足轻重的作用。精神分裂症的治疗是以降低复发率,最大限度地改善患者的社会功能和提高生活质量为目的。

(一)药物治疗

1.治疗原则

早发现、早诊断、早治疗、降低未治率;足量、足疗程,提高治疗依从性;尽量单一用药,提高用药安全性;以促进患者回归社会为治疗最终目标。

2.全病程治疗

精神分裂症药物治疗应系统而规范,强调早期、足量、足疗程的"全病程治疗"。一旦明确诊断应及早开始用药。治疗应从低剂量开始,逐渐加量达到治疗剂量,高剂量时密切注意不良反应,门诊患者用药剂量通常低于住院患者,一般情况下不能突然停药。一般急性期治疗为期2个月,第1次发作维持治疗1~2年,第2次或多次复发者维持治疗时间应更长一些,甚至是终生服药。

不管是急性期还是维持治疗,原则上单一用药,作用机制相似的药物原则上不宜合用。维持治疗的剂量应个体化,一般为急性治疗期剂量的1/2~2/3。维持治疗对于减少复发或再住院具有肯定的作用。对于出现抑郁情绪、躁狂状态、睡眠障碍的患者可酌情选用抗抑郁剂、心境稳定剂、镇静催眠药,有锥体外系反应可合用盐酸苯海索(安坦)。

3.抗精神病药物种类

(1)经典抗精神病药物:经典药物又称神经阻滞剂,主要通过阻断 D_2 受体起到抗幻觉妄想的作用,按临床特点分为低效价和高效价两类。前者以氯丙嗪为代表,镇静作用强,抗胆碱能作用明显,对心血管和肝功能的影响较大,锥体外系不良反应较小,治疗剂量比较大;后者以氟哌啶醇为代表,抗幻觉妄想作用突出,镇静作用很弱,心血管及肝脏毒性小,但锥体外系不良反应较大。此类药物能够有效地控制急性期症状,减少精神分裂症复发或恶化,但也存在一定的局限性:①不能改善认知功能;②对阴性症状及伴发抑郁症状疗效不确切;③引发椎体外系和迟发性运动障碍的比例高,常导致患者服药依从性差。

(2)非经典抗精神病药物:通过平衡阻滞 5-HT 与 D_2 受体,起到治疗作用,不但对幻觉妄想等阳性症状有效,对情感平淡、意志减退等阴性症状也有一定疗效。代表药物有利培酮、奥氮平、奎硫平、氯氮平等。此外,该类药物中绝大多数药物的不良反应相对较少,特别是锥体外系不良反应、过度镇静作用等均明显轻于经典抗精神病药物,因此增加了患者对药物的依从性,提高了生活质量。这对于减少精神分裂症的复发、减少再入院率有重要帮助。

(二)电抽搐治疗

对精神分裂症的兴奋躁动,特别是出现冲动伤人、木僵或亚木僵、拒食、出走、精神分裂症疾病过程中或病后较为严重的抑郁情绪患者,抗精神病药物治疗无效或对药物不能耐受者等适合接受电抽搐治疗。在药物治疗的基础上合并电抽搐治疗,可以缩短对患者阳性症状的治疗时间,减少患者的住院期,对患者尽快出院和康复有利。电抽搐治疗能缓解 5%～10%难治性精神分裂症患者的症状,但要注意的是电抽搐治疗会引起短暂的记忆损害。

(三)心理—社会康复

心理治疗必须成为精神分裂症治疗的一部分。心理治疗不但可以改善患者的精神症状、提高自知力、增强治疗的依从性,也可改善家庭成员间的关系,促进患者与社会的接触。行为治疗有助于纠正患者的某些功能缺陷,提高人际交往技巧。家庭治疗使家庭成员发现存在已久的沟通方面的问题,有助于宣泄不良情绪,简化交流方式。

仅仅让患者消除精神症状是不够的。临床症状消失,自知力恢复,仅达到临床痊愈的标准。理想状态是,患者恢复了由于疾病所致的精力与体力下降,达到并保持良好的健康状态,恢复原有的工作或学习能力,重建恰当稳定的人际关系,这样才算达到全面的社会康复。

对临床痊愈的患者,应当鼓励其参加社会活动和从事力所能及的工作。对慢性精神分裂症有退缩表现的患者,可进行日常生活能力、人际交往技能的训练和职业劳动训练,使患者尽可能保留一部分社会生活功能,减轻残疾程度。应对患者的亲属进行健康教育,让其了解有关精神分裂症的基本知识,以期增加对患者的理解、支持,减少可能为病人带来的压力,如过多的指责、过高的期望。

应当向社会公众普及精神卫生知识,使社会对精神病患者多一些宽容和关怀,少一些歧视和孤立。精神分裂症在初次发病缓解后可有不同的病程变化。大约1/3的患者可获临床痊愈,即不再存有精神病理症状。但即使在这些"康复者"中,由于精神分裂症深刻地影响了患者的正常生活和体验,患者在病愈后也会发现自我感受与过去有所改变。另一些患者可呈发作性病程,其发作期与间歇期长短不一,复发的次数也不尽相同,复发与社会心理因素有关。

六、预后

总体上讲,在第 1 次发作的精神分裂症患者中,有 75% 可以治愈,约 20% 可保持终生健康。因此精神分裂症的预后并不像人们所想象的那样悲观。由于现代治疗学的不断进步,大约 60% 的患者可以达到社会性缓解,即具备一定的社会功能。

对于某一具体的患者,在患病初期确定预后比较困难。有利于预后的一些因素是:起病年龄较晚,急性起病,明显的情感症状,人格正常,病前社交与适应能力良好,病情发作与心因关系密切。通常女性的预后要好于男性。一些患者在反复发作后可出现人格改变、社会功能下降,临床上呈现不同程度的残疾状态。残疾状态较轻时,患者尚保留一定的社会适应能力和工作能力。另有一小部分患者病程为渐进性发展,或每次发作都造成人格的进一步衰退和瓦解。病情的不断加重最终导致患者长期住院或反复入院治疗。

第二节 偏执型精神分裂症患者的护理

一、护理评估

(一)健康史

患者病史时长,曾经是否住院治疗,治疗后服药是否规律,病情有无复发,工作情况等。家族成员中是否有精神障碍患者。

(二)生理评估

患者生命体征是否正常;睡眠、食欲、大小便是否正常。患者衣着样貌是否整洁,生活能否自理。查体有无特殊的阳性体征。辅助检查有无阳性发现。

(三)心理评估

患者病前性格如何,有无个人特殊嗜好及爱好,并对患者的心理活动进行了解。

例如有的患者认为自己没有病,对疾病没有认识,对住院治疗不合作,存在言语性幻听、被害妄想,被监视感。患者情绪不稳定、焦虑,有时坐立难安,情感反应与周围环境欠协调。

(四)社会功能评估

患者社会交往能力是否正常,工作能力如何,与同事关系如何,家庭关系是否和睦,家庭经济状况如何等。

二、常见护理诊断/合作性问题

(1)有自杀的危险与精神症状有关。

(2)焦虑与无价值感、自责等因素有关。

(3)思维过程的改变与妄想有关。

(4)睡眠形态紊乱与幻觉、妄想、睡眠规律紊乱等有关。

三、护理目标

(1)患者住院期间不发生自杀、冲动行为。

(2)患者睡眠得到改善,能按时入睡,保证睡眠每日 7~8 h,并学会一些应对失眠的方法。

(3)患者的症状得到最大程度的减轻,日常生活尽可能不被精神症状所困扰。

四、护理措施

(一)自杀危险的护理

(1)该患者自杀危险因素评估结果为中度危险,安排患者住在易观察的病房看护,24 h在护士视线范围内活动。

(2)与患者建立良好的信任关系,注意沟通的方式,交谈时态度诚恳亲切,鼓励患者说出内心的想法,疏导患者的不良情绪。

(3)严格执行安全检查制度,做好药品及危险物品保管工作,外出检查时密切观察,确保安全。

(4)做好探视家属告知,不得将危险品交给患者。

(5)严密观察患者的言语、情绪及行为表现,发现异常迹象时,及时采取有效的预防措施,必要时给予约束性保护,并按约束护理常规护理。病情变化时要严格做好交接班。

(二)焦虑的护理

(1)提供支持性心理护理,耐心倾听患者的诉说,了解患者的感受和体验,对患者的痛苦给予理解。

(2)鼓励患者表达自己的情绪和不愉快的感受,协助其识别和接收负性情绪及相关行为。

(3)患者因幻觉而出现焦虑不安时,护士应主动询问并提供帮助。帮助患者学会放松技巧,教给患者应用意向引导、深呼吸等技巧逐步放松肌肉。

(三)幻觉状态的护理

(1)护士要加强护患交流,建立治疗性信任关系,了解患者言语、情绪和行为表现,以掌握幻觉出现的次数、内容、时间和规律,并评估幻觉对患者行为的影响。

(2)在护理过程中要注意使用恰当的方法,在疾病早期不轻易批评患者的幻觉或向患者说明幻觉的不真实性,鼓励患者说出幻觉的内容,从而预防意外的发生。

(3)在病情好转期,试着与患者讨论幻觉在其生活上所带来的困扰,鼓励患者表达内心感受,帮助患者辨别病态的体验,区分现实与虚幻,增进现实感,并促使者逐渐学会自我控制,对抗幻觉的发生。向患者讲解关于幻觉的基本知识,并指导患者学会应对幻觉的方法,如通过看电视或听音乐,做手工等转移注意力,可通过大声阅读、打枕头等方式来宣泄情绪;同时可以寻求医护人员的帮助。

(4)鼓励患者参加集体活动,淡化不良刺激因素对其影响,安排合理工作、娱乐活动,转移其注意力,缓解其负性情绪。

(四)妄想状态的护理

(1)护士要关心、体谅、尊重患者,让患者感到护士的亲切及病区的安全、温暖。在疾病早期尽量不触及患者的妄想内容。若患者自行谈及妄想内容时,护士做好倾听,不要急于纠正或与其争辩,也不要在患者面前低声交谈,防止强化妄想内容,增加对护士的敌意,妨碍良好护患关系的建立。

(2)护士要了解患者妄想产生的原因,让患者依据原因的重要性排序,然后与患者共同讨论其他可能的解释方法。随着治疗的进行,患者对妄想的病理信念开始动摇时,应抓住时机与患者进行治疗性沟通,启发患者进一步认识病态思维,帮助分析病情,批判症状,讨论妄想对生活的不良影响,使其逐步恢复自知力。

（五）服药护理

（1）发药时确认患者将药物服下，提防患者藏药、弃药。

（2）密切观察患者服药后的反应；发现不良反应时，应及时报告医生并采取相应的护理措施对症处理。

（3）如果患者在服药期间出现不良反应，易产生沮丧、悲观等负性情绪体验，此时护士要密切观察患者的言谈举止，严防意外事件的发生。同时给予患者积极的心理护理、消除不安和恐慌。

（六）睡眠护理

（1）创造良好的睡眠环境，保持环境安静，温湿度适宜，护士巡视病房时做到"四轻"，即说话轻、走路轻、操作轻、关门轻。

（2）鼓励患者白天多参加工作、娱乐活动，减少白天的睡眠时间；晚上睡觉前可以用热水泡脚，促进血液循环，避免饮茶、咖啡、兴奋性饮料等。

（3）护士夜间巡视时要认真仔细，防止患者蒙头睡觉和假睡；如果睡眠差经诱导后无效，可报告医生，遵医嘱予以药物治疗。

（七）健康宣教

向患者及其家属讲解有关精神分裂症的相关知识和药物治疗的重要性，使患者了解疾病的预后与药物治疗的关系，引导患者把病情好转与服用抗精神病药联系起来，使其领悟药物治疗带来的好处，增强战胜疾病的信心。

五、护理评价

（1）患者有无意外事件和并发症的发生。

（2）患者是否学会促进睡眠的方法，可以做到有效保证睡眠。

（3）患者精神症状是否得到最大缓解，自知力恢复情况。

第三节　青春型精神分裂症患者的护理

一、护理评估

（一）健康史

患者病史，家族中是否有患病历史。

（二）生理评估

患者生命体征是否正常；睡眠、食欲、大小便是否正常。患者衣着样貌是否整洁，生活能否自理。查体有无特殊的阳性体征，辅助检查有无阳性发现。

（三）心理评估

患者病前性格如何，有无个人特殊嗜好及爱好，并对患者的心理活动进行了解。例如，有的患者病前性格胆怯内向，喜独处，不苟言笑，无恋爱史。个人无特殊嗜好及爱好。患者认为自己没有病,对疾病没有认识,对住院治疗不合作。患者表现自语自笑,行为轻佻,言语杂乱,自打耳光,甚至有打父母的行为。情感反应与周围环境欠协调。

(四)社会功能评估

患者社会交往能力是否正常,学习成绩如何,与同学关系如何,家庭关系如何,家庭经济状况如何。

二、常见护理诊断/合作性问题

(1)有对他人/自己施行暴力行为的危险与精神运动性兴奋及自知力缺乏等有关。

(2)卫生/穿着/进食自理缺陷与行为异常、无力照顾自己有关。

(3)自我认同紊乱与思维障碍有关。

(4)不依从行为与自知力缺乏有关。

三、护理目标

(1)患者住院期间不发生自伤或伤人行为。

(2)患者能料理个人卫生、穿着及按时进食。

(3)患者能认识和分析自己的病态行为,对自己的行为负责。

四、护理措施

(一)有对他人或自己施行暴力行为的危险

1.预防患者的暴力行为

(1)评估患者暴力行为发生的诱因和先兆:患者不肯住院治疗,在病房内提出不合理要求并且行为轻佻、哭笑无常,很容易出现伤人或被他人伤害。

护理人员要了解患者在入院前发生暴力行为的原因并评估这些原因是否依然存在,或是否有新的诱因出现,设法消除或减少这些因素。

护理人员还需要早期发现暴力行为的先兆,如患者情绪激动、质疑、挑剔、无理要求增多、骂人、动作多而快等,以便及时并采取预防措施,稳定患者的情绪,避免暴力行为发生。

(2)在患者入院早期,尽可能地满足其合理要求,对于不合理、无法满足的要求尽可能做好解释劝说,避免直接、简单方法拒绝,以免激惹患者。

(3)保证药物治疗的顺利进行并仔细观察药物疗效及不良反应,有异常情况及时处理。

(4)安全管理:保持环境安静与整洁,避免嘈杂与拥挤。管理好各种危险品,避免被冲动患者拿作攻击的工具。

(5)患者教育:教会患者沟通的方法和正确表达愤怒情绪的方式。

2.暴力行为发生时的处理

(1)寻求帮助。

(2)控制局面,暴力行为发生时,应尽快控制局面,确保其他患者的安全。

(3)解除武装。

(4)必要时进行隔离与保护性约束。

(二)卫生/穿着/进食自理缺陷

(1)为患者提供足够的食物和水,根据患者的具体情况,定时进食进水;必要时可安排单独就餐,食物形式可多样化,如提供可直接手拿着吃的食物等。

（2）患者因受症状影响，对自己的行为缺乏判断，可能出现一些不恰当的言行，如行为轻佻、喜好接近异性、乱脱衣等。护理人员应鼓励患者自行完成一些有关个人卫生、衣着的活动，对其不恰当的言行给予适当的引导和限制。

（三）自我认同紊乱

（1）建立良好的护患关系，重建患者对他人及外界的信任感，采取诚恳、尊重、信任的态度与患者接触，是患者感觉被接收、被尊重，并采用短暂、多次的形式与患者接触。开始可采用一对一方式与患者接触，建立良好护患关系后，再渐次建立患者与他人的信任感，以增加其对外界环境的信任。护理人员不要轻易对患者承诺，以免破坏患者的信任感。

与患者交谈尽量简明扼要、清晰，避免猜疑。尽可能避免与患者产生不必要的身体接触。

（2）鼓励患者用可控制和可接收的方式表达和宣泄激动与愤怒，对其打抱不平的行为必须婉言谢绝，引导纠正患者的不适当行为，使之符合社会规范。

（3）引导患者参加活动，鼓励其看书、阅报、做手工等，以转移其注意力，使其接纳并适应病房生活。

（四）不依从行为

（1）护士主动体贴、关心患者，使患者感到自己被接纳被尊重。

（2）选择适当的时机向患者宣教有关知识，帮助患者了解自己的疾病，向患者说明不配合治疗带来的严重后果。

（3）护士严格执行操作规程，发药到手，看服到口，服药后要检查患者口腔、水杯，避免藏药；但要注意采取适当的方式，尊重患者的人格。

（4）拒绝服药的患者，应耐心劝导，必要时采取注射或长效针剂方式。

（5）鼓励患者表达自己对治疗的感受和想法。

五、护理评价

（1）患者住院期间有无意外事件和并发症发生。

（2）患者是否学会控制情绪的方法。

（3）患者能否料理个人卫生、穿着及进食。

（4）患者是否能认识和分析自己的病态行为，了解所患疾病及所用药物的相关知识。

第五章 急危重症护理

第一节 急性肺损伤与急性呼吸窘迫综合征患者的护理

一、概述

急性呼吸窘迫综合征（acute respiratory distress syndrome，ARDS）是由多种病因引起的肺血管内皮细胞和肺泡上皮细胞损害、肺间质水肿、血管阻力增高、肺泡萎陷、顺应性降低、分流量增多、顽固性低氧血症等为特点的一种急性进行性呼吸衰竭。1994年在西班牙召开的ARDS欧美联席会议上，首次引入急性肺损伤（ALI）的概念，认为ALI为ARDS前期病变，ARDS为重度ALI，两者是多脏器功能障碍综合征（multiple organ dysfunction syndrome，MODS）的一部分，是MODS在肺部的突出表现。引起ARDS的常见病因为休克、创伤、感染、吸入有毒气体、误吸、药物过量、代谢紊乱、血液系统紊乱和其他。按照对肺损伤关系将其分为直接肺损伤和间接肺损伤两类，前者包括误吸（胃内容物），淡（海）水吸入，弥散性肺部细菌、病毒、肺猪囊尾蚴（肺囊虫）等感染，吸入二氧化硫、氯气、光气、烟雾等毒性气体，称为原发性ARDS；后者包括严重感染、创伤、休克、全身性炎症反应综合征（SIRS）等称继发性ARDS。80%以上的ARDS发生于原发病后24～48 h，而脓毒血症多于6 h内并发ARDS。最常见的病因是多发伤和脓毒血症，前者有5%～8%并发ARDS，后者为25%～42%并发ARDS。ARDS的发病率与病因数相关，单个病因为25%，2个病因为42%，3个以上（包括3个）可达85%。

二、发病机制

ARDS的发病机制大致有3种：①吸入的有害气体或酸性胃内容物，直接损害肺泡和毛细血管壁，使血管通透性增加。②严重的肺挫伤可使肺泡和肺脏小血管破裂，肺间质和肺内出血。③长骨骨折，脂肪栓塞于肺毛细血管，被肺脂肪蛋白酶转化为游离脂肪酸，可破坏血管膜，灭活肺表面活性物质。从细胞和分子水平研究发病机制是由于直接的或间接的感染及非感染炎性刺激，启动炎性细胞的瀑布反应，是促炎症反应和代偿性抗感染反应失衡的结果。其中效应细胞有多形核白细胞、单核—巨噬细胞、血管内皮细胞和肺泡上皮细胞，它们参与机体炎症反应，使这类细胞在肺微血管内聚集，释放炎症介质损伤肺泡毛细血管膜，导致通透性肺水肿，激活免疫和凝血系统。效应细胞释放的炎性介质有TNF-α、IL-1、IL-6、IL-8等，参与肺损伤的发病。这些炎性介质一方面激活内皮细胞黏附分子的表达，并促进肺内中性粒细胞大量释放脂类介质、氧自由基、蛋白酶。机体在感染和（或）创伤等刺激下，肺部损伤后局部炎性细胞释放内源性抗感染介质（如IL-4、IL-10、IL-13等）。

由于炎性介质和抗感染性介质间失衡，ARDS主要的病理生理变化为肺泡毛细血管通透性增加,肺间质和肺泡水肿,表面活性物质减少,顺应性下降,通气/血流比例失调,分流量增加,出现顽固性低氧血症,这是多因素多环节共同作用的结果。

三、病情判断

(一)诊断标准

1.1994 年欧美 ARDS 标准

由 ARDS 联合委员会(AECC)提出,其诊断标准如下。

(1)急性起病。

(2)$PaO_2/FiO_2 \leqslant 300$ mmHg。

(3)胸部 X 线片示双肺纹理增多,边缘模糊,斑片状或大片状密度增高影等间质性或肺泡性水肿、浸润影。

(4)$PCWP \leqslant 18$ mmHg,或无左心房压力增高的临床证据。

2.2007 年中华呼吸病学会提出与国际接轨的诊断标准

(1)有发病的高危因素。

(2)急性起病,呼吸频数或呼吸窘迫。

(3)氧合指数 $PaO_2/FiO_2 < 26.7$ kPa(200 mmHg),不管 PEEP 水平的高低。

(4)胸部 X 线片检查两肺浸润阴影。

(5)肺毛细血管楔压< 2.4 kPa(18 mmHg)或临床排除心源性肺水肿。

上述标准的氧合指数< 40.0 kPa(300 mmHg)应诊断急性肺损伤(ALI)。

(二)临床分期

ARDS 起病多急骤,典型临床经过可分以下 4 期。

1.损伤期

损伤后 4～6 h,以原发病表现为主,呼吸可增快,但无典型呼吸窘迫。

2.相对稳定期

在损伤后 6～48 h,经积极救治,循环稳定。但却逐渐出现呼吸困难、频率加快、低氧血症、过度通气、$PaCO_2$ 降低、肺体征不明显,胸部 X 线片可见肺纹理增多、模糊和网状浸润影,提示肺血管周围液体急骤增多和间质性水肿。

3.呼吸衰竭期

损伤后 24～48 h,出现呼吸困难、窘迫和发绀,常规氧疗无效,也不能用其他原发心肺疾病来解释,呼吸频率可达 35～50 次/分钟,胸部听诊可闻及湿啰音、爆裂音。胸部 X 线片可见两肺有散在斑片状阴影或呈磨玻璃样改变,可见支气管充气征。血气分析 PaO_2 和 $PaCO_2$ 均降低,常呈代谢性酸中毒、呼吸性碱中毒。

4.终末期

极度呼吸困难和严重发绀,出现神经精神症状,如嗜睡、谵妄、昏迷等。胸部 X 线片示融合成大片状浸润阴影,支气管充气征明显。血气分析为严重低氧血症、CO_2 潴留,常有混合性酸碱失衡,最终可发生循环功能衰竭。

四、救治措施

病因治疗是最关键最主要的环节,增加机体免疫力,增强抗感染能力,保护胃肠黏膜屏障和呼吸支持十分重要。

(一)机械通气

1. 非侵入性正压通气(NPPV)

NPPV 包括经鼻罩和面罩通气,多用于非感染组患者,可免去气管内插管并减少并发症。

2. 肺保护性通气策略(lung protective ventilation strategy,LPVS)

常规的容量控制模式加呼气末正压通气(PEEP)是治疗 ARDS 较为常用的机械通气支持疗法。发生 ARDS 后,常仅有 20%～30%肺泡可以通气,采用常规潮气量(10～15 mL/kg)可致这些通气肺泡过度扩张而致肺泡泄漏、肺间质气肿和气体栓塞等并发症,造成肺泡上皮和血管内皮过度牵拉伤和高通透性肺泡水肿以及肺气压伤,统称为"与通气机有关的肺损伤"(vetiilatorssociated lung injury,VALI),故近年来建议采用 LPVS。LPVS 特征为小 VT(4～7 mL/kg)、低气道压[PIP < 3.43 kPa (35 cmH_2O)]、适度 PEEP[0.78～1.47 kPa(8～15 cmH_2O)]和适度的 $PaCO_2$ 升高[治疗性高碳酸血症,therapeutic hypercapnia,$PaCO_2$ 6.65～13.3 kPa(50～100 mmHg)];另一 LVPS 的措施是"开放肺(openlung)"技术,保持 PEEP 高于肺压力容量曲线的低拐点,以防肺泡萎陷,限制扩张压不高于高拐点,以免造成容积伤。PEEP 有利于防止呼气肺泡萎陷,提高 PaO_2,改善氧合,增高肺顺应性,但不宜过高,否则会产生气压伤,影响心排出量。当常规机械通气、FiO_2 为 0.60、PaO_2 仍低于 8.0 kPa 时,应考虑使用 PEEP。

3. 控制性肺膨胀(sustained inflation,SI)

控制性肺膨胀是一种增加肺容积、促进塌陷肺泡复张的方法,由叹息发展而来,在吸气时给予足够的压力,让塌陷的肺泡充分开放,并持续一定的时间,使病变程度不一的肺泡间达到平衡,气道压力保持在 SI 的压力水平,能提高患者肺顺应性,改善氧合,减少气压伤产生,这也是 LPVS 的辅助措施。

(二)综合疗法(阶梯疗法)

1. 液体限制

一般应适当控制,以最低有效血管内容量来维持有效循环功能,保持相对脱水,使肺处于相对"干"状态,肺小动脉楔嵌压(PAWP)维持在 1.37～1.57 kPa(14～16 cmH_2O)。必要时可用利尿剂、清蛋白和血浆以减轻肺组织间隙水肿。

2. 肾上腺糖皮质激素(GC)

GC 可抑制核因子-κB 的活性及 κB 抑制蛋白的降解,从而抑制多种细胞因子的转录,减少炎症介质的合成,同时抑制磷脂酶 A_2 激活、抑制多形核白细胞聚集、稳定溶酶体膜、增加肺表面活性物质合成。在 ALI 及 ARDS 早期使用中,大剂量地塞米松 10～20 mg,每 6～8 h 静脉注射 1 次,3～4 d 后迅速减量,1～2 周内撤毕。危急时亦可气管内给地塞米松 5～10 mg,每 1～2 小时 1 次,或用甲泼尼龙,对激素的疗效尚难评价。

3. 强心与血管扩张剂

强心药可改善心功能,增加心排出量。血管扩张剂不仅能减轻心脏前后负荷、改善微循环,更重要的是能降低肺高压,减少肺循环短路开放,解除支气管痉挛,有利于通气改善和纠正低氧血症。一般采用小量多巴胺＋多巴酚丁胺和酚妥拉明＋硝酸甘油、分别联合静脉滴注。

(三)体外生命支持(extracorporeal life organization,ELO)

目的是让肺休息以促进康复。包括体外膜肺氧合(extracorporeal membrane

oxygenation,ECMO),即采用膜式氧合的方法代替肺功能,采用静脉—动脉高流量转流,以改善氧合。体外 CO_2 排除(extracoporeal CO_2 removal)采用静脉—静脉低流量分流消除 CO_2 等。

五、护理要点

(一)一般生命体征观察

包括体温、呼吸、心率(或脉搏)、血压和意识状态的监测。由于 ARDS 常常与全身炎症反应综合征(SIRS)有关,尤其是发生脓毒症,多数患者出现高热,体温最高可达 40 ℃ 左右。体温的监测十分重要,积极干预也非常必要,如物理降温,包括冰袋或冰帽降温、降温毯等,必要时药物降温;应密切观察血压、心率等改变。呼吸的变化表现为呼吸浅速或浅慢,或胸腹矛盾呼吸,频率可增快,也可变慢,因此,应密切观察呼吸节律或频率的变化,以利于判断病情。大多数患者血压偏低,特别是处于休克期,除密切观察血压的变化外,抗休克治疗的护理尤为重要。低氧血症、高碳酸血症可引起心率加快,低容量、高热也是心率加快的常见原因。心率减慢时可能为传导阻滞,甚至引起猝死,应高度警惕,尤其是高血钾时。由于缺氧和(或)二氧化碳潴留,患者会出现意识状态的改变,如兴奋、烦躁、头痛,严重时出现扑翼样震颤,甚至嗜睡、昏迷。

(二)呼吸机治疗护理

1.潮气量监测

潮气量(tidal volume,VT)与年龄、性别、体表面积和机体代谢状况有关,成人潮气量为 $8\sim12$ mL/kg,若小于 5 mL/kg,即需要辅助呼吸。床边监测多采用呼气流量表,对正在接受呼吸机治疗者,亦可由附设的通气量表上测得,一般均推荐在气管导管与呼吸机连接处测 VT。

2.二氧化碳分压监测

动脉血二氧化碳分压($PaCO_2$)受换气功能影响较小,是衡量肺泡通气最直接的指标,正常值为 $35\sim40$ mmHg。$PaCO_2$ 下降见于代谢性酸中毒时代偿性通气过度和呼吸性碱中毒,$PaCO_2$ 升高见于呼吸肌疲劳、气道阻塞或限制性通气障碍所致呼吸性酸中毒和代谢性碱中毒时代偿性通气过低。

呼气末二氧化碳分压(partial pressure of carbon dioxide,$P_{ET}CO_2$)主要反映动脉血二氧化碳分压($PaCO_2$),正常值为 5.32 kPa(40 mmHg),持续监测 $P_{ET}CO_2$ 可监测通气功能而避免反复抽取动脉血来监测 $PaCO_2$,合理调节呼吸机的参数,防止过度通气所致的呼吸性碱中毒和通气不足所致的呼吸性酸中毒;同时可作为脱机和拔管的指标。

3.氧合指数(PaO_2/FiO_2)

PaO_2/FiO_2 也是监测肺换气功能的主要指标,是诊断 ARDS/ALI 的重要指标之一。正常值是 $46.67\sim66.67$ kPa(350～500 mmHg)。

4.氧饱和监测

脉氧仪监测氧饱和度能准确反映呼吸机治疗效果。

(三)阶梯疗法的护理

阶梯疗法的护理包括输液的管理,特别是准确记录每日出入量,达到液体限制的要求。糖皮质激素应用要防止应激性溃疡的发生,密切观察患者胃液、大便的性状,监测血糖和血压的变化。

(四)特殊治疗的护理

若需俯卧位治疗,需要加强患者的 SaO_2 和血压的监测。体外生命支持治疗,特别强调无菌观念的培养和动静脉置管的护理。

第二节　急性肾衰竭患者的护理

一、概述

急性肾衰竭(acute renal failure,ARF)是各种病因造成肾脏功能迅速减损,导致水潴留、氮质血症、电解质及酸碱平衡紊乱等急性综合征。ARF 最早在 1941 年由 Bvwaters 描述,依据尿量多少分为少尿型和非少尿型急性肾衰竭,广义上又分为肾前性、肾性和肾后性三大类。肾前性 ARF 又称肾前性氮质血症,系由各种病因引起血容量不足和循环衰竭,使肾脏血流减少而导致肾功能损害,若及时纠正血容量不足和循环衰竭则可使肾功能改善。肾后性 ARF 是由于急性尿路梗阻造成肾功能损害,及时解除梗阻,肾功能有可能很快恢复。肾性急性肾衰竭是肾实质病变所致肾功能损害,主要是由于肾脏缺血和中毒两个原因引起,是狭义上的急性肾衰竭。

近年来,提出了急性肾损伤(acute kidney injury,AKI)的概念,2002 年 ADQI 提出了 AKI 的 RIFLE 分期标准,分为危险期(R)、损伤期(I)、衰竭期(F)、丧失期(L)、终末期(E),而后将 AKI 的危险期标准扩展到血清肌酐(SCr)绝对值的升高及 $1 \sim 7$ d 内的肾小球率过滤(GFR)的迅速下降,目的即为了更早地发现和治疗 AKI。

二、病因

(一)肾前性急性肾衰竭

1.有效血容量绝对减少

包括出血、经皮肤丢失(烧伤、大汗)、胃肠道丢失(呕吐、腹泻)、肾脏丢失(利尿、糖尿)和液体在第三间隙潴留(腹膜炎、胸膜炎)等。

2.有效血容量相对减少

充血性心力衰竭、心律紊乱、脓毒症、过敏性水肿。

3.动脉堵塞

单侧或双侧肾血栓性栓塞、主动脉瘤。

(二)肾后性急性肾衰竭

1.尿路梗阻

单侧或双侧梗阻(结石、肿物、血凝块、后腹膜纤维化、医源性)。

2.静脉堵塞

单侧或双侧肾静脉堵塞(血栓形成、肿物、医源性)。

(三)肾性急性肾衰竭

1.肾小管病变

急性肾小管坏死(占 40%),常由肾脏缺血、中毒或肾小管堵塞(血红蛋白、肌红蛋白)引起。

2.肾小球疾病

肾小球疾病占 25%～26%,见于各种类型急性肾炎,包括狼疮性肾炎、紫癜性肾炎等。

3.肾间质疾病

肾间质疾病占 90%,由药物过敏引起的急性间质性肾炎多由磺胺类、新型青霉素、氨苄西林、止痛药、非激素类抗感染药等引起。

4.肾血管疾病

肾血管疾病约占 25%,如坏死性和过敏性血管炎、恶性高血压、肾动脉闭塞、肾静脉血栓形成、妊娠子痫、DIC 等。

60%以上的 ARF 与手术、外伤有关,约近 40%发生于治疗其他疾病过程中,可认为是医源性。最主要原因是肾缺血,而且缺血持续的时间越长越严重。另一主要原因是肾中毒,毒物包括重金属、有机溶剂等,药物中毒则以氨基糖苷类抗生素、造影剂常见。促其发生的因素有血容量减少、高龄、原患有肾疾患、低血钾、同时应用其他肾毒性药物或强利尿剂等。放射造影剂对正常人几乎无肾毒性,而原患有肾疾患,特别是糖尿病肾病则 ARF 的发生率可达10%～40%。

肌红蛋白引起 ARF 的确切机制仍不清楚。许多证据表明,肌红蛋白不是直接肾毒性物质,其他一些肌肉崩解产物以及肌红蛋白造成肾小管阻塞和管型形成已经证实,当然并存的低血容量和肾脏低灌注也是诱发 ARF 的原因。血红蛋白也不是强肾毒性物质,溶血造成 ARF是源于红细胞基质的毒性物质及同时存在的低血容量和肾脏低灌注所致。有些 ARF 的病因不只一个,而是多种,如休克患者发生 ARF 就有血容量不足、接受肾性毒物、脓毒症、输血等多因素参与。

三、发病机制

ARF 的发病机制尚不明确,动物实验研究提示肾小管及血管病变为发病基础。肾小管损害学说认为管型和细胞碎片阻塞肾小管管腔,使肾小管内压升高到足以减低净滤过压;一些学者还认为肾小球滤过物穿越受损的肾小管上皮回漏也是原因之一。肾血管因素提示,严重的入球小动脉收缩和出球小动脉扩张使肾小球血流量下降、肾灌注压明显减低。基于这个观点,有的学者提出血管运动性肾病的学说。还有一种理论认为,肾小球毛细血管壁渗透性改变为ARF 的基础。

四、病理

ARF 病理改变主要有两种类型,由于肾缺血造成的肾损害可见轻度灶性坏死占据整个肾单位,肾小管部分(皮质及髓质连结处)更为显著;由于肾毒性物质造成的肾损害呈现一种特有弥散的远曲小管坏死,肾小管基膜无改变。肾脏组织病理改变与肾功能指标间常无相关关系。ARF 恢复后肾活检显示仅有轻度异常或完全正常。

五、病情判断

(一)初始期

此期无具有特征性的症状和体征,常不易确诊,有些是在回顾性研究中给予确诊。少尿是此期的主要表现。

研究获知 40%～50%患者可无少尿,非少尿型 ARF 虽可见于各种病因所致者,但以肾毒性物质、氨基糖苷类药物引起的居多。

(二)持续期

仍以少尿为特征,占 50%以上。少尿持续时间为 10～14 d,但也可短到仅数小时,或者长达 6～8 周。同时患有血管病的老人,其少尿期长。非少尿者血中含氮物质,水、电解质及酸碱平衡等异常较少尿者为轻。无发热和高分解代谢的少尿患者,血 BUN 和肌酐每日平均升高分别为 3.57～7.14 mmol/L(10～20 mg/dL)和 44.2～88.4 μmol/L(0.5～1 mg/dL),而在高分解代谢患者,伴发热、败血症或广泛烧伤时,则 BUN 和肌酐每日平均升高可分别达 14.28～35.7 mmol/L(40～100 mg/dL)和 176.8～442 μmol/L(2～5 mg/dL)。由横纹肌溶解致肌红蛋白逸出所造成的 ARF,肌酐的增高与 BUN 不成比例。盐、水过负荷产生低钠、水肿、肺充血,尤其对少尿患者是危险的,高钾血症可能致命,其产生是由于肾排出减少、组织继续释放。高磷血症常见,一般在 1.94～2.58 mmol/L(6～8 mg/dL)。低钙血症也很常见,多在1.5～2.25 mmol/L(6～9 mg/dL),确切的原因尚不清楚。常常有轻度高镁血症[0.82～1.23 mmol/L(2～3 mg/dL)],多无症状。代谢性酸中毒可以很严重。由于肾排泄尿酸减少,可出现高尿酸血症[535.32～713.76 μmol/L(9～12 mg/dL)],有高分解代谢和外伤者更严重,淀粉酶亦可因肾排泄减少而增高,常为轻度。正细胞正色素型贫血随氮质血症而出现,血细胞比容常为20%～30%,白细胞可无改变,合并感染时可增高,早期可见血小板减少且质量亦减低。感染可占 30%～70%,是死亡和并发症的主要原因,以呼吸道、泌尿道、手术部位感染多见,原因是治疗中输液、放置各种导管、患者免疫功能低下等。轻度高血压占15%～25%,多在少尿的第二周出现。可发生各种心律失常、心包炎。食欲减退、恶心、呕吐、腹部不适等也常见,10%～30%可出现消化道出血,多经保守治疗控制。神经系统异常表现为眩晕、不安、定向力差等,老年人多见,对透析治疗反应良好。

(三)恢复期

尿量增加为其特征,亦称之为多尿期。初始几日每日尿量可加倍,尿量超过 2 000 mL/d,可持续几日。有些患者尿量呈逐渐增加或有所波动。BUN＞17.85 mmol/L(50 mg/dL),肌酐＞442 μmol/L(5 mg/dL)的患者,少尿型平均 15～25 d,非少尿型平均 5～10 d。可发生高血钙,尤其在有横纹肌溶解的患者。肾功能恢复在此期的最初 1～2 周非常迅速,轻微的肾功能改变可能存在并持续一段时间,但绝大多数患者肾功能可完全恢复,极少数患者可能进展为慢性肾衰竭。

六、救治措施

(一)初始期治疗

首先是祛除病因,其次是尽可能维持尿量不使其进入少尿期。非少尿型较少尿型肾衰竭预后好。常用强髓襻利尿剂如呋塞米静脉滴注,观察 2 h 后如尿量不增加可重复使用。或用甘露醇静脉滴注,2 h 后可重复给予,如仍无效则应停用。使用血管扩张剂解除肾血管痉挛,增加肾脏血流,可用少剂量多巴胺静脉滴注,可合并应用酚妥拉明。有学者提出早期使用钙拮抗剂,防止早期入球小动脉平滑肌内钙离子增加致血管收缩。

(二)持续期治疗

此期应严格限制液体入量,每日摄入量应是尿量＋不显性丢失量(一般为 500～1 000 mL)。最好使体重下降 0.2～0.3 kg/d。体重下降过多提示高分解代谢,下降过少则标志摄入过多,血钠浓度也可作为入量多少的指标,饮食应特别重视,给予足够热量以防止内源性蛋白质分解。糖应不少于 200 g/d。可给予必需氨基酸及优质蛋白质。纠正电解质紊乱和酸碱失衡。预防和积极治疗感染,根据肾功能状况选择用药和调整剂量,控制高血压,防治心力衰竭。

2001 年欧洲 ICU 中心连续性血液净化(continous blood purlfiacation,CBP)治疗的指征为:①少尿(<200 mL/12 h)、无尿(<50 mL/12 h);②高血钾(>6.5 mmol/L);③严重代谢性酸中毒(pH<7.1);④氮质血症(尿素氮>30 mmol/L);⑤明显的组织水肿(尤其是肺);⑥尿毒症性脑病、尿毒症心包炎、尿毒症神经/肌肉损伤;⑦严重高钠血症(>160 mmol/L)或低钠血症(<115 mmol/L);⑧药物过量和可透析的毒素;⑨难以控制的高热。透析治疗的绝对指征是尿毒症症状重、高血钾(>6.5 mmol/L)、BUN>35.7 mmol/L(100 mg/dL)、肌酐>884 μmol/L(10 mg/dL)、严重酸中毒或严重水过负荷、心包炎。可采用腹膜透析或血液透析。连续动静脉血液滤过透析亦可,尤其少尿者,每天可清除 5～12 L 液体,常能迅速缓解水过负荷,是治疗 ARF 的重要方法。

(三)恢复期治疗

注意维持体液、电解质及酸碱平衡,避免使用损害肾脏药物,注意营养支持。

七、护理要点

(一)一般护理

应保证患者有足够的休息,从而减轻肾脏负担,降低代谢率,减少蛋白质分解代谢,减轻氮质血症。

(二)加强营养支持

ARF 患者大多处于高分解代谢状态,水和蛋白质摄入受限,且合并代谢和内环境紊乱,因而需要足够的能量。

胃肠功能正常的患者应尽早开始胃肠营养支持,可通过口服或鼻饲的方式摄入,给予高热量、高维生素、低蛋白质、易消化的食物。胃肠功能障碍患者可用肠外营养。

(三)防治感染

ARF 患者容易被感染,需要积极处理。周围环境要每日进行紫外线消毒;每日早晚进行口腔和会阴护理;勤翻身和皮肤按摩,避免发生压疮和皮肤感染;多拍背协助排痰,避免呼吸道感染;尽量避免不必要的介入性操作;合理应用抗生素,避免产生耐药和合并真菌感染。

(四)少尿期的护理

此期应严格控制液体入量,宁少勿多,保持液体的相对平衡;使用利尿剂、多巴胺和心房利钠肽等促进排尿,加强尿的监测,包括尿的量、颜色、性状、比重和渗透压的监测。加强内环境的监测,防治电解质和酸碱平衡紊乱。积极应用防治肾衰竭的药物。

（五）多尿期的护理

此期以维持水、电解质和酸碱平衡为重点，由于肾功能尚未恢复，需要继续控制补液量。同时注意观察患者是否存在脱水的情况，如皮肤干燥、口渴等，防止因体内液体缺失而引起循环和代谢方面的不良后果；继续治疗氮质血症，包括透析。要严密监测，防治并发症。

第三节　应激性溃疡患者的护理

一、概述

应激性溃疡(stress related gastric ulcer,SU)又称急性胃黏膜病变，是机体在应激状态（如严重创伤、大手术、脓毒症和休克等）下发生的急性上消化道黏膜损害，表现为上消化道出血，为多脏器衰竭在胃肠道的表现，也是危重症患者的终末期表现之一，约占上消化道出血的4%～10%，病死率35%～50%。高龄(≥55岁)、颅脑伤或手术(尤其合并颅内高压)、大面积烧伤和多发伤(创伤评分APACHE Ⅱ16分以上)、休克、败血症、机械通气3 d以上、多器官功能不全(肺、肾尤甚)、重度黄疸、凝血机制障碍、肝肾等重要脏器移植及其术后长期使用大剂量免疫抑制剂、近期有消化性溃疡或上消化道出血史、长期肠外营养等情况是应激性溃疡高危人群。

二、发病机制

应激性溃疡的发生机制涉及机体神经内分泌失调、胃黏膜屏障保护功能削弱及胃黏膜损伤。有关神经内分泌失调机制：创伤后引起神经中枢、神经肽、传导途径、递质释放、受体等多个方面的改变，神经中枢和神经肽主要通过自主神经系统及垂体—肾上腺轴作用于胃肠，黏膜血流降低，胃酸和胃蛋白酶分泌增加，胃平滑肌收缩增强。神经肽分泌增加、递质和受体激活、迷走神经兴奋的频率和幅度增加等，可使胃、十二指肠黏膜的小血管也发生收缩，黏膜血流量下降，血液淤滞微栓子形成，微血管通透性增加，胃肠黏膜微循环障碍，发生缺血缺氧，形成黏膜炎症和溃疡。而造成消化道黏膜缺血的机制则还可能是，应激状态下胃肠黏膜黏液层厚度降低，黏膜及黏液中氨基己糖、磷脂、巯基类物质含量降低，对腔内缓冲能力削弱；胃肠黏膜上皮细胞DNA合成减慢，增生受抑，抗损伤能力下降。

由于缺血、供能不足，黏膜不能产生足量的碱性的 HCO_3^- 及黏液，使胃黏膜屏障遭到破坏，胃腔内 H^+ 顺浓度差进入黏膜，使黏膜内pH下降，损害黏膜，胃蛋白酶在酸性环境中分解蛋白质而破坏细胞，黏膜缺血也使黏膜细胞再生能力降低，已发生的缺损不易修复。由于削弱了黏膜的保护性因素，反流入黏膜内的 H^+ 总量增加，参与SU的形成。同时，胃肠黏膜合成前列腺素减少也是诱发SU的一个因素，正常胃肠黏膜上皮细胞不断合成和释放前列腺素，前列腺素通过使 HCO_3^- 产生增多而增加细胞对 H^+ 的中和能力。应激后，胃肠黏膜前列腺素合成下降，进入细胞内的大量 H^+ 不能被细胞内 HCO_3^- 中和而引起细胞损害。而且，糖皮质激素分泌增多，使蛋白质的分解大于合成，胃上皮细胞再生能力降低，一旦黏膜发生缺损，不易修复。生理情况下,少量胆汁酸盐可由十二指肠反流入胃,但由于胃内有保护性因素存在,故不会对胃黏膜造成损害。在严重应激时,胆汁酸盐反流入胃可直接损害胃黏膜。

在应激性溃疡的发病机制中,关键发病环节为 H^+ 反流入胃黏膜,造成胃壁小血管扩张、通透性增高,出现水肿、淤血和出血直接作用于胃壁内神经末梢引起胃壁平滑肌收缩、胃腺分泌增加,刺激肥大细胞释放组胺,组胺又刺激胃腺壁细胞,进一步促进胃酸分泌,作用于黏膜,加重损害以至形成溃疡。由于糖皮质激素(GC)及儿茶酚胺的释放,使交感神经过度兴奋,导致微血管痉挛,从而使胰腺微循环障碍而致缺血坏死。

三、病情判断

SU 患者主要的临床表现为上消化道出血,出血前常有不同程度的上腹痛、腹胀、恶心和呃逆等,但多被原发病所掩盖。临床上常以突然发生的呕血和(或)黑便为主要表现,或胃肠减压器内液体变为咖啡色,潜血试验阳性。由于黏膜溃疡可呈"分批"发生、"分批"愈合的特点,因而,临床上可出现出血、出血停止、再出血的反复发作的情况。纤维内镜可见急性胃炎、急性出血性胃炎、急性胃糜烂、溃疡和混合性改变五种情况。

四、救治措施

(一)积极治疗原发病

这是控制 SU 发生、发展的最关键的措施,同时,根据实际情况治疗各种诱因及相关因素。

(二)抗休克

补充血容量,包括输血、输液等措施。

(三)止血

静脉注射酚磺乙胺(止血敏)、氨甲苯酸(止血芳酸),补充维生素 C、维生素 K_1 等,蛇凝血素酶(立止血);口服或胃管内注入凝血酶粉和止血粉;胃内注入含去甲肾上腺素的冰盐水。

(四)制酸

包括 H_2 受体拮抗剂如西咪替丁,以及质子泵抑制剂如奥美拉唑等。

(五)保护胃黏膜

常用硫糖铝。

(六)经胃镜止血

包括局部用药、注射无水乙醇和热凝固止血等。

(七)手术治疗

适应证包括以下情况:①经药物治疗,仍需每日输血 3 个单位以上,血压不能维持。②经输血及药物治疗,血细胞比容不升,仍有出血倾向。③诊断明确,经各种治疗仍继续出血者。④合并心肺功能不全的高龄患者,药物治疗未能止血。⑤出血量不大,但伴幽门排空障碍。⑥合并消化道穿孔。

五、护理要点

(一)出血量的估计

无全身症状者,失血量为循环血量的 10%～15%,估计出血量为 400～600 mL;轻度失血者,失血量为循环血量的 20%～25%,估计出血量为 800～1 200 mL,出现心悸、头晕、面色苍白、口干、冷汗,心率 100 次/分钟,收缩压 12～13.3 kPa(90～100 mmHg),脉压小;中度失血者,失血量为 30%～40%,估计出血量为 1 200～1 600 mL,可出现烦躁不安、肢冷、发绀、休克,心率为 100～120 次/分钟;重度失血者,失血量为 40%～50%,估计出血量为 1 600～2 000 mL,除上述症状外,还出现表情淡漠、意识障碍、昏迷、无尿、重度休克,心率 120～140 次/分钟,脉弱。

(二)重视高危患者的胃肠功能的监测和预防 SU

连续监测胃腔内及黏膜内 pH,若胃腔内 pH<4.0 或黏膜内 pH<7.35,则需要采取措施。早期进食可中和腔内胃酸,促进黏液分泌,增加黏膜表面疏水性,促进黏膜上皮更新,不能进食者可进行管饲。镇痛以抑制应激反应,尤其是大手术或严重创伤患者适量的镇静剂或镇痛药物十分必要;多巴胺、硝酸盐类制剂和血管紧张素转换酶抑制剂(ACEI)可用来防治内脏缺血,改善胃肠黏膜微循环,升高黏膜内 pH;H_2 受体拮抗剂具有抑制胃酸分泌、减少胃液内 H^+ 浓度、降低胃蛋白酶活力、增加胃黏膜血流、刺激前列腺素产生和促进黏膜细胞再生等作用,胃黏膜保护剂如奥美拉唑等通过抑制胃壁细胞的质子泵 H^+/K^+ ATP 酶而抑制胃酸分泌;胃黏膜保护剂如硫糖铝的作用已越来越引起人们的重视。润肠通便以减少毒素的吸收和促进胃肠功能的恢复。小剂量糖皮质激素可改善胃黏膜微循环,促进黏液分泌,预防 SU 的发生。

(三)DIC 的防治

积极治疗原发病,消除有害应激因子,纠正内环境紊乱。密切监测患者纤维蛋白原水平、血小板计数及凝血因子,一旦可疑 DIC,密切观察有无消化道出血、呼吸道出血及泌尿道出血,若有出血,或需有创治疗时,则要使用冷沉淀物、新鲜冷冻血浆及浓缩血小板。必要时要持续输注肝素,同时补充血稳定因子,辅以活血化瘀药物如丹参等。

(四)MODS/MOF 的防治

迅速控制原发疾病或损伤,减轻生理和心理的应激反应,减少应激激素的分泌,包括创伤、烧伤和出血的积极处理以及感染的有效控制,积极控制疼痛,大手术 1～3 d 内常规镇痛或镇静治疗;避免缺血时间过长和持续的低灌注,积极循环支持;给氧、呼吸支持,纠正低氧血症,α 受体阻滞剂和血管扩张剂的使用,包括多巴胺、依前列醇(前列环素)、ACEI、酚妥拉明等;一氧化氮(NO)直接吸入或硝酸甘油静脉滴入;山莨菪碱可改善微循环并提高细胞缺氧耐受性,因其可保护线粒体、稳定溶酶体膜、提高缺血缺氧耐受性而防治肠黏膜再灌注损伤;加强营养支持,促进免疫调理;1,6-二磷酸果糖、脂肪乳剂等可提供细胞能量,提高缺血缺氧耐受性,对抗细胞介质。抗自由基药物如还原型谷胱甘肽、别嘌醇等用于预防 MODS。

第四节　急性肝衰竭患者的护理

一、概述

急性肝衰竭(acute hepatic failure,AHF)是由多种病因导致肝脏急性功能衰竭的综合征,临床上除有肝衰竭的症状外,尚有引起 AHF 的原发病的表现。本病急性突发,来势凶猛,病情严重,预后不良,常因短期内合并多脏器功能衰竭致死,属于危重抢救病症之一,应高度重视,及时积极抢救处理。

二、病因及发病机制

(一)感染

1.细菌性感染

此类感染严重的可致脓毒症,尤其是伴感染性休克者,肝损害较多,其程度亦重,因而导致AHF。病原菌包括致病菌和条件致病菌,由于细菌及其产生的毒素、免疫复合物、机体迟发型变态反应等,均可导致肝损害发展为肝衰竭。休克时机体最易受损的脏器之一是肝脏。正常时肝脏接受双重血流供应,其中的 1/3 是来自含氧量较高的肝动脉,其余 2/3 是来自含氧量较低的门静脉。休克时肝动脉和门静脉的血流量均减少,肝脏缺血、缺氧,使休克继续发展,肝脏的血流灌注更加不足,缺氧更加严重。此时代谢产物积聚,二氧化碳潴留和高乳酸血症等形成,导致组织酸中毒,肝脏毛细血管扩张,肝细胞膜的运送功能失代偿,使肝细胞内储备的高能磷酸键耗竭,钠钾泵的正常功能不能维持,钠离子进入细胞内,使细胞水肿,细胞内的钾离子释放逸入血循环中。此外,溶酶体酶、肽类及其他血管活性物质亦释放入血循环中,最后肝细胞广泛坏死,导致肝衰竭。

2.病毒感染

许多种病毒感染时均可造成肝损伤,其中尤以肝炎病毒突出,病毒性肝炎发展为重症肝炎时可导致肝衰竭,而其他种病毒可致肝损害但肝衰竭的发生极少。

(1)肝炎病毒(HV):HV 中甲型肝炎病毒(HAV)引起重症肝炎较少,即使发生重症肝炎,其存活率较高,约在 40% 以上。乙型肝炎病毒(HBV)是重症肝炎的主要病因,病死率较高,约在 70% 以上。非甲非乙型肝炎病毒(NANBV)致肝炎,其中尤以孕妇在妊娠后期中较易发展成重症肝炎 AHF,病死率颇高。丁型肝炎病毒(HDV)为 a 病毒,是一种缺陷性嗜肝病毒,必须与 HBV 共生才能复制,在急性 HBV 血症时,HBV 复制活跃,利于 HDV 持续复制,在HBV 的肝损害基础上,加上 HDV 的侵害,肝坏死严重导致暴发性肝炎肝衰竭,临床症状严重,病死率高。慢性乙型肝炎或 HBsAg 携带者重叠感染 HDV,可发展为急重肝炎或病情突然恶化致肝衰竭而死亡。

在两种或两种以上的 HV 合并感染时,重症肝炎、AHF 的发生率比单一种 HV 感染时要高。

由 HBV 所致的重症肝炎、AHF 除与病毒感染的量有关外,更重要的是与机体的免疫状态有关。当病毒数量过多,肝细胞大量受染,机体对 HV 免疫反应增强,高浓度的抗体和肝细胞释出的病毒抗原结合,形成免疫复合物,同时肝脏微循环障碍,致肝细胞缺血坏死。免疫反应亢进者,抗 HBs 产生得过早过多,可以与 HBsAg 形成抗体过剩的免疫复合物,导致局部过敏坏死(Arthus)反应而引起急性或亚急性重症肝炎致 AHF。

(2)其他病毒:如巨细胞病毒(CMV)感染,其中先天性 CMV 包涵体病暴发型,临床见黄疸、肝脾大、紫癜和多脏器损害;CMV 感染可见于各种免疫缺陷患者,如肾移植者约 70% 发生CMV 感染,临床表现多种多样,有广泛器官损害,多有肝炎表现,肝脏病变为汇管区细胞浸润和肝细胞坏死。

单纯疱疹病毒:肝脏有融合性出血性坏死,先天性感染新生儿出现黄疸、肝脾大、出血等症状,免疫缺陷者和营养不良儿童,可有全身播散性感染,致肝脏和其他器官损害。

风疹、麻疹、登革热及肠道病毒(柯萨奇 A 和 B 组,ECHO)可致肝损害,ECHOV$_{11}$可致新生儿肝坏死。

3.立克次体感染

由立克次体所致的疾病,在我国主要有流行性斑疹伤寒、地方性斑疹伤寒、恙虫病和 Q 热;立克次体可侵犯全身各个脏器,在其小血管内皮细胞内繁殖并释放毒素,导致全身毒血症伴肝脾等脏器损害;其中以 Q 热的肝损害较多见,Q 热在急性阶段常有肝损害,部分严重者可因肝坏死致 AHF 死亡。

(二)中毒

毒物中毒可致肝损害,亦称中毒性肝病,是由肝毒素(hepatotoxin)所致。该毒素对肝脏能产生特殊的损害,其损害的严重程度与剂量的大小有关,对每个个体可产生类似的损害,但个体之间的差异可有轻重不同,常经过短暂的潜伏期之后出现中毒,所造成的肝损害可在动物实验中复制并可预测。肝毒素本身或其代谢产物,直接对肝脏或通过干扰各种酶系统妨碍细胞正常代谢,对肝脏造成损害,这类肝损害多数是急性的,引起脂肪肝和(或)肝细胞坏死。

肝毒素按其来源可分为动物性、植物性及化学品等类。动物类肝毒素包括草鱼、青鱼内脏,鲤鱼的鱼胆,海兔等。植物类肝毒素包括毒蕈、黄曲霉毒素、红茴香根皮、蓖麻子、苍耳、薄荷油、雷公藤等。此外,发酵的米面,发霉的糙巴、艾叶、羊角菜子,有毒蜂蜜(即采自有毒植物如雷公藤、昆明山海棠等的花蜜、花粉酿制的蜂蜜)等,均可致肝损害,严重者亦可导致肝衰竭。化学类肝毒素包括有机汞类,如氯化甲基汞、氯化乙基汞、醋酸苯汞等,黄磷和磷化物,四氯乙烷,三氯乙烯,铍化合物如氟化铍、硫酸铍,二溴氯丙烷;四氯化碳是典型的肝毒素,它是一种脂溶性物质,在使用过程中,可经皮肤、呼吸及消化道吸收致中毒,本品广泛用于工业上制造氯仿,也可做脂肪、橡胶、树脂等的溶剂、分析试剂等,对人体实质脏器尤其是肝、肾可致严重损害,且其对肝脏的损害发生较早。通过细胞色素 P$_{450}$的代谢途径产生的中间代谢产物、碳氯键分裂产生的自由基引起细胞损害;自由基与细胞膜相互作用,生成脂质过氧化物,活性自由基可能是三氯化碳游离基,这种游离基可与不同的细胞发生作用,导致细胞内质网脂质过氧化,使肝细胞损害。

肝损害的程度与中毒剂量大小有关,小剂量时肝损害不明显、程度轻,较大剂量可引起脂肪变性,更大剂量时肝脏有广泛的灶性坏死,以小叶中央区最严重,有出血、坏死和急性炎症、细胞浸润,中毒后 3～5 h 肝脏即有脂质,6 h 即有局灶性坏死,12～24 h 有中心坏死。中毒程度重者可发生 AHF 死亡。

(三)药物性肝损害

根据药物致肝损害的机制分为两类。一类是内在性肝毒素,此类中一种是直接肝毒素,该毒素进入人体后直接造成肝脂肪变性和肝细胞坏死;另一种是间接肝毒素,该毒素进入人体后,其本身或其代谢产物干扰或阻断肝细胞的某种代谢过程或胆汁排泌功能,而致肝损害,损害程度与剂量大小有关,发生率高,但可预测。另一类则由患者的特应性或过敏反应所致,损害程度与剂量大小关系不大,发生率较低,难以预测。

1.四环素族

四环素、土霉素、金霉素,大剂量(每日＞1 g)长期使用,可致肝细胞坏死、广泛脂肪浸润,病死率高,尤以孕妇和肾功能不良者更为严重。

2.异烟肼

对肝损害的程度不一,该药在肝内进行乙酰化形成乙酰异烟肼,再水解为乙酰肼和异烟酸。乙酰肼与肝细胞中的大分子结合形成共价键,造成肝损害,与变态反应无关,重者可为致死性大块坏死。

3.利福平

利福平是肝药酶诱导剂,它能促进异烟肼的代谢,从而增加异烟肼的肝毒性,与异烟肼合用可发生急性肝坏死,少数致死。

4.吡嗪酰胺

可致肝细胞型肝损害,其毒性与剂量有关,每日 1.5 g 则毒性小,每日 >3 g 则肝损害的发病率高、病死率高。

5.酮康唑

肝损害发生率与剂量有关,每日 0.2～0.4 g 肝损害发生率低,如剂量加大长期应用,则肝损害发生率增高;40 岁以上女性发生肝损害较多见,可能与特异质或过敏反应有关,严重者可致 AHF 死亡。

6.氟烷

为全身麻醉药,多次应用可致肝细胞型肝损害,发病率较低,病情似病毒性肝炎,轻者可很快恢复,重者肝衰竭致死。该药在低氧条件下,代谢形成不稳定的亲电中间体,此中间体可与组织大分子共价结合,致肝细胞坏死;其肝毒性可被某些药酶诱导剂促进而增强(如苯巴比妥)。

7.非那西汀

急性中毒时可致肝坏死,可为致命性 AHF。

8.吡喹酮

少数可有肝功能异常如 ALT 增高,个别发生肝损害程度较重,可出现黄疸,甚至诱发肝性脑病。

9.单胺氧化酶抑制剂

如苯乙肼、环苯丙胺等,可致肝细胞损害,病死率高。

10.醋氨酚

剂量 >10 g 时数小时内出现恶心、呕吐、血压下降等,可自行缓解,过 1～2 d 出现进行性肝损害(小叶中心性坏死),是由于其毒性代谢产物损害肝细胞所致;肝药酶诱导剂如乙醇、苯巴比妥等,可使形成的毒性产物增多,起增毒作用。

此外,辛可芬等可致肝细胞型肝损害,病死率高。氯丙嗪、新阿斯凡纳明可致淤胆型肝损害;野百合碱可致迟发性肝损害,出现 ALT 升高、肝肿大、黄疸等,个别可死于肝性脑病。

(四)酒精性肝损害

乙醇(酒精)是一种肝毒素,急性中毒其中毒剂量因人而异,一般为 50～75 g,致死剂量为 250～500 g(成人一次饮用乙醇的剂量)。酒精性肝损害的发生,最重要的因素是每日摄入量的多少;女性对乙醇比男性敏感,每日摄入量较低亦可导致肝损害。乙醇引起的肝损害的机制尚未完全了解,乙醇的代谢主要由乙醇脱氢酶和辅酶Ⅰ的作用,脱氢形成乙醛,认为乙醛与引起的肝损害有关,乙醛在肝内作为细胞毒物导致线粒体和微管系统的损害。乙醇引起的肝损害,在组织结构上的变化为脂肪肝和酒精性肝炎,主要以肝小叶中心区损害最严重。酒精性肝炎临床表现与病毒性肝炎或中毒性肝损害相似,其程度轻重不一,轻的可无症状,重的可发生肝衰竭。

(五)妊娠急性脂肪肝

妊娠急性脂肪肝亦称妊娠期急性黄色肝萎缩,为妊娠期发生的一种极严重的肝脏病。多见于初产妇及妊娠高血压综合征者,多发生在妊娠晚期(30～38 周),极似暴发性病毒性肝炎,常先有消化道症状,数日后出现黄疸,以后黄疸迅速加深,自然分娩一死胎,产后出现嗜睡、昏迷等肝衰竭征以至死亡。本病病因不明,常与营养不良、妊娠高血压综合征并存,也可发生于肾盂肾炎者用大量四环素时,肝损害为肝实质变性、体积缩小、呈黄色,肝小叶中央静脉附近的肝细胞肿胀,细胞内有脂肪形成的空泡。本病病死率高达 85% 以上,从发病到死亡,短者仅3 d,长者约 1 个月或 1 个月以上,一般常为 1～2 周。本病为孕妇晚期特有的疾病,故对孕妇,尤其有妊娠高血压综合征者应予以重视,并禁用四环素。

(六)瑞氏综合征(Reye's syndrome)

本病是儿童时期较常见的一种急性神经系统疾病,病因仍不明。病前多有呼吸道或消化道感染,尤其是病毒感染,此外,可能与黄曲霉素、有机磷农药或服用水杨酸等药物有关。本病有急性脑水肿和内脏脂肪变性,其中尤以肝脏脂肪变性最明显,合并内脏脂肪变性,是一种全身性线粒体病。肝细胞质内有大小不等的嗜苏丹小体积聚,肝细胞的超微结构亦有改变;突然起病,嗜睡甚至昏迷,多伴有脑干功能障碍。疾病发展过程中可有危及生命的脑水肿及肝肾衰竭。

(七)肝豆状核变性(hepatolenticular degeneration)

肝豆状核变性亦称 Wilson 病,是一种单基因遗传病,属于常染色体隐性遗传。为铜代谢障碍,使肠道吸收铜增加,铜吸收入血后在血清中立即与清蛋白疏松结合,并进入肝脏,在正常情况下与清蛋白疏松结合的铜转与 α_2 球蛋白牢固地结合,形成铜蓝蛋白;当与 α_2 球蛋白结合的能力下降,血清铜蓝蛋白降低;患者的肝脏自血中摄铜可能延缓,且从胆汁排出的铜量减少,因此过量的铜在组织内沉积,先沉积在肝脏,达饱和状态后沉积于其他组织,尤易沉积于肾、脑及角膜等处。铜在细胞内沉积,对细胞内酶的抑制引起细胞形态和功能障碍,肝细胞可有变性、坏死及纤维化,如同慢性活动性肝炎、坏死后肝硬化;先表现为肝受损病征,若干年后才出现神经精神症状。病程进展大多缓慢,神经系统病征出现越早的,病情进展也越快,最终因肝衰竭或并发感染死亡。

(八)肝静脉阻塞综合征(hepatic vein occlusion syndrome)

肝静脉阻塞综合征亦称 Budd Chiari syndrome,凡能引起肝静脉阻塞的任何因素,均可成为本病的原因。急性期肝小叶中央静脉扩张、中央性肝细胞坏死,肝静脉内膜炎或血栓形成,有的呈纤维条状闭塞。一般起病较慢,也可因急性药物中毒或肝静脉突然栓塞而急性发病,严重者可因肝昏迷、肝衰竭死亡。

三、临床特点与病情判断

急性肝衰竭临床表现为突然急起发病,初起时类似急性黄疸型肝炎,病情在 10 d 或更短的日期内发展迅猛、凶险复杂,并发症多,病死率高,主要表现如下。

(一)黄疸

黄疸在短期内迅速加深,胆红素常每日增加 17.1 $\mu mol/L$ 以上,血清总胆红素多高达

171 $\mu mol/L$ 以上；黄疸持续时间长，黄疸出现后乏力、食欲缺乏等症状加重。

(二)出血倾向

明显，可有皮下出血点、淤斑、鼻出血、齿龈出血甚至消化道出血，出现呕血或便血。

(三)腹胀

可能由于内毒素致肠麻痹(中毒性)，腹部胀气明显。

(四)神经系统症状

可有性格及行为改变、语言重复、烦躁、谵妄、定向力和计算力障碍、精神异常、躁动不安、尖声喊叫、抽搐、嗜睡，甚至昏迷(肝性脑病)，且肝性脑病出现得早。

(五)肝肾综合征

由于此综合征而出现少尿或无尿，出现氮质血症和尿毒症等。

体征：肝脏进行性缩小，以叩诊肝浊音界来监测肝脏的大小，进行性缩小即代表肝萎缩，表示肝脏有大块坏死，并可出现肝臭、扑翼样震颤，为发生肝昏迷的先兆。多数可有病理反射、脑水肿甚至脑疝的体征等。

实验室检查：周围血常规可有白细胞总数及中性多核白细胞比例增高，血小板下降；肝功能严重异常，主要表现为凝血酶原时间显著延长，凝血酶原活动度降低，胆碱脂酶活力明显降低，胆固醇降低，血氨增高及酶(转氨酶)胆(胆红素)分离现象。氨基酸测定支链氨基酸(BCAA)/芳香氨基酸(AAA)＜1。

本病预后极差，与导致 AHF 的原发病因有关，病死率高。影响预后的因素可能与以下情况相关。①年龄：老人及幼儿的预后差。②肝脏损害程度：肝损害程度严重者病死率高，肝功能检测，如血清总胆红素＞510 $\mu mol/L$、凝血酶原活动度＜30％、血氨＞88.08 $\mu mol/L$ 者，病死率高。③并发症：发生多种且程度严重的并发症(如脑疝、肝肾综合征、败血症、出血等)者，病死率高。④与机体原基础状况有关：如原有慢性肝肾等脏器器质性疾病、免疫功能低下或营养不良等，较无慢性病、免疫功能正常、营养状况好者为差。

常见的死亡原因有神经系统并发症、脑水肿，伴或不伴脑疝及脑干受压迫；消化道出血；感染；肾衰竭和(或)电解质紊乱；心力衰竭伴血流动力学改变；低血糖；急性胰腺炎，约占 AHF 死亡病例的 75％。

四、救治措施

目前尚无理想的特效疗法，AHF 治疗原则主要是采取综合疗法，以维持生命，争得时间促使肝细胞的再生和尽量争取恢复其功能。因 AHF 是急危病症之一，需加强监护，积极抢救和处理并发症。

(一)原发病的治疗

由于引起 AHF 的原发病因不同，应针对不同的病因采取相应的不同治疗，对严重感染(可因致病细菌、病毒等造成)、休克、中毒等，立即积极采取抗感染、抗休克、解毒等措施。

(二)AHF 的治疗

1.一般治疗

包括休息、加强营养和对症处理，如适当服用维生素 C、ATP 和辅酶 A，必要时输注清蛋白、新鲜血浆和少量新鲜血，以减少负氮平衡，提供蛋白质；新鲜血浆中尚含凝血因子、调理素及补体等，有利止血和增加抵抗力。维持水、电解质及酸碱平衡，应限制液体量，使患者处于脱水的边缘状态,密切监测电解质的改变,发现有低钙、低钠和钾的异常,及时予以纠正。低钠时静脉注射 0.9%氯化钠溶液,慎用高渗盐水。

2.综合治疗

(1)免疫调节剂:AHF 时由于免疫功能紊乱,当肝衰竭时 T 淋巴细胞集中于肝脏内而被耗竭,致外周血循环中 T 淋巴细胞数量减少且其功能低下,在此种情况应用免疫调节剂有可能提高细胞免疫功能。胸腺肽(thymopeptide)是一种多肽激素免疫促进剂,是从小牛或猪的胸腺中提取得到的,能使不同发育阶段的 T 细胞分化、成熟,能促进各种原发性或继发性免疫缺陷病者免疫功能的重建,在动物实验中见到它有抗肝细胞坏死和促进肝细胞再生作用;用于AHF 患者可减少肝细胞的免疫损伤,且能提高抗感染的能力。本药可能发生过敏反应,故需做皮试,以注射用水稀释到 0.1 mg/mL,然后取 0.1 mL 做皮内注射,阳性反应者禁用。个别患者用后可有低热、皮疹。剂量成人 20 mg,儿童 10～15 mg,加于 10%～15%葡萄糖液200～250 mL中静脉滴注,每日 1 次,于 1～3 h 滴完。

(2)抗肝细胞坏死:肝细胞坏死是 AHF 的基础病理,故抗肝细胞坏死的治疗极其重要。静脉滴注新鲜或冻干血浆、清蛋白,新鲜血浆每日或隔日 1 次,每次 200～300 mL,清蛋白每日或隔日 1 次,每次 20 g;高血糖素—胰岛素(GI)疗法对改善高氨血症和氨基酸代谢有益,剂量:高血糖素 1 mg,胰岛素 10 U,加入 10%葡萄糖 250～500 mL 中静脉滴注,每日 1～2 次,治疗过程中需注意低血糖的发生。人胎肝细胞悬液能产生一种肝再生刺激因子,促进受体的肝细胞再生,并使肝脏枯否细胞的吞噬功能改善,刺激胰岛素分泌,还能使胰岛素与肝细胞结合增加,有利于肝细胞的修复;输注后可使凝血酶原活动度升高,胆红素、转氨酶均下降,昏迷好转,甚至消失;每次 250 mL 静脉滴注,每周 2～3 次。

3.抗肝性脑病

AHF 时血浆氨基酸变化为支链氨基酸(BCAA)正常或稍增高,而芳香氨基酸(AAA)增高,故 BCAA/AAA 值降低;AAA 明显增高可达正常的 5～7 倍,使 BCAA 与 AAA 摩尔比值由正常的 3.0～4.0 下降至 1～1.5 甚至小于 1,导致抑制性神经介质增多,对脑组织起毒性作用致昏迷。用以支链氨基酸为主的复方氨基酸注射液,支链氨基酸可竞争性地通过血脑屏障,减少 AAA 进入脑内,从而调整 BCAA/AAA 值。酪氨酸的升高和 BCAA/AAA 下降,均能反映肝功受损的程度。酪氨酸的升高与转氨酶呈显著的正相关,而 BCAA/AAA 与转氨酶呈负相关,故调整 BCAA/AAA 对 AHF 有利。

防止血氨的产生及吸收过多:根据病情限制蛋白质的摄入,并口服新霉素每日 4 次,每次0.5 g 和(或)甲硝唑每日 4 次,每次 0.2 g,以抑制肠道细菌的繁殖。降低肠腔内 pH 至3.5～5.0以减少氨的吸收,可口服乳果糖每日 2～3 次,每次 30 mL 或大量乳酶生。

脱氨:可用精氨酸,促进鸟氨酸循环,将氨合成尿素后由肾排出,或用天门冬氨酸钾镁,其可通过鸟氨酸循环与氨结合为天门冬酰胺,由肾脱氨;亦可用左旋多巴,它可转化为去甲肾上腺素与多巴胺,通过血脑屏障与胺类物质(如苯乙醇胺、羟苯乙醇胺等)相拮抗,使正常的神经传递得以恢复,促使昏迷患者苏醒。口服每日 2～4 g 或每日 200～600 mg,分成 2～3 次,加入10%葡萄糖 500 mL 中静脉滴注,用药过程中禁用氯丙嗪和维生素 B6。

(三)并发症的治疗

1.脑水肿

限制液体摄入量,头部冰帽降温,以降低耗氧量,提高脑组织对缺氧的耐受力,并给高压氧以降低二氧化碳分压。脱水剂用 20% 甘露醇或 25% 山梨醇、呋塞米,脱水剂应用时间不宜过长,也不宜大量反复应用,以免导致电解质紊乱、肝肾综合征,尤其在心功能代偿不全时,更应慎重。此外促使头部静脉血向颈部回流,将头部保持在 $10°\sim30°$ 上倾位,可使 ICP 下降 $0.8\ kPa(6\ mmHg)$,搬动患者时不宜向颈部过分施加外力。在正常脑压下,当 $PaCO_2$ 已上升 $0.133\ kPa(1\ mmHg)$ 时,由于其有很强的脑血管扩张作用,故脑血流量可增加 4%;反之,$PaCO_2$ 下降,脑血管则收缩,脑血流量减少,ICP 也下降,患者的 $PaCO_2$ 和 PaO_2 应分别保持在 $2\sim4\ kPa(15\sim30\ mmHg)$ 和 $13.3\ kPa(100\ mmHg)$ 以上为好。脑水肿时用甘露醇 200 mL 静脉注射,每 6 h 1 次,通常在 $ICP<4\ kPa(30\ mmHg)$ 时给药为佳;肾衰竭时不能用甘露醇,改用呋塞米。

2.肝肾综合征

目前尚无肯定有效的疗法,主要应避免一切能导致降低血容量的因素,禁用一切损伤肝和肾的毒性药物;应合理应用利尿剂,尿少时应采用扩张血容量措施,如右旋糖酐 40、代血浆和清蛋白等,必要时用人工肾或透析疗法。

3.出血

输新鲜血可补充凝血因子和血小板;输凝血酶原复合物,其中包括凝血因子 II、VII、IX、X,溶于 10% 葡萄糖 20 mL 或注射用水 5 mL,每日数次对渗血效果较好。AHF 时的出血、凝血和纤溶均亢进,治疗应同时给以抗凝和抗纤溶疗法,静脉滴注脉酸酯效果好,预防给药亦有效,用后 AT-III 可升高,并可抑制纤维蛋白溶酶激活;在 AT-III 下降明显者,用药后得以补充,凝血异常可改善,尤其是在合并 DIC 时有效。H_2 受体拮抗剂如西咪替丁,用于有胃黏膜或溃疡病变的患者,口服每日 3 次,每次 $0.2\sim0.4\ g$,出血者可每次 $200\sim400mg$,每 6 h 1 次静脉滴注,效果较好。DIC 时及时用肝素治疗,成人每次 1 mg(125 U)/kg,加于 10% 葡萄糖或 0.9% 氯化钠溶液内静脉滴注,每 $4\sim6\ h$ 1 次,凝血时间控制在 $15\sim30\ min$ 内(试管法),待病情好转后减量或停用;如肝素过量时用鱼精蛋白对抗(每 1 mg 鱼精蛋白中和 1 mg 肝素)。此外,亦可用潘生丁每日 $1\sim4$ 次、每次 $50\sim100\ mg$,每日加用阿司匹林 1 次,每次 50 mg。

4.继发感染

AHF 患者由于免疫功能低、抵抗力差,常易发生各种感染,如肺炎、门脉性败血症、原发性腹膜炎及真菌感染等,应积极防治,需用抗菌或抗真菌药物,根据培养及药物敏感试验选用敏感的、对肝肾无损害或损害相对较小的药物为宜。

(四)人工肝支持疗法

1.血液透析(血透)

常规血透并无疗效,用聚丙烯腈(PAN)薄膜,可除去中分子物质,包括芳香族胺类及毒性多肽;或中空纤维进行透析仅限于肝有再生,或有肝移植可能的,才可能有价值。

2.通过吸附剂作灌流

通过某种物质后,血中毒物被吸收。包括活性炭、树脂、血浆交换、亲和性色谱法、生物学活性吸附剂等。

3.通过活的肝组织作灌流

通过活的肝组织作灌流包括使患者血液通过同种全肝灌注;通过肝细胞薄片或肝细胞悬液作灌流和通过在组织培养中的肝细胞作灌流。

五、护理要点

1.消毒隔离

病室需进行严格的消毒隔离,以防止继发感染和(或)交叉感染。

2.加强监护

AHF病情进展迅速,多因短期内合并多脏器功能衰竭致死,故有必要建立肝脏监护病室进行监护,即对患者监测管理,目的在于早期诊断,及时治疗和提供有效的人工肝辅助疗法,并预测和防治并发症,以期降低病死率。

循环监护包括血压、脉搏、心电图、中心静脉压及尿量等。

呼吸监护包括血气分析、pH、PCO_2、FO_2及BE等。

血凝固及纤溶监护包括凝血时间、凝血酶原活动度、纤维蛋白原及凝血因子V、Ⅶ、Ⅸ、Ⅹ等和血小板。

肝功能监护包括胆红素、血氨、氨基酸、转氨酶及清蛋白等。

此外尚需对水、电解质及脑压监护,必要时于硬膜下置压力传感器,持续监测颅内压(ICP),作为早期诊断脑水肿方法。正常时ICP为1.33 kPa(10 mmHg),ICP随昏迷加深而增高,Ⅲ度昏迷时平均2.33 kPa,约60%患者>2.66 kPa,当>5.33 kPa(40 mmHg)时,头颅X线片和(或)CT均能出现脑水肿征象,如脑实质显影差、脑室变窄及中脑导水管模糊等。在ICP增高时脑电图亦有改变,脑电波有由高振幅至低振幅的变化,并出现慢波。脑电图及磁共振较CT敏感,能更早发现脑水肿。对AHF患者一定要严密监护,随时监测病情变化,及时抢救和处理。

3.饮食

对于能进食的患者给予高糖、低脂,蛋白质每日不大于25 g,每日总热量不得少于6270 kJ(1 500 kcal),对不能进食者可鼻饲或静脉滴注10%葡萄糖液1 500~2 000 mL。饮食应为易消化富含维生素类为宜。

4.并发症的护理

包括脑水肿、出血、肾衰竭和感染的护理。

第五节 淋巴瘤患者的护理

一、概述

淋巴瘤是一组原发于淋巴组织的免疫系统恶性肿瘤。根据组织病理检查中淋巴细胞和(或)组织细胞肿瘤性增生的不同,可分为霍奇金淋巴瘤(HD)和非霍奇金淋巴瘤(NHL)两大类。主要表现为长期发热,无痛性、进行性淋巴结肿大等。

淋巴瘤在我国并不少见,占肿瘤性疾病的3%~8%,病死率占恶性肿瘤的第11位。淋巴瘤在我国的特点表现如下。

(1)沿海地区的发病率和病死率高于内地。

（2）发病年龄曲线高峰在 40 岁左右。

（3）HD 发生率远低于欧美等国家,占恶性淋巴瘤的 8%～11%。

（4）NHL 中滤泡型所占比例很低,弥散型占绝大多数。

（5）T 细胞淋巴瘤约占 34%,远高于欧美国家。

恶性淋巴瘤属于中医学的"石疽""恶核""失荣""痰核"等范畴。

二、临床表现

（一）症状

恶性淋巴瘤的全身症状因疾病类型及所处的时期不同而差异很大,部分患者可无全身症状。有症状者以发热、消瘦（体重减轻 10% 以上）、盗汗等较为常见,其次有食欲减退、易疲劳、瘙痒等。全身症状和发病年龄、肿瘤范围、机体免疫力等有关。老年患者、免疫功能差或多灶性起病者,全身症状显著。无全身症状者,其存活率较有症状者大 3 倍。

1.发热

热型多不规则,可呈持续高热,也可间歇低热,少数有周期热,后者约见于 1/6 霍奇金病患者。早期发热者霍奇金病占 30%～50%,但非霍奇金淋巴瘤一般在病变较广泛时才发热。热退时大汗淋漓可为本病特征。

2.皮肤瘙痒

皮肤瘙痒是霍奇金病较特异的表现。局灶性瘙痒发生于病变部淋巴引流的区域,全身瘙痒大多发生于纵隔或腹部有病变的病例。

3.酒精疼痛

17%～20% 霍奇金病患者,在饮酒后 20 min,病变局部发生疼痛。其症状可早于其他症状及 X 线表现,具有一定的诊断意义。当病变缓解后,酒精疼痛即行消失,复发时又重现。酒精疼痛的机理不明。

4.结外病变的症状

（1）胃肠道:食欲减退、腹痛、腹泻、腹部肿块、肠梗阻和出血等。

（2）肝胆:肝实质受侵可引起肝区疼痛。

（3）骨骼:临床表现有局部骨骼疼痛及继发性神经压迫症状。

（4）皮肤:非特异性损害常见的有皮肤瘙痒症及痒疹。瘙痒症在霍奇金病较为多见（占 85%）。

（5）扁桃体和口、鼻、咽部:淋巴瘤侵犯口、鼻、咽部者,临床有吞咽困难、鼻塞、鼻衄。

（6）其他:淋巴瘤尚可浸润胰腺,发生吸收不良综合征。

（二）体征

1.淋巴结肿大

淋巴结肿大为本病特征。浅表淋巴结的无痛性、进行性肿大常是首发表现,尤以颈部淋巴结为多见,其次为腋下,首发于腹股沟或滑车上的较少。霍奇金病首发于颈淋巴结者占 60%～70%,左侧多于右侧。锁骨上淋巴结肿大提示病灶已有播散,右侧来自纵隔或两肺,左侧常来自腹膜后。

2.结外病变的体征

（1）肝脾:肝实质受侵可引起肿大,活组织检查 25%～50% 的非霍奇金淋巴瘤有肝累及,尤多见于滤泡或弥散性小裂细胞非霍奇金淋巴瘤。脾脏浸润大多由腹部淋巴结病灶经淋巴管扩散而来。

（2）胸部：在非霍奇金淋巴瘤中，约25%在病程中发生胸腔积液，除肿瘤浸润外也可能因纵隔累及、淋巴阻塞所致。

（3）骨骼：恶性淋巴瘤侵犯骨骼可有局部按压痛、病理性骨折。

（4）皮肤：特异性皮肤损害多见于T细胞成人白血病淋巴瘤综合征或蕈样肉芽肿，表现多样化，包括肿块、皮下结节、浸润性斑块、溃疡、丘疹、斑疹等，常先见于头颈部。带状疱疹也好发于霍奇金病，占5%～16%。

（5）扁桃体和口、鼻、咽部：淋巴瘤侵犯口、鼻、咽部者，96%为弥散性原淋巴细胞及组织细胞型非霍奇金淋巴瘤，发生部位最多在软腭、扁桃体，其次为鼻腔及鼻窦，鼻咽部和舌根较少。临床可见局部肿物及颌下淋巴结肿大。

（6）肾：肾肿大、高血压及尿素氮潴留，其他尚有肾盂肾炎、肾盂积水、肾梗塞、淀粉样变等。

（7）神经系统：中枢神经系统累及而引起症状者约见于10%的非霍奇金淋巴瘤，尤其是弥散性原淋巴细胞、小无裂及大细胞型淋巴瘤。

（8）其他：淋巴瘤可浸润胰腺，发生吸收不良综合征。

三、诊断

（一）病史

病史多与遗传、病毒感染及免疫因素有关。另外，有否大剂量辐射，是否接触氯酚、苯、农药、化肥等亦是诱因之一。非霍奇金淋巴瘤应注意询问有无消化道症状。

本病的临床症状非常复杂，变化多端，特别是结外性淋巴瘤，几乎可侵犯人体各种组织和器官，我国结外型占25%～30%。约75%主要症状是淋巴结肿大和由此引起的压迫症状。侵及表浅淋巴结的特点为：淋巴结无痛性肿大，表面光滑、饱满，质地韧且均匀，早期大多单个、活动，扪之不逐渐增大并融合成团块与皮肤粘连，不活动，后形成溃疡。部分淋巴结呈反复肿大和缩小，易误诊为淋巴结反应性增生。

全身症状主要指不明原因发热，体温高于38℃，连续3 d以上，无法理解的盗汗、皮肤瘙痒及体重减轻（半年内体重下降超过10%者）等。乏力、贫血、局部疼痛也是全身症状的一种表现。发热多在午、晚间能自行消退，泼尼松类药及消炎痛、萘普生都能迅速退热，抗生素疗效不佳。

此外，当病情发展到影响其他器官时则会出现相应的症状体征。如压迫上腔静脉和气管时可出现上腔静脉压迫综合征及呼吸困难；骨骼浸润时可出现局限性疼痛；骨髓、脑神经受累时可产生相应的神经系统症状。

（二）年龄

欧美西方国家有两个发病年龄高峰，分别在15～34岁和50岁后。我国以40岁左右为发病年龄曲线高峰。

（三）辅助检查

1.X线检查

胸正侧位片可了解有否肺部受侵、肺门淋巴结肿大、纵隔增宽、心包胸腔积液等情况。对骨骼侵犯者，X线多表现为溶骨性、成骨性或成骨和溶骨混合性病变。

2.超声检查

B 超主要用于颈部病变及腹部病变,如颈部淋巴结肿大情况、甲状腺受累情况以及腹部淋巴结、肝、脾、胰、子宫、附件等部位病变。

3.CT 检查

一般以 1.5 cm 作为淋巴结增大与否的界限,有许多小的淋巴结密集也应考虑为异常。

4.MRI 检查

MRI 主要用于脑、脊髓的病变及隐匿的骨髓侵犯检查。

5.^{67}Ga 扫描

对治疗后纵隔及腹部的残留病变的检查,^{67}Ga 正确率高达 95%。对临床治疗及预后的评价作用很大。

6.骨扫描(ECT)

ECT 主要了解全身有否病变,对成骨性、溶骨性及混合性病变均较敏感,可明确定位。

7.淋巴结造影

淋巴结造影用于了解盆腔及主动脉旁淋巴结是否被侵犯,并可用于临床分期,判断放、化疗的疗效及发现疾病的复发。同时还有助于鉴别淋巴结肿大系肿瘤或良性反应增生。其诊断正确率达 72%～92%。

四、鉴别诊断

(一)淋巴结核

淋巴结核多见于青少年,淋巴结多呈黄豆大小,个别较大,质韧、活动度差,破溃时创口难愈合,抗痨治疗有效。

(二)淋巴结转移癌

淋巴结质地较硬,大部分可找到原发病灶,多为某一区域淋巴结肿大,很少有全身淋巴结肿大,病理活检可确诊。

(三)慢性淋巴结炎

急性发作时,局部附近有红、肿、热、痛表现,常可发现感染灶。抗感染治疗有效,切除病理提示为慢性炎症。

(四)巨大淋巴结增生

巨大淋巴结增生又名淋巴结错构瘤、滤泡性淋巴网状细胞瘤等。主要侵犯纵隔及胸腔,全身症状主要表现为发热、贫血及血浆蛋白增多等,手术治疗效果好。

(五)嗜酸性淋巴肉芽肿

嗜酸性淋巴肉芽肿表现为多处浅表淋巴结肿大,性质酷似恶性淋巴瘤,对放、化疗敏感,预后好。病理活检可与恶性淋巴瘤相鉴别。

(六)传染性单核细胞增多症

传染性单核细胞增多症表现为发热及全身淋巴结肿大,血常规异常,嗜异性凝聚反应阳性。

(七)急慢性淋巴细胞性白血病

常伴有淋巴结肿大,主要以骨髓象、血液学及病理组织学检查来鉴定。

（八）结节病

结节病是一种原因未明的慢性肉芽肿疾病，可侵犯全身多个器官，几乎 90%～100% 累及肺和（或）肺门淋巴结。根据 X 线改变，皮肤 Kviem 试验阳性，活组织切片病理进行鉴别。

此外，还需与血管性免疫细胞淋巴结病、败血症、风湿热、系统性红斑狼疮、恶性组织细胞病相鉴别，对药物如苯妥英钠等引起的淋巴瘤样临床表现也要注意鉴别，一般停药后症状都能恢复正常。结外型原发者，需与相应器官的其他恶性肿瘤相鉴别。

五、治疗

治疗方面目前多采用综合治疗，即根据不同肿瘤、不同病理类型及亚型、不同生物学行为、不同病期及发展趋向、不同机体的行为状态及重要脏器功能，有计划地、合理地应用现有的各种治疗手段，以期最大限度地保护机体、最大限度地杀灭肿瘤细胞，达到提高治愈率，改善生活质量的目的。目前常用于恶性淋巴瘤的治疗手段包括外科手术切除、放射治疗（放疗）、化学治疗（化疗）、中医中药、生物反应修饰剂（BRM）等。

六、护理问题

（1）体温过高。

（2）低效性呼吸型态：与肿大的淋巴结压迫呼吸道有关。

（3）营养失调—低于机体需要量：与高热有关。

（4）有感染的危险：与白细胞下降有关。

（5）有皮肤完整性受损的危险：与皮肤瘙痒有关。

（6）潜在并发症：贫血、上腔静脉压迫综合征。

（7）疲乏。

（8）知识缺乏。

（9）个人应对无效。

七、护理目标

（1）患者能够描述此疾病发病原因、发生部位、症状和体征、临床表现，能描述治疗计划，能描述维持治疗的重要性。

（2）体温保持正常，患者感觉舒适。

（3）自觉疲劳减轻，能够维持日常生活。

八、护理措施

（一）内科药物治疗的护理

1. 一般护理

保持休养环境整洁、舒适，阳光充足，空气流通，增加卧床休息时间，避免劳累和情绪激动；防止身体受外伤如跌倒、碰伤。

2. 饮食护理

鼓励患者进食高蛋白、高热量、高维生素、易消化软食或半流质饮食，如瘦肉、鱼、鸡、鸭、牛奶、蛋类、新鲜蔬菜、水果，禁食烟酒、脂类食品。患者在化疗期间，由于少食、食欲缺乏、消耗大，在饮食上要注意营养搭配均衡，给予开胃易消化饮食，少食多餐；鼓励患者多饮水，保证每

天尿量为 $1\ 000\sim 2\ 500$ mL,以促进毒素排出。当出现消化道反应时,应设法保证营养物质摄入,给予清淡、易消化、无刺激食物,如牛奶、蛋类、各种粥类,必要时予以静脉营养。同时要保持大便通畅,大便时不可过于用力,必要时用开塞露等协助排便,避免腹内压力增高引起出血。

3.症状护理

(1)高热患者应及时降温处理,宜用药物,禁止淋浴,并卧床休息,保持床单位及衣裤干燥、清洁。

(2)观察患者有无发烧、呼吸困难等呼吸道受阻或压迫症状,出现上述症状时可给予患者半坐卧位及氧气吸入。

(3)观察患者肝、脾、淋巴结肿大程度及其出现的相应症状,如腹痛、腹泻、腹部包块、腹腔积液者,提示腹腔淋巴结肿大或肠道受累,应进一步观察有无排气、大便次数及性质、疼痛持续的时间及性质等,防止出现肠梗阻。疼痛出现时应及时报告医师,切勿滥用镇痛剂。

(4)肢体水肿时,抬高患肢,减少活动,注意局部皮肤清洁,防止皮肤擦伤。

(5)有脊柱、肋骨、股骨受累患者,应减少户外活动,必要时睡硬板床,避免负重,以防病理性骨折。

(6)严密观察化疗期间的不良反应,并注意肿块的大小、症状的程度、血常规等情况变化。化疗后,会出现白细胞、红细胞数量下降,血小板减少等骨髓抑制现象,应每周查血常规 $2\sim 3$ 次,并给予升血细胞药。

4.心理护理

关心体贴患者,向患者及家属讲述有关疾病的知识和治疗原则,化疗的不良反应及注意事项,介绍成功病例,增强患者信心,使患者配合治疗及护理,同时争取患者家属、亲友的支持,给予患者物质和精神上的帮助。

(二)放疗的护理

1.放疗前护理

(1)心理护理:恶性淋巴瘤患者绝大多数为青壮年,病变的影响使其日常工作、学习、生活发生改变,容易产生焦虑悲观情绪。护士应及时评估患者心理变化,并与其家属沟通,进行心理疏导,讲解治疗的希望,介绍疾病的治疗进展、治疗方案、预后及放疗期间的配合事项,帮助患者摆正治疗与日常生活、工作、学习、家庭之间的关系,使患者能安心配合医务人员进行各项治疗护理。

(2)饮食护理:给予高蛋白、高热量、富含维生素等易消化软食,强调禁酒包括甜酒、各种酒类饮料、烹调用的料酒,因为进食任何含酒类饮料和食品都可导致淋巴瘤在短期内复发或病情加重。在发热期间,多饮水,增加高热量的流质或半流质食物,如蒸蛋、奶制品、果汁、稀饭等。

(3)病情观察:淋巴瘤由于病变部位和范围不同,临床表现很不一致,观察患者淋巴结肿大的情况,协助医师进行全身淋巴结检查,了解其大小、数目、部位、质地、活动度以及有无压痛等。有无诱发因素及伴随症状,如发热、皮肤瘙痒,纵隔淋巴结肿大可致咳嗽、胸闷、气促、肺不张及上腔静脉压迫综合征等,腹膜后淋巴结可压迫输尿管引起肾盂积水等。

2.放疗期间护理

(1)心理护理:随着治疗的进展,放疗的不良反应可能加重,加强与患者的交流,了解其思想动态,若患者或家属对治疗信心产生了动摇,此时可组织疗效好的患者现身说教,并积极处理放疗的不良反应,告之应对措施,帮助患者度过反应期,提高治疗的信心。

（2）饮食护理：同"放疗前护理"。由于放疗对消化道黏膜的损伤而影响进食者，给予营养丰富、易消化而无刺激性饮食，少食多餐，增加豆奶、果汁、鱼汤等摄入，必要时遵医嘱静脉补充营养。

（3）病情观察：监测生命体征的变化，纵隔下部位放疗时，应注意观察腹部及排便情况，保持会阴部清洁。放疗期间注意周围血常规变化。

（4）症状护理

1）高热：选择合适的降温措施，如药物或物理降温，禁忌乙醇擦浴，每隔 4 h 测量体温、脉搏、呼吸，做好记录；卧床休息，减少活动量，保持室内空气新鲜，调节适宜的温、湿度，及时更换汗湿的衣、被，注意保暖，做好口腔护理，保持口腔清洁，补充足够的水分，进高热量、高蛋白、高维生素清淡易消化的食物。遵医嘱予积极治疗，注意观察用药反应。

2）呼吸困难：做好患者的心理护理，避免紧张恐惧，去除或减少不良刺激，如疼痛、不适宜的活动等。取半卧位利于呼吸。给予氧气吸入，一般采用低流量持续吸氧，保持呼吸道通畅，观察呼吸的频率、节律、深度变化及缺氧改善情况，随时做好气管切开的准备，防止窒息。

九、康复与保健指导

（1）让患者正确认识疾病，了解诊断及治疗的过程。

（2）适当地调整膳食结构，多食高蛋白、高维生素饮食，多饮水。

（3）根据身体情况调整睡眠和休息的时间，能够识别感染、出血、化疗的不良反应等。

（4）教会患者调整心理状态，出院后尽量保持愉快的心情。

（5）1 个月后门诊复查。

（6）若出现体温持续升高，淋巴结肿大，或者进行性的疲乏、体重减轻等要及时就诊。

第六节 心肺脑复苏护理

心肺脑复苏（cardio-pulmonary-cerebral resuscitation，CPCR）是抢救心脏呼吸骤停及保护恢复大脑功能的复苏技术，主要用于复苏后能维持较好的心、肺、脑功能及较长时间生存的患者。CPCR 包括心、肺、脑复苏 3 个主要环节。完整的 CPCR 包括基础生命支持（basic life support，BLS）、进一步生命支持（advanced life support，ALS）和延续生命支持（prolonged life support，PLS）三部分。

具体步骤分别为 A（airway）开放气道或保持气道通畅，B（breathe or breathing）人工呼吸，C（circulate or circulation）胸外心脏按压，D（drugs or definite therapies）药物或病因治疗，E（electrocardiagram）心电监护，F（fibrillation treatment）室颤治疗，G（guage）评估，H（human mentation）脑复苏，I（intensive care unit）重症监护。

一、心跳骤停的常见原因

除心脏本身的病变外，休克、缺氧、严重水电解质平衡和代谢紊乱、中毒和呼吸系统疾病等均可导致心跳骤停。有专家将引起的原因用英文单词的头一个字母归纳为 6"H"和 6"T"，即

6H：hypovolemia（低血容量），hypoxia（低氧血症），hypo/hyperthermia（低/高温），hypo/hyper electrolytes（电解质升高/降低），hypo/hyper glycemia（低/高糖血症），hydrogen ion（酸减失衡）；6T：trauma（创伤），tension pneumothorax（张力性气胸），thrombosis lungs（肺检塞），thrombosis heart（心脏栓塞），tamponade cardiac（心脏压塞），tablets（药物过量）。

二、生存链

1992 年，美国心脏病协会主办的全美第 5 次心肺复苏会议提出生存链（chain of survival）的概念。生存链指提高心跳呼吸骤停院外抢救成功率的 4 个关键步骤。概括为 4 个早期：①早期通路（early access），"第一目击者"具有识别心搏骤停的基本知识并及时求救。②早期心肺复苏（early CPR），经徒手 CPR 培训者即能维持受伤者起码的循环状况，直至实行电除颤。③早期除颤（early defibrillation），尽可能快地给受伤者实施除颤。④早期高级生命支持（early ACLS），尽早提供呼吸支持、血管活性药物使用及生命监护等医疗支持。其中，实验及临床研究表明，4 个早期环节中最为重要的一环是早期除颤。

（一）基础生命支持（BLS）

基础生命支持又称初步生命急救或现场急救，是复苏的关键。根本目的是在尽可能短的时间里进行有效的人工循环和人工呼吸，为心脑提供最低限度的血流灌注和氧供。BLS 大多在没有任何设备的情况下进行，即所谓徒手心肺复苏。

1. 判断意识、开放气道（A）

（1）拍打或摇动患者，并大声呼唤，如无反应可判为意识丧失。

（2）开放气道以保障呼吸道通畅，是进行人工呼吸的首要步骤。将患者仰卧，松解衣领及裤带，挖出口中污物及呕吐物，取出假牙，然后按以下方法开放气道。

1）仰头抬颈法：患者平卧，一手放于患者颈后将颈部上抬，另一手置于患者前额，以小鱼际侧下按前额，使患者头后仰颈部抬起。此种手法禁用于头颈部外伤者。

2）仰面抬颏法：患者平卧，一手置于患者前额，手掌用力向后压以使其头后仰，另一手指放在靠近颏部的下颌骨的下方，将颏部向前抬起，使患者牙齿几乎闭合。

3）托下颌法：患者平卧，用两手同时将左右下颌骨托起，一面使其头后仰，一面将下颌骨前移。适用于怀疑存在颈椎损伤（如高处坠落伤、头颈部创伤、浅池跳水受伤等）患者。

2. 判断呼吸，人工呼吸（B）

（1）在畅通气道后，可以明确判断呼吸是否存在。术者用耳贴近患者的口鼻，采取看、听和感觉的方法来判断。

看：看患者胸部或上腹部有无起伏（呼吸运动）。

听：听患者口、鼻有无呼吸的气流声。

感觉：用面颊感觉有无气流的吹拂感。

（2）人工呼吸：现场急救主要采用以救护者呼出气为气流的口对口、口对鼻人工呼吸。口对口人工呼吸是一种快速有效的向肺部供氧措施。正确的方法是在气道通畅情况下，术者用放在患者额部手的拇指和食指将鼻孔闭紧，防止吹入的气体从鼻孔漏出，平静吸气后紧贴患者口唇，用嘴唇封住患者的口周，使完全不漏气，口对口吹气 2 次，给予呼吸时，请注意观察患者胸廓是否抬起。

（3）注意事项：①吹入的气体量和速度要适当，每次吹入 500～600 mL，每次吹气时间为

1 s 以上,保证有足够量的气体进入并使胸廓有明显抬高,频率应当在 12 次/分钟左右。②按压—通气比,统一为 30∶2,适于对从小儿(除新生儿外)到成人的所有心脏停跳者进行 CPR,而新生儿 CPR 时,对氧合和通气的要求远远高于胸外按压,故保留 30∶1 按压—通气比,对婴儿及青春期前儿童进行双人 CPR 时,则可采用 15∶2 按压—通气比。③吹气速度和压力均不宜过大,以防咽部气体压力超过食管开放压造成胃扩张。④通气良好的标志是有胸部的扩张和听到呼气的声音。

口对口人工呼吸只是一种临时措施,因为吸入氧的百分比只有 17%,对于需要长时间心肺复苏者,远远达不到足够动脉血氧合的标准。因此,在徒手心肺复苏的同时应积极给予面罩给氧或气管插管以获得足够的氧气供应。另外,气管插管还可提供一条给药途径,尤其是在静脉通路未建立时尤为重要。

3.判断有无脉搏,建立人工循坏(C)

(1)触摸颈动脉有无搏动,右手食指及中指并拢,沿着患者的气管纵向滑行至喉结处,在旁开 2～3 cm 处停顿触摸搏动,应在 10 s 内完成。

(2)胸外按压:为胸骨下半部分的中间,直接将手掌置于胸部中央相当于双乳头连线水平即可,用一只手的掌根置于按压点,另一手掌重叠与其上,手指交叉并翘起。

(3)注意事项:①术者需双臂绷直,双肩在患者胸骨正上方,垂直向下用力按压,按压时利用上半身体重和肩、臂肌肉力量,频率≥100 次/分钟。②按压应平稳,有节律地进行,不能间断,按压下陷深度以 4～5 cm 为宜。③患者头部应适当放低,以避免按压时呕吐物反流至气管,也可防止因头部高于心脏水平而影响脑血流。④按压和放松时间大致相当,放松时手掌不离开胸壁,但必须让胸廓充分回弹,密切观察病情,判断效果。有效的指标是按压时可触及颈动脉搏动及肱动脉收缩压>8.0 kPa(60 mmHg);有知觉反射、呻吟或出现自主呼吸。⑤防止并发症的发生,如肋骨骨折、肝破裂、血气胸。

(二)进一步生命支持

主要在 BLS 基础上应用辅助设备及特殊技术建立和维持有效的通气和血液循环,改善并保持心肺功能及治疗原发疾病等。

1.给氧

纠正缺氧是复苏中最重要的环节之一。应尽快给氧,早期以高浓度为宜,以后可以根据血气分析逐步把吸氧浓度降低至 40%～60% 为宜。

2.开放气道

(1)口咽通气管和鼻咽通气管:可以使舌根离开咽后壁,解除气道梗阻。

(2)气管插管:有条件时,应尽早作气管插管,因其能保持呼吸道通畅。

(3)环甲膜穿刺:遇有插管困难而严重窒息的患者,可先行环甲膜穿刺,接"T"形管给氧,以缓解严重缺氧情况,为进一步抢救赢得时机。

(4)气管造口术:为了保持较长期的呼吸道通畅,便于清除气道分泌物,减少呼吸道无效腔。

3.药物治疗(D)

(1)用药目的:①增加心肌血液灌注量、脑血流量。②减轻酸中毒,使其他血管活性药物更能发挥效应。③提高室颤阈值或心肌张力,为除颤创造条件。

(2)给药途径:①静脉内给药,为首选给药途径,以上腔静脉系统给药为宜。②气管滴入法,亦可快速有效地吸收,因气管插管比开放静脉快。早期可将必要的药物适当稀释至 10 mL 左右,从气管导管内用力推注,并施以正压通气,以便药物弥散到两侧支气管。其吸收速度与静脉给药相似,而维持作用时间是静脉给药的 2~5 倍。但药物可被分泌物稀释或因局部黏膜血循环量不足而影响吸收,故需用的剂量较大。因而此法作为给药的第二种选择。③心内注射给药,因其有许多缺点,如在用药时需中断 CPR,还可引发气胸、血胸、心肌或冠状动脉撕裂、心包积液等并发症,故目前临床上应用较少。

4.心电监测(E)

可及时发现和识别心律失常,判断药物治疗的效果;可及时发现和识别电解质的变化;可及时发现心肌缺血或心肌梗死的动态变化;可观察心脏临时或永久起搏器感知功能,以免发生意外。

5.除颤(F)

心室纤颤约占全部心搏骤停的 2/3,一旦明确为室颤,应尽快进行电除颤,它是室颤最有效的治疗方法。除颤的迟早是患者能否存活的关键,目前强调除颤越早越好,故应争取在 2 min内进行,1 次除颤未成功,应当创造条件重复除颤。

(1)心前区捶击法:心前区捶击只能刺激有反应的心脏,对心室停搏无效,在无除颤器时可随时进行。方法为右手握空心拳,用小鱼际在距胸骨 20~30 cm 高度处用力适当捶击胸骨中、下 1/3 交界处 1 或 2 次,力量中等。

(2)电击除颤法:用一定能量的电流使全部或绝大部分心肌细胞在瞬间内同时发生除极化,并均匀一致地进行复极,然后窦房结或房室结发放冲动,从而恢复有规律的、协调一致的收缩。

(三)延续生命支持

重点是脑保护、脑复苏及复苏后疾病的防治。

1.评估生命体征及病因治疗(G)

严密监测心、肺、肝、肾、凝血及消化器官的功能,一旦发现异常,立即采取有针对性的治疗措施。

2.特异性脑复苏措施(H)

中枢神经细胞功能的恢复尽管受许多因素的影响,但是最主要的是脑循环状态和脑温两个因素。因此防治脑水肿、降低颅内压,是脑复苏的重要措施之一。

(1)低温疗法:低温可降低脑代谢,减少脑缺氧,减慢缺氧时 ATP 的消耗和乳酸血症的发展,有利于保护脑细胞,减轻缺血性脑损害,也可降低大脑脑脊液压力,减轻脑容积,有利于改善脑水肿。

1)方法:头部置于冰帽内,但要对耳、眼做好防护工作,同时还可在颈部、腋下、腹股沟等大血管部位放置冰袋。有条件的可以使用冰毯或冰床。

2)注意点:降温时间要"早",在循环停止后最初 5 min,在心脏按压同时即可行脑部降温。降温速度要"快",1~1.5 h 内降至所需温度。降温深度要"够"头部要求 28 ℃,肛温 30 ℃~32 ℃。降温持续时间要"长",持续至中枢神经系统皮质功能开始恢复,即以听觉恢复为止。

(2)脑复苏药物的应用:冬眠药物、脱水剂、激素、促进脑细胞代谢药物、巴比妥类等药物,可以减轻脑水肿,降低颅内压,对脑组织有良好的保护作用。

3. 重症监护(I)

患者复苏成功后病情尚未稳定,需继续严密监测,及时处理和护理。其主要是复苏后期的医疗和护理,包括心电监护、血流动力学监护、呼吸系统监护、中枢神经系统监护、肾功能监护,密切观察患者的症状和体征,防止和治疗继发感染。

第七节 洗胃术及护理

洗胃术是将一定成分液体灌入胃内,混合胃内容物后再抽出,如此反复多次直至抽出液澄清。

一、适应证

(1)清除胃内毒物或其他有害物质。

(2)幽门梗阻伴有明显胃潴留扩张者。

(3)某些手术或检查前的准备。

二、禁忌证

(1)吞服强酸、强碱等腐蚀性药物者,切忌洗胃,以免造成穿孔。

(2)食管静脉曲张者、食管阻塞者、胃癌和消化道溃疡者慎行胃管插入。

(3)胸主动脉瘤、重度心功能不全、呼吸困难者。

三、用物

张口器、换药碗、注射器、听诊器、胃管、洗胃机、石蜡油、一次性尿垫等。常用洗胃液:①原因不明的急性中毒:温水、生理盐水;②生物碱、有机磷、蕈类中毒:1∶5 000 高锰酸钾溶液;③有机磷农药等中毒:2% $NaHCO_3$(敌百虫除外);④重金属、生物碱中毒:2%~4%鞣酸。

四、操作方法

根据患者情况及急救场所与设备条件采用不同的洗胃方法。

(一)催吐法

适用于神志清醒尚能合作的患者。方法是先让患者快速口服大量洗胃液,然后可用压舌板压迫舌根部或刺激咽喉部引起呕吐,使患者吐出胃内液体。如此反复进行,直至呕吐液与洗胃液的颜色、澄清度相同为止。

(二)洗胃法

神志清醒的患者取坐位。若患者不能坐起或昏迷,则取侧卧位,头部稍低,保持口低于咽喉部以防止胃液进入气管。将涂有石蜡油的胃管由口或鼻腔插入,同时嘱患者作吞咽动作;如患者昏迷,可用张口器撬开口腔,用弯钳将胃管缓缓送入。进管为50~60 cm 时,可先经胃管试抽吸,如能抽出胃内容物,则证实胃管已进入胃内。此时根据设备条件采用下面任一方法洗胃。

1.电动洗胃机胃管洗胃法

将胃管与电动洗胃机输液管相连接,打开洗胃机开关,使洗胃液注入胃内,停止 3～5 min 后再开动转换开关将胃内液体抽入另一瓶内,每次灌入液量300 mL左右,不宜过多,以避免毒物进入肠内。

2.漏斗式胃管洗胃法

胃管(带有漏斗)插好后固定于口角,然后将胃管漏斗端高过头部 30～50 cm,由漏斗部灌入洗胃液 300～500 mL,当漏斗内尚余少量液体时,将漏斗部放低于胃水平,利用虹吸作用将胃内液体吸出。

3.注射器抽吸洗胃法

适用于重度衰竭或休克的患者。方法是用 50 mL 注射器经胃管注入洗胃液 300～500 mL,再用注射器抽吸。反复进行,直至排出液与洗胃液的颜色、澄清度相同为止。

五、注意事项及护理

(1)急性中毒患者,应从速采用口服催吐法,必要时进行洗胃,以减少中毒物的吸收。插胃管时,动作要轻快,切勿损伤食管黏膜,遇患者恶心或呛咳,应立即拔管,休息片刻后再插,以免误入气管。

(2)当中毒物质不明时,洗胃液可用温水或等渗盐水,待毒物性质明确后,再采用对抗剂洗胃。

(3)吞服强酸或强碱等腐蚀性药物,禁忌洗胃,以免造成穿孔。可按医嘱给予药物或迅速给予对抗剂,如牛奶、豆浆、蛋清(用生鸡蛋清加水至 200 mL)、米汤等以保护胃黏膜。

(4)幽门梗阻患者洗胃时,应记录胃内滞留量,以了解梗阻情况,供临床输液参考,同时洗胃宜在饭后 4～6 h 或空腹进行。

(5)患者出现腹痛、血性引流液时,则停止洗胃。孕妇不宜采用电动洗胃机胃管洗胃法。

(6)洗胃时,应注意观察病情,保持呼吸道通畅,注意观察洗出液的性质、颜色、气味和数量。重度衰竭或休克的患者应取侧卧位,宜采用注射器抽吸洗胃法和漏斗式胃管洗胃法,并避免发生吸入性肺炎或胃内容物反流窒息。

(7)插入胃管后应尽可能抽出胃内容物送检,抽不出时,用温开水或生理盐水灌入,然后再抽出送检。

(8)洗胃液温度尽可能保持在 37 ℃～38 ℃(冰水洗胃止血除外),抽出量应等于灌入量。

(9)第一次灌入量不宜太多,以免将胃内毒物驱入肠道。

(10)电动洗胃机洗胃时抽吸负压不宜过大,以免过度损伤胃黏膜。

第八节　各种穿刺技术的配合及护理

一、腰椎穿刺术的护理

腰椎穿刺术是诊断颅内及椎管内疾病最简单和最常用的检查方法,对神经系统疾病的诊断和治疗均有重要的意义。

（一）适应证

(1)鉴别脑血管病变为出血性或缺血性。

(2)鉴别各种中枢神经系统感染性病变。

(3)明确脊髓病变的性质为出血性、感染性、脱髓鞘性或变性性。

(4)测定颅内压力，了解蛛网膜下隙阻塞情况。

(5)施行椎管内脊髓造影或脑室造影，明确阻塞原因。

(6)蛛网膜下隙注入抗生素或抗癌药等药物，以治疗某些疾病。

(7)腰椎麻醉。

（二）禁忌证

(1)穿刺部位软组织或相应脊柱有感染病灶者不宜穿刺。

(2)颅内占位病变引起颅内压力增高，尤其有早期脑疝迹象者，不宜穿刺。

(3)高度怀疑有脑大池粘连。

(4)全身严重感染如败血症等不宜穿刺，以免发生中枢神经系统感染。

（三）用物准备

腰椎穿刺包(内有 7 号和 9 号腰椎穿刺针各一、弯盘、镊子、纱布、药杯、洞巾、测压管等)，无菌手套，无菌注射器，无菌试管，局麻药等。

（四）操作方法

(1)患者左侧卧于硬板床上，背部和床板垂直，头向胸部曲屈，双手抱膝紧贴腹部，使脊柱间隙增宽，便于进针。

(2)以第 3 或第 4 腰椎间隙为最佳穿刺点(两侧髂前上棘连线和脊柱交点为第 3 腰椎间隙)。体形高大健壮者可上移一个腰椎间隙，体形较矮者可下移一个腰椎间隙。常规消毒皮肤后戴手套与盖洞巾，用 2% 利多卡因或 1%～2% 普鲁卡因(须作皮试)作局部麻醉，深达韧带。

(3)术者左手固定穿刺点的皮肤，右手持腰穿针取与皮肤垂直或针尖稍偏向头部的方向缓慢刺入(成人进针 4～6 cm，儿童进针 2～4 cm)。缓慢刺入韧带时可感受一定阻力，当针尖穿过韧带与硬脑膜时，可感阻力突然消失，即"落空感"，此时把针芯慢慢抽出，有脑脊液流出。

(4)测压，收集脑脊液标本送检验。

(5)术毕插入针芯，拔出腰穿针，碘酒消毒穿刺点，覆盖消毒纱布，用胶布固定。

（五）注意事项及护理

(1)术后，患者宜去枕平卧 4～6 h，最好 24 h 内勿下床活动。并多进饮料，以免出现穿刺术后头痛等。如出现头痛，应卧床休息，静脉滴注生理盐水和 5% 葡萄糖可改善症状。颅内压较高者则不宜多饮水，严格卧床的同时密切观察意识、瞳孔及生命体征的变化，以尽早发现脑疝前驱症状，如意识障碍、剧烈头痛、频繁呕吐、呼吸加深、血压升高等。

(2)术中发现颅内压过高时，可用针芯尖端堵住针座的出口，以控制脑脊液的流速，防止脑脊液突然大量喷出。收集脑脊液标本时不宜过多过快。

(3)术中必须密切观察患者，如出现呼吸、脉搏、血压等改变时，应立即停止操作并作相应处理。

(4)如需给药时，应先缓慢放出等量脑脊液，然后再注入稀释药液。

二、胸腔穿刺术

胸腔穿刺术是通过胸腔穿刺检查,尽快临床诊断,并为进一步治疗提供的一种手段,同时可减轻呼吸困难等压迫症状,挽救生命。

(一)适应证

(1)诊断性胸腔穿刺,以明确诊断。

(2)气胸及血胸所致胸腔压迫症状者。

(3)急性脓胸大量渗出液或纤维素期。

(4)胸腔内注射某种治疗药物。

(二)禁忌证

(1)既往胸穿有过敏史或胸膜休克者。

(2)穿刺部位胸壁或附近皮肤有感染者。

(3)病情危重,有严重出血倾向、大咯血者。

(三)用物准备

胸腔穿刺包(内有 12 号和 16 号胸腔穿刺针各一、弯盘、镊子、血管钳、纱布、药杯、洞巾、橡皮管等),无菌手套,无菌注射器,无菌试管,局麻药等。

(四)操作方法

(1)胸腔积液者取坐位,面朝椅背,向前俯伏于椅背。重症患者及气胸者可取半卧位,将其前臂置于枕部。

(2)穿刺应在胸部扣诊实音最明显处进行,可予 B 超定位,并作标记。气胸者取患侧第 2 肋间锁骨中线处为穿刺点。

(3)常规消毒皮肤后戴手套与盖洞巾,用 2％利多卡因或 1％~2％普鲁卡因(须作皮试)在穿刺点沿肋骨上缘作局部麻醉至胸膜。

(4)用左手食指和中指固定穿刺处皮肤,将针尾套有橡皮管和附有血管钳夹闭的穿刺针从麻醉处沿肋骨上缘缓慢刺入,当胸膜壁层被穿过,针头抵抗感突然消失,则针头已入胸腔。这时取注射器接于橡皮管,助手放开夹住橡皮管的血管钳,用血管钳固定穿刺针,即可抽液。抽取的胸液应记录抽液量并送检。如抽液毕需注药,则接上有药液的注射器,把药液注入。

(5)术毕拔出胸穿针,碘酒消毒穿刺点,覆盖消毒纱布,用胶布固定。嘱患者卧床休息。

(五)注意事项及护理

(1)穿刺前必须向患者作必要的说明和解释,消除紧张和恐惧情绪,争取患者积极配合。

(2)穿刺时,局麻应充分。患者应避免移动体位、咳嗽或深呼吸,必要时可先给予可待因镇静止咳。

(3)操作时应不断观察患者的面色与反应,如有头晕、面色苍白、出汗、心悸、胸部压迫感、剧烈疼痛和昏厥等胸膜过敏现象,或连续咳嗽、咳泡沫痰等抽液过多现象时,应立即停止抽液,并作对症处理。

(4)放液不要过多、过快,一般第一次不超过 600 mL,以后每次不要超过 1 000 mL。诊断性抽液 50~100 mL 即可。

(5)穿刺及抽液时,应注意无菌操作,并防止空气进入胸腔。

(6)穿刺完后嘱患者平卧或半卧位休息,密切观察患者的生命体征。

（7）注意观察穿刺点有无渗血或液体漏出。

（8）如是治疗性穿刺，应观察有无不良反应。

三、腹腔穿刺术

腹腔穿刺术是临床上常用的诊疗方法之一，对于急腹症的诊断尤为重要，同时通过穿刺放液可减轻压迫症状。

（一）适应证

（1）诊断性腹腔穿刺，取液化验以明确诊断。

（2）排放腹腔积液减压，以达缓解压迫症状的目的。

（3）腹腔内注射某种治疗药物。

（二）禁忌证

（1）高度腹胀的患者。

（2）有肝昏迷先兆者，禁放腹腔积液。

（3）腹部多次手术过的患者。

（4）局部皮肤感染或皮炎的患者。

（5）有不能纠正的出血性疾病的患者。

（6）妊娠后期的患者。

（7）疑有卵巢囊肿或多房性肝包虫病者。

（三）用物准备

腹腔穿刺包（内有腹腔穿刺针一副、弯盘、镊子、直弯血管钳各一、纱布、药杯、洞巾、橡皮管等），无菌手套，无菌注射器，无菌试管，无菌容器，腹带，局麻药等。

（四）操作方法

（1）患者取仰卧位、侧卧位或坐位。

（2）诊断性腹腔穿刺选择左下腹脐与髂前上棘连接线上，中 1/3 与外 1/3 相接处或脐水平线与腋前线交叉处为穿刺点。穿刺点也可用 B 超定位。放腹腔积液多选择脐耻连线中上 1/3 交界处。

（3）常规消毒皮肤后戴手套与盖洞巾，用 2% 利多卡因或 1%～2% 普鲁卡因（须作皮试）局部麻醉至腹膜壁层。

（4）用穿刺针缓慢刺入腹壁，当腹膜壁层被穿过，针头抵抗感突然消失，则针头已入腹腔，可用注射器抽取少量腹腔积液于无菌试管中送化验，然后于穿刺针末尾接橡皮管，引腹腔积液入置于地上的无菌容器。

（5）术毕拔出腹穿针，碘酒消毒穿刺点，覆盖消毒纱布，用胶布固定，并用腹带将腹部包扎。

（五）注意事项及护理

（1）腹穿前先嘱患者排空尿液，以免穿刺时损伤膀胱。

（2）操作时应不断观察患者有无头晕、恶心、心悸等症状，并密切观察患者的呼吸、脉搏及面色等。严重者应立即停止操作，并作对症处理。

（3）放液不要过多、过快，一般一次以不超过 5 000 mL 为宜，肝硬化时不超过 3 000 mL。

（4）腹腔内注射药物要谨慎，很多药物不宜作腹腔注射。

（5）术前、术后测量腹围，计算放液量及复查腹部体征，以便观察病情变化。

（6）严格无菌操作，避免腹腔感染。

（7）穿刺后嘱患者平卧休息 8～12 h。

（8）观察穿刺点有无渗液，同时警惕诱发肝性脑病。如有腹腔积液外溢，及时处理伤口，更换敷料，防止伤口感染。

四、心包穿刺术

心包穿刺术在心脏破裂的诊断及缓解心脏压塞危及病情方面具有重要意义，并能确定心包积液的性质或缓解大量心包积液引起的心脏填塞症状。

（一）适应证

（1）帮助诊断，明确积液的性质及其病因。

（2）缓解大量心包积液引起的心脏压塞症状。

（3）化脓性心包炎急需穿刺排脓者。

（4）向心包内注入药物。

（二）禁忌证

（1）慢性缩窄性心包炎。

（2）风湿性心包炎。

（三）用物准备

心包穿刺包（内有心包穿刺针、弯盘、镊子、直弯血管钳各一、纱布、药杯、洞巾、橡皮管等），无菌手套，无菌注射器，无菌试管，无菌容器，局麻药，心电图机，除颤器等。

（四）操作方法

（1）患者取坐位或半卧位。

（2）心尖部穿刺点可在左侧第五或第六肋间的心脏绝对浊音界的外侧。剑突下穿刺点在胸骨剑突与左肋弓缘夹角处之下界。

（3）常规消毒皮肤后戴手套与盖洞巾，用 2% 利多卡因或 1%～2% 普鲁卡因（须作皮试）局部麻醉至心包壁层。穿刺针的针尾套有橡皮管，用血管钳夹闭。

（4）从心尖部进针时，针尖由下而上，沿肋骨上缘向脊柱方向缓慢刺入心包，进针约 3 cm 左右。剑突下进针时，穿刺针头与腹壁保持 30°～40° 角度，向上、向后并稍向左进入心包腔后下部，进针 3～5 cm。当阻力感突然消失，则表明已刺入心包腔。如针尖有心脏搏动感，或发现心电监护出现异常图形时，提示针尖已接触心肌，应将针后退少许。

（5）取注射器接于橡皮管，助手放开夹住橡皮管的血管钳，用血管钳固定穿刺针，即可抽液。记录抽出液的性质和量，并送检。

（6）术毕拔针，碘酒消毒穿刺点，覆盖消毒纱布，用胶布固定。

（五）注意事项及护理

（1）心包穿刺有一定的危险，故穿刺指征必须明确。术前必须行 X 线及超声检查，估计积液量并确定穿刺点。

（2）术前应向患者作好解释以消除顾虑，并嘱患者在穿刺时切勿咳嗽或深呼吸。如抽出为鲜血，应立即拔出穿刺针，并严密观察有无心脏压塞征出现。

（3）麻醉要完善，以避免因疼痛引起神经源性休克。

（4）抽液过程中应注意夹闭橡皮管，以免空气进入心包内。

（5）首次抽液量不超过 100 mL，再次抽液量不宜超过 300～500 mL，抽液速度应缓慢。

（6）术中和术后切需密切观察呼吸、血压、脉搏及面色的变化。如有呼吸困难或胸痛等，可给予氧气吸入或遵医嘱给予镇静剂。

（7）及时作好各种记录，如生命体征、穿刺液颜色、量及病情变化。

第九节　创伤急救护理

创伤患者的救治在现场即应开始。现场急救的目的是有效去除正在威胁患者生命安全的因素，并使患者增加耐受运送途中的"创伤"负担。创伤急救包括止血、包扎、固定、搬运等四大技术，这是创伤患者急救中的基本技术。

一、止血

出血是急救中常见症状。血液从损伤的血管流出叫做出血。血液由伤口流至体外者，叫外出血；血液由破裂的血管流入软组织、器管或体腔内，叫内出血。不论内出血或外出血，均需尽快止血。

（一）出血的分类

1. 动脉出血

血液颜色鲜红，自近心端随脉搏搏动而冲出，呈喷射状。

2. 静脉出血

血液颜色暗红，血液从伤口远心端涌出或缓慢流出。

3. 毛细血管出血

血液颜色可自鲜红过渡至暗红色，整个创面都浸血，呈点状或片状渗出，混有细小动脉和细小静脉，量较少，多可自愈。

（二）出血的临床表现

1. 局部表现

有可见的外出血比较容易发现，一般可根据衣服、鞋、袜的浸湿程度，血在地面聚集的情况和伤者全身情况来粗略判断出血量。

2. 全身表现

根据出血量、出血速度不同而有不同的临床表现。当失血量达到 20％以上时，可出现头昏头晕、面色苍白、口渴、脉细速、四肢厥冷、血压下降等症状体征；当失血量达到总血量的40％时，就可危及生命。

（三）止血器械与用品

止血可用的材料很多。在现场抢救中可用消毒敷料、绷带，甚至干净的毛巾、布料进行加压包扎止血。充气止血带、橡皮止血带是制式止血带，在紧急情况下也可以用绷带、布带等代替，但不可用绳索、电线或铁丝等物代替。止血钳等专用的止血器械是最可靠的止血方法，但应避免盲目钳夹。

(四)止血方法

1.指压法

沿出血血管的近心端,用手指压住动脉经过骨骼表面的部分,使血管受压闭合,阻断血流,以达到暂时止血的目的。

(1)头面部出血:可压迫一侧面动脉(同侧下颌骨下缘、咬肌前缘)、颞浅动脉(同侧耳屏前方的颧弓根部),以止同侧头面部出血。

(2)颈部出血:可压迫一侧颈总动脉(同侧气管外侧与胸锁乳突肌前缘中点之间),用力向后压,将其压向第6颈椎横突上,达到止血目的。注意绝对禁止同时压迫双侧颈总动脉,以免脑部缺血缺氧而昏迷。

(3)肩部出血:肩部的血供来自锁骨下动脉的分支,在锁骨上凹扪及锁骨下动脉搏动,对准第1肋骨压迫,可止肩部出血。

(4)上臂出血:根据出血部位不同可选择腋动脉或肱动脉压迫止血点,腋动脉压迫可从腋窝中点压向肱骨头,肱动脉压迫可从肱二头肌内侧沟中部将动脉向外压向肱骨干。

(5)下肢出血:根据出血部位不同,分别在大腿根部腹股沟中点稍下、腘窝及踝关节前后方压迫股动脉、腘动脉及胫前后动脉。

2.加压包扎止血法

加压包扎止血法是最常用的止血方法,在四肢、头颈、躯干等体表出血大多可采用此方法。具体方法为:用消毒的纱布、敷料或急救包,折成比伤口稍大,将伤口覆盖,再用纱布、绷带作适当加压包扎,松紧度以能达到止血为宜,必要时可将手掌放在敷料上均匀加压,一般20 min后即可止血,同时抬高伤肢以避免静脉回流受阻而增加出血量。

3.屈曲肢体加垫止血法

利用关节的极度屈曲,压迫血管达到止血。在肘(腘)窝垫以棉垫卷或绷带卷,将肘关节或膝关节尽力屈曲,借衬垫物压住动脉,并用绷带或三角巾将该肢体固定于屈曲位。可用于肘关节或膝关节远端肢体受伤出血。此方法虽然能止血,但有一些不利因素:①可能压迫血管、神经等组织。②伤肢合并有骨关节损伤时则可能加重损伤。③不便于搬运。故尽量不采用此方法。

4.填塞止血法

用无菌敷料填入伤口内,压住破裂的血管,外加大块敷料加压包扎。一般只用于大腿根、腋窝、肩部等处难以一般加压包扎的较大出血,或实质性脏器的广泛渗血或继发感染出血、恶性溃疡出血、鼻出血等多采用此法。填塞的敷料不能长久留在体内,一般在术后3~5 d开始慢慢取出,过早可能发生再出血,过晚则易引起感染。

5.止血带止血法

止血带的使用一般只适用于四肢大动脉出血,或采用加压包扎后不能有效控制的大出血时才选用。使用不当会造成更严重的出血或肢体缺血坏死。常用的有充气止血带和橡皮止血带两种,前者由于有压力表指示压力,压力作用平均,效果较好。在紧急情况下也可用绷带、布带、三角巾等代替。止血带一定要用衬垫保护局部软组织。

6.结扎止血法

直接夹闭出血血管断端以阻断血流的方法,活动性出血于清创的同时结扎止血,未止的大血管出血则按伤情和条件进行血管修补术、血管吻合术、血管移植术等处理。

7.药物止血法

根据患者具体情况,采用各种止血药物和输入新鲜血液或各种凝血因子,以提高凝血作用。局部药物可采用明胶海绵、止血粉敷贴创面止血。

(五)注意事项

(1)指压止血法为简便而有效的急救措施,但不能持久,故同时应做伤口的加压包扎、钳夹或结扎止血。

(2)不能用绳索、电线或铁丝等物代替止血带。

(3)上止血带应注意部位准确、压力适宜、衬垫加好、标记明显、时间控制。

1)部位准确:以靠近伤口近端为宜。

2)压力适宜:上肢压力为 33.3～40 kPa(250～300 mmHg),下肢压力为 53.3～66.6 kPa(400～500 mmHg)。一般松紧度以刚达到远端动脉搏动消失,刚好不出血为宜。

3)标记明显:上止血带后立即记录使用日期、时间、部位,做好标记,便于观察。

4)时间控制:原则上止血带一次限于 1 h 左右,如为充气式止血带也不宜超过 3 h,每隔30～60 min 放松 1～2 min,以防肢体缺血太久而发生坏死等严重后果。松解前,先补充血容量,并准备好止血用具后再进行;松解时,如有出血,可暂用指压法止血。

(4)钳夹止血应避免盲目乱夹,以防止神经和正常的血管等组织损伤。

(5)若为大血管损伤,影响肢体存活和功能者应尽早作血管修补、吻合、血管移植和再植等手术。

二、包扎

就地取材,利用最便捷的方法,采取最快的速度,对伤口或伤肢进行包扎,起到局部加压、保护、固定和扶托作用,使伤者舒适安全,减轻痛苦。

(一)用物

常用材料:绷带、三角巾、毛巾、被单、丝巾、衣服等。特制材料:四头带、多头带、丁字带等。

(二)包扎的基本方法

绷带和三角巾可根据需要随意折叠、缠绕,用途广泛、简便,以下分别叙述。

1.绷带基本包扎法

常用的基本包扎方法有 6 种,根据部位形状的不同而采用相适应的方法。

(1)环形包扎法:是最基本、常用的方法。适用于包扎的开始与结束时,或包扎粗细相等的部位的小伤口,如颈、腕、胸、腹等处。要求绷带环形重叠缠绕,下圈必须遮盖上圈,结束时用胶布固定尾端或将带尾分成两头,以此打结固定。

(2)螺旋形包扎法:适用于包扎直径基本相同的部位,如上臂、躯干、大腿等,要求先将绷带缠绕数圈,然后将绷带以斜行方式,每圈遮盖上一圈的 1/3～1/2。

(3)螺旋反折包扎法:适用于包扎直径大小不等的部位,如前臂、小腿等。要求由细处向粗处缠,每缠绕一圈反折一次,每圈遮盖上一圈的 1/3～1/2,反折部位应相同,使之成一直线。

(4)蛇形包扎法:适用于维持敷料或夹板固定。要求与螺旋包扎法相似,但每圈互不遮盖。

(5)八字形包扎法:适用于包扎屈曲的关节,如踝关节、腕关节。要求将绷带在伤处上下,由下而上,由上而下,一上一下互相交叉包扎重复作"8"字形旋转缠绕,每圈遮盖上一圈的1/3～1/2。

(6)回返包扎法:适用于包扎有顶端的部位如头部、断肢残端。第一圈在中央开始,来回反折,一直到该端全部包扎后,再做环形固定。

2.三角巾包扎

三角巾为制式包扎材料,其制作简单,应用方便,可灵活运用于身体各部位较大伤口的包扎,如头、肩、胸、背、臀、全手、足等。

(1)头顶部包扎法:将三角巾底边向上反折约5 cm,然后将折缘放在前额与眉平齐,顶角越过头顶,拉向头后,两底角自两耳上方绕至枕后交叉,交叉时将顶角扫在一端,压在下面,然后绕到前额的中央打平结。

(2)肩部包扎法:将三角巾顶角偏左或偏右的位置到底边中点,将三角巾折叠成燕尾形,成为燕尾巾。把燕尾巾夹角朝上,放在伤侧肩上。向后的一角略大并压住向前的角,燕尾底边包绕上臂上部打结,然后两燕尾角分别经胸、背拉到对侧腋下打结。

(3)胸部包扎法:将三角巾底边横放在胸部,约在肘弯上3 cm,顶角越过伤侧肩,垂向背部,三角巾的中部盖在胸部的伤处,两端拉向背部打结,顶角也和此结一起打结。

(4)背部包扎法:方法与胸部相同,只是位置相反,结打于胸部。

(5)臀部包扎法:将三角巾顶角朝下,底边横放于脐部并外翻10 cm左右宽,拉紧底角至腰背部打结,顶角经会阴拉至臀上方,与底角余头打结。

(6)全手、足包扎法:将手或足放在三角巾中央,指(趾)尖对着顶角,底部位于腕处,将顶角提起反盖于全手或足背上,将左右两底角交叉压住顶角,绕回腕部,于掌侧或背部打结固定。

(三)注意事项

(1)根据伤口大小,以及所处的部位,选择合适的包扎材料及方法。

(2)包扎前伤口必须先盖上无菌敷料,避免直接触及伤口。

(3)包扎时适当添加衬垫物,防止局部皮肤受压,并注意保持肢体的功能位置。

(4)包扎松紧要适当,注意露出肢体的末端,以便随时观察血液循环情况。

三、固定

所有的四肢骨折均应进行临时固定,目的在于限制受伤部位的活动度,从而减轻疼痛,减少休克,避免骨折断端移动摩擦而损伤血管、神经、周围组织乃至重要脏器。

(一)用物

常用材料:夹板,有铁丝夹板、木质夹板、塑料制品夹板和充气式夹板。急救材料:树枝、木棒、竹杆等,紧急情况下,甚至可以利用健肢固定伤肢。

(二)方法

1.自体固定法

适用于下肢骨折,将伤肢固定于健肢,两脚对齐,将伤肢拉直,注意用棉垫或其他软织物将关节和两小腿间的空隙垫好,然后分段包扎固定。

2.夹板固定法

根据骨折部位、性质不同选择适宜的夹板,并辅以绷带、棉垫、纱布或三角巾等物来固定,以达到相对制动稳定骨折的目的。

3.特殊骨折固定法

(1)骨盆骨折:仰卧位,先在患者的两膝及两踝之间放一衬垫,后在踝关节、膝关节及髋关节上各以绷带束紧固定。

(2)脊柱骨折:将患者俯卧于硬板上,不使移动。必要时,用绷带将其固定于木板上。

(三)注意事项

(1)上夹板固定前,先检查并处理伤口,不可将外露的骨折断端送回伤口,以免造成感染。若有休克,及时抗休克。

(2)夹板的长度应适宜,必须超过骨折部位上下两个关节。

(3)夹板与皮肤之间应有衬垫,以免皮肤摩擦破损或固定不牢靠。

(4)固定松紧适宜,以免影响血液循环或失去固定的作用,固定时,一定要露出指(趾)端,以便随时观察。

四、搬运

患者经过上述现场初步处理后,就需要把患者转送到医疗机构作进一步诊治。在紧急情况下,需要及时、迅速、安全地将患者搬离事发现场。搬运工作的准确,可减轻患者的痛苦,否则会加重病情,以致贻误治疗。搬运的方法包括徒手搬运和器械搬运。

(一)用物

担架、椅子、门板、毯子、绳子等。

(二)搬运方法

1.徒手搬运

适用于转运路途较近,病情又轻的患者。

(1)单人搬运法。

1)扶持法:适用于病情轻,能站立行走的患者。救护者站在患者一侧,使患者手臂揽着自己的头颈,然后救护者用外侧的手牵着患者的手腕,另一手伸过患者背部扶持患者的腰,使其身体略靠着救护者,扶着行走。

2)抱持法:救护者站在患者一侧,一手托其背部,一手托其大腿,将其抱起,患者若有知觉,可让其一手抱住救护者的颈部。

3)背负法:救护者站在患者前面,呈同一方向,微弯背部,将患者背起,胸部创伤患者不宜采用。如患者卧于地上,不能站立,则救护者可躺在患者一侧,一手紧握患者手,另一手抱其腿,用力翻身,使其负于救护者背上,而后慢慢站起。

(2)双人搬运法。

1)椅托法:甲乙两人相对而立,甲以右膝、乙以左膝跪地,各以一手伸入患者大腿之下而互相紧握,另一手彼此交错支持患者背部。

2)拉车式:两个救护者,一个站在患者头部,两手插到腋前,将其抱在怀内,一个站在其足部,跨在患者两腿中间,两人步调一致慢慢抬起。

3)平抱或平抬法:两人平排,将患者平抱,亦可一前一后、一左一右将患者平抬。

(3)三人搬运或多人搬运法:可以三人平排,将患者抱起齐步一致前进。四人或以上,可面对站立将患者抱起。

2.担架搬运

一般救护者将患者水平托起,放入担架上,使其平卧位,头朝后,脚朝前。搬运途中尽可能使担架保持水平。上坡时,脚放低,头抬高;下坡时则相反。

（三）注意事项

（1）搬运途中，要随时观察患者的病情有无变化，如神志、表情、面色、脉搏、呼吸等。

（2）昏迷患者或有恶心呕吐者，应采取侧卧或俯卧位，头转向一侧，利于呼吸道分泌物引流。

（3）脊柱损伤的患者，应先固定颈部，再用硬板搬运，严防颈部和躯干前屈或扭转，应保持脊柱伸直。

（4）骨盆损伤的患者，应用大块包扎材料将骨盆作环形包扎后，仰卧于硬板或硬质担架上，膝微屈，下面加垫。

（5）腹部内脏脱出的患者，可用大小适当的碗扣住脱出部分，并用三角巾包扎固定，令其双腿屈曲，腹肌放松。严禁将脱出的内脏纳回腹腔，以免引起感染。身体带有刺入物的患者，先包扎伤口并固定刺入物，应避免挤压、碰撞；外露刺入物应专人负责保护看管；途中严禁震动，以防刺入物脱出或深入。

第十节　静脉输液通路的建立与护理

静脉输液通路的建立，在临床实际工作中广泛应用，是急诊患者，尤其是抢救危重患者的一条重要生命线。常用的经皮静脉通道建立有以下 3 种途径：①外周静脉穿刺，位于上肢静脉、下肢静脉和颈外静脉；②外周中心静脉导管置管术；③中央静脉穿刺，股静脉、颈内静脉和锁骨下静脉。本节注重介绍后两种途径。

一、外周中心静脉导管置管术及护理

（一）适应证

外周中心静脉导管（PICC）是专门为以下静脉输液治疗所设计：补液、静脉营养、抗生素治疗、化疗、疼痛治疗等。

（二）禁忌证

有局部感染。

（三）操作步骤

1. 选择合适的静脉

评估患者的静脉状况，一般选择贵要静脉为最佳穿刺血管。

2. 测量定位

（1）测量时手臂外展呈 90°。应当注意外部的测量不能准确地显示体内静脉的解剖。

（2）上腔静脉测量法：从预穿刺点沿静脉走向到右胸锁关节再向下至第三肋间隙。

（3）锁骨下静脉测量法：从预穿刺点沿静脉走向到胸骨切迹，再减去 2 cm。

3. 建立无菌区

（1）打开 PICC 导管包，戴手套。

（2）应用无菌技术，准备肝素帽、抽吸生理盐水和肝素盐水。

(3)将第一块治疗巾垫在患者手臂下。

4.穿刺点的消毒

(1)按照无菌原则消毒穿刺点,范围为 10 cm×10 cm。

(2)更换手套。

(3)铺孔巾及治疗巾。

5.预冲导管,按预计导管长度修剪导管

(1)用生理盐水冲洗导管,润滑亲水性导丝。

(2)剥开导管的保护外套至预计的部位。

(3)撤出导丝至比预计长度短 0.5～1 cm 处。

(4)在预测刻度处,修剪导管。

6.扎上止血带

让助手在上臂扎上止血带,使静脉膨胀。

7.去掉保护套

将保护套从穿刺针上去掉。

8.施行静脉穿刺

一旦有回血,立即减小穿刺角度,推进导引套管,确保导引套管进入静脉。

9.从导引套管内取出穿刺针

(1)左手食指固定导引套管,避免移位。

(2)中指压在套管尖端所处的血管上,减少血液流出。

(3)让助手松开止血带。

(4)从导引套管中抽出穿刺针。

10.置入 PICC

用镊子夹住导管尖端,开始将导管逐渐送入静脉。

11.退出导引套管

(1)置入导管 10～15 cm 之后,即可退出导引套管。

(2)指压导引套管上端静脉,固定导管。

(3)从静脉内退出导引套管,使其远离穿刺部位。

12.劈开并移去导引套管

(1)劈开导引套管并从置入的导管上剥下。

(2)在移去导引套管时要注意保持导管的位置。

13.置入导管

(1)用力均匀缓慢地将导管置入静脉。

(2)当导管进到肩部时,让患者头转向穿刺侧(下颌靠肩以防导管误入颈静脉)。

(3)完全将导管置到预计深度,并达到皮肤参考线。

14.移去导引钢丝

一手固定导管圆盘,一手移去导丝,移去导丝时,要轻柔、缓慢。若导管呈串珠样皱折改变,表明有阻力。禁止暴力抽去导丝,阻力能损坏导管及导丝的完整,如遇阻力或导管呈串珠样皱折,应立即停止抽取导丝,并使导管恢复原状,然后连同导管、导丝一起退出 1～2 cm,再试者抽出导丝。重复直到导丝较容易地移去,一旦导丝撤离,再将导管推进到预计的位置。

15.抽吸与封管

(1)连接生理盐水注射器,抽吸回血,并注入盐水,确定是否畅通。

(2)肝素盐水正压封管(肝素液浓度为 $50\sim100\ \mu/mL$)。

16.清理穿刺点

(1)移去孔巾。

(2)用酒精棉签清理穿刺点周围皮肤。

(3)涂以皮肤保护剂(注意不能触及穿刺点)。

17.固定导管,覆盖无菌敷料

(1)注意导管的体外部分必须有效地固定,任何的移动都意味着导管尖端位置的改变。

(2)将体外导管放置呈"S"状弯曲,在圆盘上贴一胶带。

(3)在穿刺点上方放置一小块纱布吸收渗血,并注意不要盖住穿刺点。

(4)覆盖一透明薄膜在导管及穿刺部位,但不要超过圆盘装置。

(5)用第二条胶带在圆盘远侧交叉固定导管,第三条胶带再固定圆盘。

(6)固定外露的延长管使患者感觉舒适。

18.X线检查

(1)拍摄X线片确定导管尖端位置。

(2)记录导管型号、置入长度、穿刺过程、固定状况及X线检查结果。

(四)注意事项及护理

(1)体表测量法不能完全符合体内实际的静脉解剖长度,导管过深进入心房会导致心律失常、心脏损坏、心脏压塞。

(2)严格执行无菌操作规范,局部消毒严密,以防感染。

(3)当穿刺失败的时候不可将导入针重新回插导入销,否则会使套管开裂。

(4)如遇阻力,不能强行送入导管,应适当后退,再行送入。

(5)不能剪断导丝,否则导丝尖端会损伤导管及静脉。

(6)导管材料特性较脆,操作时必须仔细认真,不能用镊子过紧钳夹导管。不能用力撤导丝。阻力太大会损伤导管及导丝,应轻柔渐渐地撤出导丝。硅胶导管不能使用高压注射器,如少于 5 mL 的注射器和机械性的高压注射泵,可能造成导管破损。不能用胶带直接粘贴导管,否则会影响导管的弹性,并使导管不能保持清洁。不能在导管上进行缝合,缝线可能会割断导管。若有必要缝合,使用圆盘上的小孔。若没有小孔的圆盘就不能缝合。

二、中心静脉穿刺置管术及护理

(一)适应证

(1)严重创伤、休克及急性循环衰竭等危重患者无法作周围静脉穿刺者。

(2)需接受大量快速补充血容量或输血的患者。

(3)需长期静脉输注高渗或有刺激性液体及实施全静脉营养者。

(4)经中心静脉导管安置心脏临时起搏器。

(5)利用中心静脉导管测定中心静脉压,随时调节输入液体的量和速度。

(6)需长期多次静脉取血化验及临床研究。

(7)循环功能不稳定及施行心血管和其他大而复杂手术的患者。

(二)禁忌证

(1)锁骨外伤,局部有感染。

(2)凝血功能障碍。

(3)兴奋、躁动、极为不合作的患者。

(三)操作技术

1.颈内静脉穿刺插管术

(1)穿刺路径:①前路:常于胸锁乳突肌的中点前缘入颈内静脉;②中路:胸锁乳突肌的胸骨头、锁骨头与锁骨上缘构成三角形,在此三角形顶点穿刺;③后路:在胸锁乳突肌的外侧缘中下 1/3 交点,约锁骨上 5 cm 处进针。

(2)步骤:①患者取仰卧头低位,头后仰并转向对侧,必要时肩部垫高;②常规消毒皮肤,铺巾,局部麻醉;③常取中路进针,边进针回抽,并保持一定的负压,抽到静脉血时,固定穿刺针的位置;④经穿刺针插入导引钢丝,插入至 30 cm 刻度,退出穿刺针;⑤从导引钢丝尾插入扩张管,按一个方向旋转,将扩张管旋入血管后,左手用无菌纱布按压穿刺点并拔除扩张管;⑥将导管顺导引钢丝置入血管中,同时将导引钢丝自导管的尾端拉出,边插导管边退出导引钢丝;⑦将装有生理盐水的注射器连接导管尾端,在抽吸回血后,向管内注入 2~3 mL 生理盐水,锁定卡板,换上肝素帽;⑧将导管固定片缝针固定在接穿刺点处,用棉球擦干穿刺处及缝合处,透明胶膜固定;⑨连接输液器。

2.锁骨下静脉穿刺插管术

(1)穿刺路径:①锁骨下:锁骨中、内 1/3 交界处的锁骨下 1 cm 处为穿刺点;②锁骨上:胸锁乳突肌锁骨头外侧缘的锁骨上约 1 cm 处为穿刺点。

(2)步骤:①患者肩部垫高,头转向对侧,取头低位;②消毒皮肤,铺巾,穿刺点局部麻醉,穿刺工具同颈内静脉穿刺;③按锁骨下或锁骨上径路穿刺;④其余同颈内静脉插管术。

(四)注意事项及护理

1.选择穿刺途径

左侧穿刺易损伤胸导管,且左肺尖与胸膜顶较右侧高,所以,临床上多采用右颈内静脉穿刺。

2.定位准确

应选用自己最熟练的定位方法,不要直接用粗针反复探试锁骨下静脉。

3.判断动、静脉

通过血的颜色和血管内的压力来判断动、静脉。但在严重缺氧、休克或静脉压力升高、三尖瓣关闭不全的患者,常难以做出准确的判断。

4.插入导引钢丝

"J"导丝的弯曲方向必须与预计的导管走向一致,否则可能引钢丝打折或导管异位的情况。

5.导管留置的护理

导管的重力滴速可达每分钟 80 滴,如发生导管打折、移动、脱出或凝血,可导致滴速明显减慢,应拔除导管。在导管留置期,每日用 2~3 mL 的含肝素(10~100 μ/mL)生理盐水冲洗管道;穿刺点每 2~3 d 更换 1 次敷料,如发现局部红肿、导管位置变化、皮下渗液或缝合线松动等情况,应及时做出相应处理。

（五）常见的并发症及护理

1.气胸

气胸是较常见的并发症,多发生于经锁骨下的锁骨下静脉穿刺。穿刺后患者如出现呼吸困难、同侧呼吸音减低,就要考虑到有此并发症的可能。应及早拍摄胸片加以证实,以便及时作胸腔抽气减压或闭式引流等处理。

2.血胸

穿刺过程中若将静脉甚至锁骨下动脉壁撕裂或穿透,同时又将胸膜刺破,血液可经破口流入胸腔,形成血胸。患者可表现为呼吸困难、胸痛和发绀,胸片有助于诊断。临床一旦出现肺受压症状,应立即拔出导管,并作胸腔穿刺引流。

3.血肿

由于动、静脉紧邻,操作中可能会误伤动脉。当刺破动脉时,回血鲜红且压力较大,应立即拔出穿刺针,经压迫局部后可不引起明显血肿。

4.神经损伤

损伤臂丛神经时,患者出现放射到同侧手、臂的触电样感或麻刺感,应立即退出穿刺针或导管。

5.胸导管损伤

做左侧锁骨下静脉或颈内静脉穿刺插管时有可能损伤胸导管,表现为穿刺点渗出清亮的淋巴液,此时应拔除导管。如发生乳糜胸,应及时放置胸腔引流管。

6.空气栓塞

中心静脉在吸气时可能形成负压,穿刺过程中、更换输液器及导管和接头脱开时,尤其是头高半卧位的患者,容易发生空气栓塞。患者应取头低位穿刺,插管时不要大幅度呼吸,多可避免空气栓塞发生。同时,输液时注意输液瓶绝对不应输空,更换接头时应先弯折或夹住导管,以防空气进入,发生气栓。

7.血栓形成和栓塞

主要发生于长期置管和全静脉营养的患者,应注意保证液体持续滴注及定期肝素生理盐水冲洗。

8.感染

导管留置期间局部护理十分重要,一般每 2～3 d 更换 1 次敷料,有渗血或污染及时更换。如患者出现不能解释的寒战、发热、白细胞数升高、导管穿出皮肤处压痛和红肿等,应立即拔除导管,做导管头端及患者血液的细菌培养,并同时应用抗生素。

9.大血管和心脏穿孔

为少见的严重并发症。

(1)主要表现为血胸、纵隔血肿和心脏压塞,一旦发生,后果严重,心脏压塞病死率可高达80%,穿孔原因往往与导管太硬及插入过深有关,尤其当原有心脏病变、腔壁变薄而脆的情况下。留置中心静脉导管的患者若突然出现发绀、面颈部静脉怒张、恶心、胸骨后和上腹疼痛、不安和呼吸困难,进而血压下降、脉压变窄、奇脉、心动过速、心音遥远时,都提示有心脏压塞的可能。

(2)遇此紧急情况,应采取如下措施:①立即中止静脉输注;②降低输液容器的高度至低于患者心脏的水平,以利用重力尽可能吸出心包腔或纵隔内积血或液体,然后慢慢地拔出导管;

③必要时应考虑做心包穿刺减压。

（3）预防措施：①导管质地不可太硬；②导管顶端插至上腔静腔与右心房交界处即可，不宜过深；③有怀疑时，可经导管注入 2 mL X 线显影剂，以判断导管尖端的位置。

第十一节　烧伤创面护理

一、包扎疗法的护理

护理措施具体如下。

（1）包扎敷料宜厚（一般厚度为 3～5 cm），吸水性好。范围宜超过创缘 5 cm 以上。

（2）包扎压力均匀，不宜过紧，从远心端开始，包扎完后检查肢端血循环，注意有无青紫、发凉、麻木、肿胀等情况，并抬高肢体。四肢、关节等部位的包扎应注意保持在功能位置。

（3）定时翻身，防止创面长期受压后敷料浸湿感染。

（4）保持敷料清洁，注意敷料不要打湿，潮湿条件下细菌易生长，容易造成创面感染。

（5）首次更换敷料时间，应根据创面渗出情况，早期污染不重的浅Ⅱ度烧伤，一般 7 d 更换，其他则 3～5 d，或一经打湿并有异味或体温突然升高、创面疼痛加剧应及时更换敷料。

二、暴露疗法的护理

暴露疗法的护理要点是保护痂壳干燥、完整，勿使裂开以增加感染入侵，其具体措施如以下。

（1）要求环境清洁，温暖，干燥，室温为 30 ℃～32 ℃，相对湿度为 30％～40％。

（2）接触创面物品应无菌。

（3）经常进行空气消毒，注意消毒隔离制度，每床位间距为 1.5～2 m。重患者住单间。

（4）经常翻身，保持创面干燥。

（5）清洁整顿，防止大小便污染创面，双大腿烧伤而又不合作者可留置尿管，解大便时可用剪有洞的清洁保鲜袋覆盖。

三、浸浴疗法的护理

（一）浸浴的时机

（1）浅Ⅱ度烧伤一般 10 d 左右。

（2）深度烧伤在焦痂分离时，一般 3 周左右。

（3）创面感染重，脓性分泌物多时。

（4）手术前一天。

（5）残余创面每天或隔日 1 次。

（二）护理措施

（1）消毒浴缸，可用 95％酒精焚烧 10 min。

（2）浸浴的水温一般为 38 ℃～39 ℃、室温为 28 ℃～30 ℃。浸浴液可用高锰酸钾液或清水。

（3）患者浸浴前做好心理护理，排除大小便，同时让患者进食少量食物，在浸浴过程中，可让患者饮糖开水，防虚脱。抬患者时动作应轻柔。

（4）大面积烧伤患者首次浸浴时间不宜过长，一般不超过 30 min。

（5）浸浴时注意创面情况，如未完全溶痂创面，不可硬扯痂皮，防止创面出血。一般应让患者浸泡 10 min 左右再清创。浸浴完后用清水再冲洗一次创面，以减少细菌。

（6）注意观察病情变化，若有心慌、大汗淋漓、面色苍白等应终止浸浴。清洗时动作要轻柔，防止创面出血。

四、应用翻身床护理

定期翻身是烧伤重要护理措施，一般要求 4~6 h 翻身一次。大面积烧伤翻身体位很难维持，一般需用翻身床。

（一）翻身床的结构

翻身床片（仰卧床片、俯卧床片）、支撑架、螺旋盘、搁手架、安全带等。

（二）翻身的顺序

铺纱布、铺纱垫、铺海绵垫、上翻身床片、拧紧螺丝帽、系安全带、去除床下杂物（便盆等）、放支撑架、拉开活塞、翻身（一人在中间翻身，二人则在床尾翻身）。固定活塞、上支撑架、松开安全带、去掉螺丝帽、搬开翻身床片、揭海绵垫、纱垫、纱布。

（三）翻身的注意事项

（1）使用翻身床前要检查床的性能是否良好，各部件是否灵活、牢固、安全。

（2）翻身床使用的海绵垫不能太薄，排便孔不能过大，以防骨突处直接接触钢丝而发生压疮，海绵垫外套翻身床套，污染后可及时更换。

（3）向患者说明使用翻身床的目的及注意事项。取得患者合作。有精神症状的患者，上翻身床后要适当约束，以防患者坠床，必要时用镇静药物，但注意体位性低血压。

（4）初次翻身俯卧位时间不宜过长，一般半小时。观察 2~3 次，患者适应后才可以逐渐延长俯卧位时间，面颈部烧伤伴严重水肿或怀疑有吸入性损伤而未做气管切开的患者，以及术后翻身，俯卧位时间均应缩短到半小时。

（5）翻身前妥善安置好各种管道、仪器，各种管道应放在一侧。特别消瘦的患者，应悬空骶尾部、足跟、枕部、髋关节等骨突部位以防压疮发生。

（6）翻身时检查两床片松紧是否合适，如太松应将床尾侧海绵垫折叠，以防患者在翻身过程中滑出。

（7）翻身后首先应检查活塞是否到位。支撑架是否固定好床片，然后将患者的四肢放于功能位，充分暴露创面。特别注意搁手架的位置应与床片在同一水平线上。最后检查各种管道是否通畅，仪器运转是否正常。

（8）休克期、严重心功能不全、使用冬眠药物的患者禁用翻身床。

五、应用悬浮床患者的护理

近年来为避免背部创面受压，增加患者长期卧床舒适度，减少应用翻身床的并发症与护理工作强度，提倡用悬浮床。

（一）悬浮床的准备

（1）将悬浮床置于烤架下。

（2）启动悬浮床，调节温度为 28 ℃～36 ℃，一般设定为 30 ℃～32 ℃。设置持续或间歇使用方式。

（3）根据病员的需要铺置物品。为保持创面干燥，床上铺放物品应少，一般用无菌大单、中单即可。若只是防止创面受压，床上垫铺物品可适当增加。

（二）病员的准备

（1）做好患者的思想解释工作。

（2）留置尿管，以保持悬浮床干燥，防止石英沙凝结成块，影响悬浮效果。

（3）将病员放置在悬浮床上后双下肢外展；双上肢如有创面应悬空。

（4）患者在悬浮床上更换体位时，悬浮床处于启动状态较为方便。

（三）使用

（1）插上电源，打开总开关。

（2）选择工作状态。

（3）调节温度，一般 30 ℃～34 ℃。

（4）温度升到所需后，踏临时开关，停止液化状态，铺上床单、纱垫，抬患者至床上。

（5）再根据患者的舒适状态进行调温。

（6）如果患者高热，可启动水冷却系统进行降温。

（7）抢救时，应停止液化状态，再垫木板按压。

（8）停用时，先停液化状态，再移开患者，关总开关，再拔电源。

（四）注意事项

（1）患者高于 2.05 m，体重超过 180 kg 时禁用该床。

（2）滤单上应铺床单，随脏随换，以免污染滤单。

（3）更换患者时，必须筛过微粒后，再为下一个患者使用。

（4）除为患者操作和上、下床外，应使床一直处于液化状态。

（5）床的温度超过 42 ℃，经降温后，仍然报警，表示床已坏，应移开患者。

（6）禁止放锐利的东西在滤单上，以免划破滤单。

（7）定时检查空气入口、排水口，并保持除尘器的干净。

（8）清洗滤单时，可以用肥皂、洗衣粉，禁止用力搓洗。

第六章　骨科护理

第一节　老年骨折患者的心理护理

老年患者骨折后,瞬间会导致老年人日常生活习惯改变、身体活动突然发生障碍,给患者造成很大的心理压力,可出现紧张、焦虑、恐惧甚至绝望的心理反应。护理人员在采取常规护理的同时,还应掌握患者的心理特点并及时采取有效的护理对策。

一、心理特点

(一)焦虑与恐惧心理

老年骨折患者多数由于不慎跌伤或车祸等外伤所致,伤后即可出现疼痛及功能丧失,患者突然从行动自如变成卧床,没有思想准备,易产生恐惧心理。恐惧心理若得不到有效控制可导致患者睡眠障碍、精神不振、食欲缺乏、营养不良、抵抗力下降等,进而影响骨折的治疗与康复。

(二)依赖心理

老年人在进入患者角色后大都产生一种被动依赖的心理状态,变得情感脆弱甚至行为幼稚,渴望一切要求都能得到照顾,凡事都不愿自己动手,丧失主观能动性,思想矛盾,产生依赖心理。

(三)孤独寂寞心理

孤独寂寞心理是老年人常见的心理特点,尤其当受到外伤,导致生活不能自理或卧床不起时,容易产生孤独感,长期住院的患者由于对亲人的依恋也会感到孤独寂寞,患者可表现为少言寡语,严重者可患抑郁症。

(四)悲观心理

老年患者对身体功能很敏感,骨折后常由于生理特点导致恢复期长、预后差、躯体部分缺失或功能丧失、外观形象发生变化、生活自理能力下降等产生悲观情绪。

(五)疼痛

疼痛是一种非常复杂的心理、生理综合现象,心理状态不佳时能引起局部血管收缩或扩张,而导致疼痛。

二、心理护理对策

(一)增强患者的安全感

老年患者入院后,护士应缓慢而亲切地介绍自己、病室环境及病室内的其他病友,尽可能地满足患者需求,使其感到温暖。从老年患者的实际出发,合理安排生活,加速患者对医院环境的适应,创造一个令其倍感舒适的有利于治疗的环境。

(二)减少或消除恐惧

护理人员在给老年患者做各种检查、治疗和护理之前,主动向患者介绍目的,让其积极配合治疗和护理,当患者产生恐惧时,护理人员要和蔼可亲、沉着稳定,通过指导患者深呼吸、听音乐等方式缓解恐惧心理。

(三)鼓励患者自理

老年骨折患者因疾病生活自理能力下降或被限制了活动,生活需要依赖他人的照顾,这时希望得到更多的关心,否则就会感到孤独。在病情允许的情况下,创造条件并鼓励患者参与自我照顾,有利于患者自信心和自我照顾能力的恢复。

(四)分散不良情绪

老年患者自尊心较强,在骨折发生后大多数表现得不愿多说话,但又不愿孤独,希望得到更多人的同情和关心。这时护理人员要态度和蔼、语言亲切,鼓励患者表达悲伤的情感,适当安慰患者。

(五)缓解疼痛

疼痛既有生理原因,又有心理原因,根据病因给予适合的治疗方法。

第二节 老年骨折患者牵引的护理

骨折治疗方法多以牵引及手术内固定为主,但因老年人体质虚弱、基础疾病多、骨质疏松严重等不能耐受手术,而给予牵引非手术治疗,这样老年患者卧床时间延长,增加了并发症的发生机会。因此,加强临床各项护理措施,是预防并发症、促进患者早日康复的关键。

一、维持有效的血液循环

严密观察患肢血液循环及肢体活动情况,维持牵引的有效性。观察包括肢端皮肤的颜色、温度、桡动脉或足背动脉搏动、指(趾)甲的情况及患者的叙述,如有无疼痛、麻木的感觉。如肢端皮肤颜色变深、温度下降、桡动脉或足背动脉搏动减弱、被动活动指(趾)甲引起剧痛,患者感觉肢体疼痛、麻木,说明发生了血液循环障碍,应及时查明原因,如是否包扎过紧、牵引重量过大等,须及时处理。

二、牵引并发症的预防和护理

(一)压疮

①保持皮肤清洁干燥,床单平整,避免渣屑对皮肤的刺激。对有糖尿病病史的患者,更应注意皮肤的清洁干燥,发现破损及时处理。②补充营养,选择易消化食物,少量多餐,确保糖、脂肪、蛋白质、维生素及纤维素的供给。③长期卧床者应在骨突处,如枕部、肩胛部、骶尾部、膝外踝部、足跟处放置水垫、气圈,并定时按摩。④正确使用便器,放置便器时,将患者的臀部抬起,送入和取出便器时不要和皮肤发生摩擦,二便后及时清洗会阴和肛门,保持清洁和干燥。⑤避免牵引重量过大。

(二)牵引针眼感染

①保持牵引针眼干燥、清洁。针眼处每天用乙醇消毒 2 次,用无菌敷料覆盖;如有分泌物

或结痂,应用蘸有乙醇的棉签拭去,以免发生痂下积脓。②避免牵引针滑动、移动,定期观察,发现牵引针偏移时,切不可随手将牵引针推回,及时通知医师,局部消毒后再调整。

(三)肌肉萎缩、关节僵硬

牵引期间应鼓励患者活动肌肉和关节,如肌肉的等长收缩、关节活动,辅以肌肉按摩及关节的被动活动,以促进循环,维持肌肉和关节的正常活动度,减少并发症的发生。

(四)腓总神经损伤和跟腱挛缩引起足下垂

腓总神经损伤和跟腱挛缩均可引起足下垂。因此下肢牵引时,应在膝外侧垫棉垫,防止压迫腓总神经。若患者出现足背伸无力,则为腓总神经损伤的表现,应及时检查去除致病原因。每天应主动伸屈距小腿关节(踝关节),如因神经损伤或截瘫而引起距小腿关节不能主动活动,则应做被动足背伸活动,以防止关节僵硬和跟腱挛缩。

三、功能锻炼

早期可进行肌肉等长收缩,2周后开始关节活动,逐步增加活动量和范围,循序渐进,以患者不出现疲劳、疼痛为宜。瘫痪肢体的肌肉、关节应进行被动活动,以防止肌肉萎缩和关节僵硬。若病情许可,进行全身活动,如抬臀、扩胸、深呼吸、用力咳嗽等。

第三节　老年骨折患者术前护理

老年患者因生理功能减退、组织修复能力下降等原因,使骨折愈合缓慢,加之基础疾病多,易发生各种并发症,为了使手术治疗安全进行,术后得到预期效果,做好围术期的护理工作尤为重要。

一、护理评估

对入院患者进行详细的护理评估,了解其整体情况,根据实际情况及存在的护理问题,准确制定护理措施,结合术前辅助检查,对患者的手术风险及术后护理问题做出预见性判断与护理准备。

二、心理护理

了解老年患者的心理特点,根据患者及家属的文化层次做好解释工作,消除不良的心理因素对患者机体的影响,帮助患者树立战胜疾病的信心,保证患者充足睡眠,必要时遵医嘱给予镇静药,做好充分的术前准备。

三、呼吸系统的准备

肺部并发症占术后并发症 40%,指导患者进行有效呼吸运动,讲解有效咳嗽和排痰的重要性,教会患者有效咳嗽与深呼吸的方法,以增加肺活量;对于吸烟者劝其戒烟,并告之长期吸烟可致慢性气管病变,气管中的分泌痰液增多,术后卧床导致痰液不易咳出,而增加肺部并发症发生的可能性。

四、训练

老年骨折患者需长期卧床,加上老年人肠蠕动较慢,长期卧床易导致便秘的发生,因此可鼓励患者在床上多活动,指导患者轻柔按摩腹部,并给予热敷,指导患者和家属做好饮食调整,多吃一些高热量、高蛋白、高纤维素、多维生素食物。训练床上使用便器的习惯,养成规律排便,并做好心理护理,避免患者因主观因素而不敢排便。

第四节　老年骨折术后并发症护理

老年骨折常见并发症有肺部感染、压疮、泌尿系感染、营养不良及功能障碍等。有时患者可同时发生多种并发症,许多老年骨折患者不是死于疾病本身,而是死于并发症。因此严密观察和细心护理,对预防老年骨折患者并发症的发生具有十分重要的作用。

一、心脑血管意外

(一)原因

进入老年期,循环系统发生明显退行性变化,心血管不能适应正常时一般的各种应激状态,加之创伤、疾病及疼痛的刺激,增加心脏负担及血管紧张度,继而导致心脏及脑血管意外。

(二)预防与护理

入院后对患者进行全面的护理评估,经常巡视患者,严密观察生命体征的变化,耐心倾听患者的主诉,及时了解病情变化,发现问题及时处理,避免意外发生。

二、肺部并发症

(一)原因

老年人由于骨性胸廓变硬、活动受限、呼吸肌收缩力减弱,加之骨折后长期卧床、疼痛、不愿活动等原因,使老年骨折患者容易发生肺部并发症。

(二)预防与护理

针对吸烟者应劝其戒烟,指导患者做深呼吸,并进行有效咳嗽的训练;卧床患者给予翻身拍背,鼓励多饮水、多活动,在病情允许的情况下做扩胸运动,抬臀动作;保持室内空气流通,定时开窗通风,保持室内温湿度适宜;预防性雾化吸入,促进痰液的排出,注意保暖,避免着凉感冒而诱发肺部感染。

三、泌尿系统感染

(一)原因

老年人肾功能减退,膀胱黏膜的老化、萎缩,前列腺肥大等均可发生尿潴留,使膀胱残余尿增多,加之卧床,容易引起泌尿系感染。

(二)预防与护理

嘱患者多饮水,保证足够尿量,促进尿中钙盐的排泄;嘱患者有尿及时排空,排尿时可用手轻轻挤压下腹部,使膀胱残余尿降低到最低水平;保持会阴部清洁,勤换内裤,对于有保留尿管的患者,每日行会阴护理,定时膀胱冲洗,定时更换尿袋,定时进行尿常规和尿培养检查。

四、消化系统并发症

(一)原因

老年人消化功能减退、胃肠平滑肌萎缩,出现胃肠道迟缓性扩张及蠕动紊乱,从而导致消化功能减退,胃肠道排空减慢,加上长期卧床,容易引起腹胀、便秘。

(二)预防与护理

①给予心理疏导,减轻患者紧张情绪,为患者提供良好的排便环境;②保证患者有足够的液体摄入量,鼓励患者多饮水,多摄入膳食纤维;③按摩腹部,刺激肠蠕动,在不影响治疗的前提下,鼓励和协助患者变换体位;④已发生便秘者,可遵医嘱口服润肠药、缓泻药、开塞露或肥皂水灌肠,以缓解症状。

五、深静脉血栓形成

(一)原因

老年患者自身血管弹性降低,血液黏稠度较高,血流缓慢,容易形成静脉血栓。骨折、手术的创伤可造成微小静脉和淋巴回流受阻,流速降低而导致静脉血栓形成,进一步加重肿胀而引起恶性循环。

(二)预防与护理

①手术患者要保持伤口引流通畅,使引流装置处于负压状态,密切观察伤口引流液的量和颜色。②抬高患肢使之高于心脏水平,以促进静脉血液回流,减轻水肿。③指导、协助患者尽早主动或被动运动,以加快静脉血流速度,减轻水肿,改善血流动力学,防止血栓形成。

第五节　老年骨折的康复护理

康复训练是骨折治疗和护理的重要环节,是促进骨折愈合、提高治愈率的有效措施,护理人员应根据老年人骨折的病理生理特点,给予正确的指导。老年人因骨折疼痛往往容易对功能锻炼产生抵触心理,护理人员应耐心地把康复的目的、方法、注意事项等向患者解释清楚,发挥患者的主观能动性。功能锻炼应采取循序渐进、持之以恒的原则,动作缓慢柔和,活动量不宜过大,同时要加强保护,防止意外发生。

一、骨折康复的时机

骨折康复的开始时间应尽可能早。一般在骨折得到复位固定后即可开始。骨折得到复位固定后指的是石膏固定已经干燥、牵引已经完成、已经施行了内固定手术,病情稳定即可开始。

二、康复训练的原则

功能锻炼应在医护人员的指导下循序渐进地进行,运动范围由小变大,次数从少到多,时间由短到长,强度由弱到强,活动度以不感到疲劳、骨折部位不出现疼痛为度。

三、康复训练的实施

骨折后的康复训练一般分为三期进行。

(一)康复训练的早期

伤后1～2周。此时伤肢肿胀、疼痛、骨折断端不稳定,容易再移位。因此,此期功能锻炼的主要目的是促进患肢的血液循环,以利于消肿和稳定骨折。康复训练的主要形式是伤肢肌肉的等长收缩。等长收缩,就是在关节不动的前提下,肌肉做有节奏的静力收缩和放松,通过肌肉的等长收缩可以预防肌肉萎缩和粘连。

(二)康复训练的中期

伤后2周至骨折的临床愈合。此期伤肢肿胀逐渐消退,疼痛减轻,骨折断端逐渐形成骨痂,骨折日趋稳定。此期除继续做肌肉训练外,可逐渐做骨折处上下关节的活动,并逐渐由被动活动转为主动活动。

(三)康复训练的后期

此时骨性骨痂已形成,X线检查已显影,骨痂有了一定的支撑力,但邻近关节的关节活动度下降,肌肉萎缩等功能障碍。此期康复的目的是恢复受累关节的关节活动度、增强肌肉的力量,使肢体功能恢复。康复训练的主要形式是伤肢关节的主动活动和负重练习,使各关节迅速恢复到正常活动范围和肢体的正常力量。

第六节　老年患者骨盆骨折的护理

一、术前护理

(一)失血性休克抢救

老年骨盆骨折合并邻近脏器损伤,在密切观察病情的前提下,立即实施出血性休克的抢救,即保暖、吸氧、开放静脉通路、交叉配血、皮试、心电监护等。骨盆骨折可伴有盆腔内血管损伤,输液途径不宜建立在下肢,应建立在上肢或颈部较粗静脉予留置针穿刺,吸氧流量为4～6 L/min,观察意识、生命体征、血氧饱和度、腹部症状、皮肤颜色及温度、尿量的变化。

(二)加强心电监护

严密观察心率、心律、血压变化,伴有心脏病者行中心静脉置管,监测中心静脉压,以随时调整静脉输液速度,避免因输液因素加重心、肺的负担。

(三)引流尿液

嘱患者排尿,如尿液澄清,表示泌尿道无损伤;排出血尿者表示肾或膀胱损伤。如果患者不能主动排尿,应给予导尿。导出清澈的尿液,提示泌尿道无伤;导出血尿,提示有肾或膀胱损伤;导不出尿液,可于膀胱内注入无菌生理盐水后再予回吸,注入多抽出少提示有膀胱破裂可能。尿道口流血,导尿管难以插入膀胱提示有后尿道断裂。无论尿道损伤为不全或完全断裂,留置导尿管在 2 周以上,并妥善固定,待病情稳定后做进一步处理。

(四)心理护理

患者由于突然的受伤而产生紧张、恐惧的心理,护士与之交谈给予安慰,解除患者紧张的情绪,减轻恐惧感,积极配合手术。

二、术后护理

(一)病情观察

严密观察患者的生命体征,如血压、脉搏、呼吸;血红蛋白变化;有无血尿、无尿或急性腹膜炎症状,及时发现和处理并发症。注意观察患侧情况,位置有无改变、有无受压,感觉是否迟钝,运动有无障碍等。严密观察腹部情况,有无压痛、腹胀、腹肌紧张、肠鸣音减弱等。在病情稳定时出现腹胀、腹痛、排便困难等症状,是由于血肿刺激引起肠麻痹和交感神经紊乱所致,可通过禁食、肛管排气、胃肠减压来缓解症状。由于血肿吸收,可使体温升高。为预防继发感染,应给予足量的抗生素。

(二)肺部感染的预防和护理

老年人各器官功能减退,尤以肺部功能减退明显,加之长期卧床,咳嗽运动减弱、痰液排出受阻,因而容易引起严重的肺部感染。保持良好的室内环境,定时开窗通风,指导患者有效的深呼吸、咳嗽、咳痰及床上做扩胸运动,痰液不易咳出者给予雾化吸入,翻身拍背。

(三)肠道功能紊乱的护理

腹泻患者尽量避免使用抗生素,同时观察大便的次数、性质、量,并做好肛门皮肤护理,鼓励患者多饮水,多吃营养丰富易消化的饮食。

(四)预防压疮

患者由于长期卧床,可以导致骶尾部及骨突处大面积压疮,应每 2 h 变换 1 次体位,垫水垫缓解压力,按摩受压部皮肤。保持床单位清洁干燥,递送便器动作轻柔,大小便后用温水擦洗,保持皮肤清洁干燥,避免局部刺激。

(五)心理护理

护士应给予生活上的照顾,做好心理疏导,给予支持鼓励,与老年人多沟通,减少其孤独感,增强战胜疾病的信心,以最佳的心理状态配合治疗和护理。

三、康复指导

(一)功能锻炼

应根据患者的总体情况由被动运动过渡到主动运动,范围可由小到大、由深到浅、由单关节到多关节,由床上到床下,先易后难、循序渐进、逐步适应。功能锻炼是改善局部血液循环、促进愈合、促进功能康复的重要措施,但要注意老年人运动不可过量,慢慢增加次数,离床活动时要有专人扶助,以防止跌倒。

(二)骨折患者的饮食护理

骨折患者的饮食护理也很重要,应多吃与骨折修复关系密切的含钙、磷、维生素 C、维生素 D 丰富的食物,如豆类、鱼、蛋、瘦肉、水果、蔬菜等。老年女性患者,雌激素水平低,骨细胞活动性降低,钙的吸收利用率下降,骨折愈合时间明显延长,应注意防止骨延迟愈合。

第七节　老年患者高位颈椎骨折的护理

一、非手术治疗护理方法

(一)严密观察病情变化

高位颈髓损伤患者因膈肌、胸肌受累,呼吸功能受损,部分严重高位颈髓损伤患者还可波及延髓,危及呼吸中枢,加之老年人应急能力差,反应迟钝,故呼吸功能的观察和监测尤为重要,予持续心电监护,严密监测呼吸、心率、血压、血氧饱和度等生命体征变化,特别注意观察呼吸方式、频率及深度,床旁备吸引器、吸痰管、气管切开包等抢救用物,发现异常及时报告医师,必要时做好气管切开准备。

(二)牵引护理

1.枕颌带牵引护理

①保持牵引功能有效:牵引不能着地,牵引绳上不能搭挂物品,牵引绳应与滑轮和槽及头颈部始终保持在同一轴线上。②观察患者呼吸频率、节律,以及神志改变。③观察四肢感觉、运动功能,并与牵引前对比,如发现双手、双臂麻木或颈部疼痛,表明牵引过度,及时报告医师调节重量。④定时观察、按摩面颊、下颌部、枕后部、骶尾部、双侧肩胛及双足跟,防止皮肤压疮。⑤枕颌带必须置于下颌骨处,避免滑出造成颈部压迫。⑥老年人反应迟钝,全身情况差或伴有呼吸功能不全,睡眠时牵引可引起呼吸道梗阻,应加强巡视和观察。

2.颅骨牵引护理

①定时测量生命体征,严密观察患者是否有心悸、恶心、头痛加重等症状,尤其是呼吸,一旦出现呼吸困难或窒息,应立即报告医师,做好抢救准备,立即抢救。②密切观察四肢血液循环及感觉情况,注意观察有无四肢麻木,感觉、运动障碍等症状,发现异常及时报告医师调整牵引重量。③保持牵引的有效性,患者卧硬板床,保持牵引绳、头、颈和躯干成一直线,切勿使颈部扭曲,保持牵引砣悬空,防止着地或抵触床栏,确保牵引绳在滑槽内,牵引重量不可随意增减。④对易发生压疮的骨突处,特别是枕后、骶尾和内、外踝及双足跟部皮肤给予按摩,给予定时翻身拍背,采取三人轴线式翻身法,翻身时切勿放松牵引,应有人保护头颈部,使头、肩及牵引装置同向转动,避免拖、拉、推,保持头、颈与躯干成一直线,防止颈部扭曲加重脊髓损伤而引起窒息。⑤针眼处应保持清洁与干燥,每日用安尔碘消毒2次。⑥经常检查颅骨牵引弓螺丝,如有松动及时旋紧,以防滑脱。如果牵引弓滑出而又需要继续牵引时,可将局部消毒后,放置另一无菌牵引弓,或将原牵引弓消毒后再使用。⑦加强床旁交接班。

二、手术治疗护理要点

(一)术前护理

1.心理护理

骨折多为突发事件,当意外事故导致患者躯体活动突然障碍时,会产生巨大的心理压力,出现紧张、焦虑、恐惧、悲观、绝望等心理反应。因此,护士应以诚恳的态度、柔和的语言与患者进行交流和沟通,根据患者的文化程度用恰当的语言向患者解释病情、讲解手术前准备和术前、术后注意事项,以取得患者的配合。同时做好家属的工作,介绍治疗成功的病例,对患者形成有力的精神支持,解除其后顾之忧,使其能够安心接受治疗。

2.病情观察与记录

持续床旁心电监护,密切观察患者生命体征变化,尤其是呼吸、血氧饱和度以及受伤平面的变化,做好记录,以便术后对照,如有异常及时报告,必要时需紧急气管切开或急诊手术。

3.术前训练

主要是在床上进行上下肢的屈伸,手足部的活动,既有利于手术后的功能恢复,又可增加心脏搏出量,从而提高手术中患者对失血的耐受能力。同时还应进行床上大、小便的适应性训练。此外,还应特别加强深呼吸,有效咳嗽、咳痰等呼吸系统功能训练,因老年人抵抗力差,且常伴有呼吸系统疾病,术后体力消耗、排痰困难,易发生肺部感染。吸烟者应术前戒烟,如有呼吸道炎症者应给予镇咳祛痰、抗感染治疗。

4.饮食护理

老年人全身营养状况差,手术耐受性差,术前应加强营养,增强机体抵抗力,对于术后并发症的预防也有积极意义。

5.术前准备

术前 1 d 备血,药物过敏试验,术晨禁食 12 h,禁水 6 h;准备合适的颈托,与 X 线片、MRI片、术中用药等一同带入手术室。

(二)术后护理

1.患者搬运及体位护理

术后移动患者时要戴好颈托,保持其头、颈部置于中立位,头颈部由专人负责,动作协调一致,使头颈部与躯干保持同一水平,切忌扭转、过伸或过曲。术后给予平卧位,颈部两侧各放置一个沙袋固定,6 h 后可更换体位,翻身时注意保持轴线翻动,侧卧时注意将头部垫高与脊柱保持在同一水平上。老年人因骨质疏松等问题,术后下床活动时间不宜过早,应遵医嘱戴颈托离床做轻微活动,如慢走。同时避免剧烈咳嗽或打喷嚏导致颈部体位骤变,发生并发症。

2.密切观察生命体征及病情变化

术后继续持续心电监护,监测血压、脉搏、呼吸、血氧饱和度等变化。观察呼吸的节律、频率、方式(胸式呼吸或腹式呼吸)及有无呼吸困难等。观察患者的意识程度、定向力,每小时检测患者四肢的运动情况和感觉平面的变化及肌力恢复情况,做好记录并与术前情况进行比较。若患者术后感觉平面上升,提示颈髓水肿严重或椎管内有活动性出血,应立即通知医师给予处理。

3.饮食护理

术后 6 h 内禁食、禁水,待排气后喝水,从流质—半流质—普食,逐步过度,颈椎前路术后24～48 h 以冷流质饮食为宜。

4.呼吸道护理

由于颈椎前路手术中反复牵拉气管且持续时间较长,以及麻醉插管,气管黏膜受损致水肿,使呼吸道分泌物增多,再加上患者因切口疼痛及脊髓损伤后呼吸肌麻痹而无力将黏稠的痰液咳出,易引起呼吸困难。

痰液阻塞呼吸道多发生在术后 24 h 内,且多见于吸烟者。可常规给予雾化吸入,2 次/天,以稀释痰液,减轻水肿,利于痰液咳出,保持呼吸道通畅。对于痰液过多过稠患者,可适当增加雾化吸入的次数。

5.伤口的观察及护理

妥善固定引流管,保持引流通畅,防止扭曲、受压、脱落。仔细观察并详细记录引流液的色、质、量,如引流液为淡红色,则提示脑脊液漏,应及时报告医师。伤口渗出多时应及时更换敷料。

6.并发症的预防和护理

①颈深部血肿:多见于术后当日,尤其是12 h内,表现为颈部增粗、发音改变,重者出现呼吸困难、口唇发绀及鼻翼扇动等呼吸困难症状,应立即床旁拆开伤口缝线,清除血肿,待呼吸改善后再行手术探查,必要时行气管插管。②喉头痉挛和水肿:多由于术中对咽喉以及食管和气管的牵拉所致。术后24 h内易因各种刺激诱发。表现为声音嘶哑与发音困难,一般3～5 d消失。咽喉水肿多见于手术当日,此时易发生喉痉挛,应密切观察呼吸情况,监测血氧饱和度,术后常规给予脱水药治疗。若患者出现呼吸困难但不伴颈部肿胀,给予吸氧、雾化吸入,给予静脉或肌内注射地塞米松5～10 mg,如出现呼吸费力、张口呼吸、应答迟缓、口唇发绀等症状,应及时切开气管。此外,术后饮食宜为冷流质饮食,以减轻咽部水肿和充血。③睡眠性窒息:多见于 C_1～C_4 水平以上脊髓损伤时。主要症状为直立性低血压、心动过缓和呼吸功能不稳定。当患者出现打鼾时,应及时唤醒,如不及时发现和处理易引起呼吸抑制而死亡。④喉返神经、喉上神经损伤:喉返神经损伤主要表现为声音嘶哑,可鼓励患者进行发音训练。喉上神经损伤主要表现为进流质时发生呛咳,一般牵拉伤在术后1～2周恢复,恢复前可给予固体类饮食。⑤脑脊液漏:主要原因是术中硬脊膜误伤或硬脊膜切开后缝合不严密。主要表现为伤口处引流液由血性变为淡红色或黄色清亮的液体,应警惕为脑脊液漏。因此,观察伤口引流液颜色、量及伤口敷料的干燥程度是早期发现脑脊液漏的关键。一般于术后24～48 h发生,倾听患者有无头痛的主诉,嘱患者去枕平卧,采取头低足高位,减少脑脊液的流出。可给予正压引流或拔管处理,也可用沙袋局部加压。保持伤口敷料清洁干燥,有渗出随时换药,防止感染。并遵医嘱给予补液,如清蛋白。

三、康复指导

(一)非手术治疗康复指导

(1)颈部制动,绝对卧床,卧硬板床,牵引期间即可进行四肢及关节功能锻炼,主动锻炼为主,被动锻炼为辅。

(2)进行呼吸系统功能锻炼,深呼吸、有效咳嗽、咳痰、扩胸运动、雾化吸入、翻身拍背等,预防呼吸系统并发症。

(二)手术治疗康复指导

1.高位颈椎损伤伴四肢瘫患者康复指导

①保持卧床患者的躯干和四肢处于功能位或体位正确,有助于保护呼吸道通畅和防止关节挛缩变形。②进行呼吸系统功能训练:鼓励大声说话;深呼吸;由家属轻轻叩击胸部、背部;被动翻身、变换体位;雾化吸入;被动运动患者手臂屈伸,左右扩张;每日扶起呈坐位数次。③进行全身关节被动训练。

2.高位颈椎损伤伴不完全脊髓神经功能障碍患者康复指导

①遵医嘱在颈托保护下离床活动;②上肢功能障碍者可进行握力器、对指、抓、拿等肌力和灵活性的锻炼;③下肢功能障碍者可在家属陪同、保护下坚持行走、正确步态训练;④日常生活

中保持正确的姿势,避免长时间低头,预防咽喉部感染,睡眠时枕头高度适宜,防止头颈部外伤。

3.戒烟

戒烟3～6个月,以免影响植骨愈合,避免被动吸烟。术后2～3个月内复查。

第八节　老年患者股骨颈骨折的护理

一、非手术治疗护理要点

(一)牵引前的护理

1.评估

根据护理评估、护理诊断、护理目标、护理措施对患者做详细、全面的检查,及时发现和治疗并发症,以提高对牵引的耐受力,减少并发症的发生,术前应检查血常规、凝血功能及血糖、血脂、心电图、胸部X线,清洁患肢皮肤,准备牵引物品。

2.心理护理

患者伤后生活突然不能自理,且因较长时间的卧床而产生精神沮丧、情绪低落等现象。老年人体能下降,难以承受突然发生的精神和肉体的痛苦,不可避免产生焦虑、恐惧、沉默等情绪,直接影响疾病的转归。首先稳定患者情绪,耐心开导安慰患者,并向患者介绍一些成功病例,使其树立战胜疾病的信心,同时告诉患者采用牵引治疗的优点,牵引时的注意事项,使其积极配合治疗和护理。

(二)牵引的护理

1.牵引针眼的护理

采用骨牵引后,牵引针眼处皮肤护理极其重要,要保持牵引针眼的干燥、清洁,牵引针眼换药每周2次,用无菌敷料覆盖。如牵引发生偏移,应检查其原因,切不可随手将牵引针推移,应严密消毒后复位,以免发生针道感染和骨髓炎。

2.维持牵引的有效性

维持有效牵引的方法,保证牵引砣悬空,检查牵引绳、滑轮是否起到有效的牵引作用。

3.保持合适体位

牵引期间患肢应抬高30°,保持外展中立位,避免外旋。

4.饮食护理

老年患者由于长期卧床,胃肠蠕动减弱,消化功能降低,应合理膳食,平时应多吃新鲜蔬菜、水果,饮食清淡易消化,富含营养食物,加速骨折愈合。

5.预防并发症的发生

(1)压疮:老年患者骨折后由于长期卧床,骶尾部、足跟等部位易受压,每2 h按摩1次,保持皮肤清洁干燥,必要时垫水垫;保持床单位清洁,平整干燥,防止发生压疮。

(2)足下垂:腓总神经位置表浅,受压易导致垂足畸形,为防止受损,在腘窝部放置有弹性且舒适的海绵垫,必要时将腓骨头部悬空并置一沙枕于足部,使踝部保持 90°,指导患者锻炼距小腿关节活动,维持局部肌张力,防止足下垂。

(3)血栓:由于老年人血液黏滞度高,长时间卧床血流缓慢,加上外伤,使机体凝血因子释放过多,极易造成血栓。因此注意观察患者神志、患肢肿胀程度、肤色、温度、浅静脉充盈程度。

(4)坠积性肺炎:长期卧床牵引易发生坠积性肺炎,原有慢性支气管炎者,应鼓励其咳嗽和深呼吸,注意排痰;指导患者呼吸训练及拍背,做扩胸运动,加强口腔护理。

(5)泌尿系结石及感染:由于患者二便不能自理,大小便后清洗会阴部,保持会阴部清洁干燥,同时嘱患者多饮水,每日饮水量在 3 000 mL 以上,以减少泌尿系结石及感染的发生。

(6)疼痛的护理:老年人往往对骨折及术后疼痛敏感,耐受力下降,护理人员应对患者和家属解释疼痛的原因,适时转移患者的注意力,并在进行搬运和康复锻炼时动作轻柔、准确到位。如不能耐受,通知医师给予预防性用药。

(7)功能锻炼:骨折早期,可鼓励患者进行双上肢、胸部及健侧下肢的活动,伤肢可被动活动距小腿、趾关节,促进血液循环;骨折中期,嘱患者抬臀、腰及股四头肌收缩活动,防止肌肉萎缩、关节僵硬,促进骨痂生长;骨折后期,逐渐增加伤肢的活动度,3 个月后下床,患肢尽量不负重,逐渐增加负重活动。

二、手术治疗的护理要点

(一)术前护理

1.心理护理

患者的心理护理很重要。老年人体质差,股骨颈骨折后卧床时间长,很难恢复正常的骨结构,因此心理负担重,对预后缺乏信心,多表现为抑郁、悲观、恐惧等。因此护理人员要关心、体贴、指导、鼓励患者,同时做好患者的生活护理。用和蔼可亲的态度去关心患者,向患者和家属介绍手术的目的,术中术后的注意事项,使患者消除焦虑及对手术的恐惧,以最佳的状态进入手术阶段。

2.术前训练

指导患者进行术前排便训练,避免术后发生尿潴留或便秘,训练腹式呼吸及肌肉收缩,使患者有足够的心理准备配合手术治疗。

(二)术后护理

1.一般护理

(1)术后患者回病房后,护士和麻醉医师一起将患者平稳地移动到床上,动作要轻巧,以免引流管脱出及呕吐物误吸。

(2)伤口放置负压引流管时,要保持通畅,防止扭曲、受压,要保持有效的负压,防止血块堵塞引流管,一般放置 48~72 h 拔除。

(3)对于人工髋关节置换术后患者,常规卧硬板床,保持患肢外展中立位,穿木板鞋防旋,抬高患肢 15°~30°,以便静脉血回流,防止下肢深静脉血栓形成。

(4)严密观察生命体征,测量血压、脉搏、呼吸、体温,并详细记录,如有异常及时通知医师。

(5)密切观察手术切口出血情况,如出血较多时应及时更换敷料,加压包扎。

(6)增加营养,提高机体抵抗力,术后鼓励患者多吃富含高蛋白、高热量及粗纤维食物,进食少者,可输注氨基酸、清蛋白,以维持体液和营养平衡,促进伤口愈合。

2.并发症的护理

(1)消化道出血:应激反应有时会出现消化道大出血。若术后2～3 d发现患者咯血或柏油样便,伴有腹痛,应立即禁食,插胃管、止血等治疗并做好相应的护理。

(2)患糖尿病的老年患者,骨折后因应激反应,血糖常偏高,因此伤后2周内每日至少测血糖1次,并根据血糖值及时调整胰岛素用量,使血糖基本控制在正常范围内。

(3)对伴有心脏病、肾脏病患者,应密切监测血压、脉搏、心率、尿量、尿比重,记录24 h出入量,持续心电监护,如发现患者有心慌、胸闷、心律失常、少尿、无尿、尿比重升高、全身水肿等症状时,应立即通知主管医师,严格控制输液量和输液速度。

(4)预防深静脉栓塞,老年患者多因术前长期活动少、静脉回流减慢、术中使用骨水泥和过度扭转,使血管内膜损害,加之血液呈高凝状态,易导致肢体深静脉血栓的形成。术后鼓励患者做距小腿、膝关节屈伸活动、深呼吸及咳嗽动作;第1天使用低分子肝素40 mg皮下注射。

(5)防止人工髋关节脱位,患者术后取平卧位,患肢外展中立位,使髋关节稳定,术后6周内不宜做髋关节内收、内旋及过度屈曲等动作,之后日常生活中不坐矮凳子、矮沙发,不盘腿、不跷二郎腿,不侧身弯腰。

三、康复指导

(1)骨折愈合期一般为3个月,因而患者大部分时间需要家庭康复,出院前指导及出院后复诊尤为重要,应禁烟、酒,多晒太阳,以增加骨密度。注意口腔卫生,预防并发症,按时复查。

(2)股骨颈骨折是老年人致命的损伤,在高龄患者中非手术治疗,一年内的病死率可达到50％以上,不但给患者自身造成痛苦,而且也给家庭和社会带来沉重的负担,因此应加强并发症的控制,减少病死率,促进患者早日康复。

(3)鼓励患者进食高蛋白、高热量、高钙、富含维生素、易消化食物。

(4)对于髋关节置换术后的患者,嘱患者不盘腿、不下蹲、不坐矮凳子、不跷二郎腿,不爬坡,3～6个月达到临床愈合标准时,逐渐加大活动量,直至正常行走。

(5)对于骨折内固定的患者,3个月至1年,扶单拐轻度负重行走锻炼,以防止患肢压力过大而造成股骨头周围供血不足、营养不良,从而产生股骨头坏死的不良后果。1年后,可弃拐行走,但不能过度负重,不能从事重体力劳动,并来医院取出内固定。

(6)使用拐杖的指导,指导患者正确使用拐杖,行走时健肢负重,患肢自然下垂不负重,避免用力屈髋抬起患肢,注意双拐及健肢形成一个等边三角形。3个月后患肢可以逐渐负重。

第九节　老年患者股骨转子间骨折的护理

一、非手术治疗护理要点

(一)保持有效的牵引

(1)定时检查体位及牵引装置,牵引绳与被牵引的肢体长轴应成一直线,牵引砣应悬空,不可着地或靠于床架上,滑轮应灵活。

(2)牵引的重量一般为体重的1/7,或根据病情需要调节,不可随意增减,并告诉患者和家属不能擅自改变体位、增减牵引重量。

(二)保持牵引针眼的干燥、清洁

针眼处覆盖无菌敷料,每周用安尔碘消毒2次,如发现牵引针偏移,不可随手将针推回,应消毒后再调节。

(三)严格床旁交接班

定时观察肢端皮肤颜色、温度、动脉搏动、毛细血管充盈情况及活动情况,倾听患者主诉,有无疼痛、麻木的感觉。

(四)保持正确的体位

保持正确的体位是防止发生髋内翻畸形的最根本的措施,因此患肢应保持外展中立位,将骨盆放正,两大腿之间放一枕头,保持健肢和患肢分开,必要时可双下肢同时外展中立位牵引。

(五)加强生活护理

主动帮助患者解决日常生活所需,如洗头、擦澡、床上排便等,保持患者舒适。

(六)并发症的预防和护理

1.腓总神经损伤和跟腱挛缩

腓总神经损伤和跟腱挛缩均可引起足下垂。牵引时,应在膝外侧垫棉垫,防止压迫腓总神经。平时应用足底托将足底垫起,以保持距小腿关节处于功能位。

2.坠积性肺炎

指导患者在床上做扩胸运动,鼓励深呼吸及有效咳嗽,加强翻身拍背,保持室内空气清新,温度适宜。

3.泌尿系结石及感染

鼓励患者多饮水,每日不少于3 000 mL,增加尿量以利于冲洗泌尿系统,尽量排空每一次小便,以利于残余尿的排出,防止发生尿潴留。

4.便秘

指导患者进食粗纤维食物,每日按摩腹部,必要时使用开塞露或缓泻药。

5.肌肉萎缩和关节僵硬

鼓励患者做力所能及的活动,如肌肉等长收缩、关节活动等,辅以肌肉按摩及关节的被动活动。

6.下肢深静脉血栓形成

伤后老年患者由于体位限制,患肢制动,活动又少,血液回流不畅,以及骨折手术的失血、血液浓缩,易引起静脉血栓形成。因此,注意观察患肢皮温、颜色、肢体的肿胀程度,尽早督促患者定时做双下肢股四头肌收缩及踝部运动,促进静脉回流。

7.压疮

对于容易发生压疮的患者,加强受压部位的按摩,每日用温水擦洗,保持皮肤的清洁干燥,受压部位垫水垫以缓解压力。

(七)牵引期间指导

患者有计划地进行功能锻炼,可做股四头肌收缩及距小腿关节、足趾的运动。去除牵引后要在床上活动关节,锻炼股四头肌1~2周才能离床,教会患者使用双拐,使患肢不负重,注意安全,防止跌倒等意外。

二、手术治疗护理要点

(一)术前护理

1. 术前评估

全面细致地收集病史,了解患者对手术的心理反应状态,估计患者的手术耐受力,做好术前准备和护理,使患者以最佳的身心状态接受手术。

2. 心理护理

仔细观察、了解并掌握患者对治疗疾病的情绪反应,根据患者的年龄、性别、职业、文化程度等,用适当的语言向患者交代术前的准备工作和手术过程及护理措施,介绍手术成功病例,增强患者的信心。

3. 病情观察与记录

观察了解患者的局部情况,如肢体的肿胀程度、温度、颜色、感觉,尤其是肢体的麻木感觉,并做好记录,以便术后对照。

4. 进行手术后适应性锻炼

让患者了解咳嗽咳痰的重要性,教会正确的方法,锻炼床上大小便,预防术后肺部感染,注意患者口腔清洁,经常用漱口液漱口,有吸烟习惯的患者应在术前1~2周停止吸烟,以减少呼吸道的刺激及分泌物。

对痰多黏稠者给予雾化吸入,必要时给予祛痰药,使用预防性抗生素。

5. 术前准备

术前6~8 h禁食,4~6 h禁水,备皮、交叉配血、药物过敏试验,协助患者擦身、洗头、更换衣服,按医嘱准时给予术前用药,取下眼镜、饰物、手表、假发和义齿,妥善保管。

(二)术后护理

1. 病情观察

密切观察生命体征,定时监测血压、脉搏、呼吸,术后由于机体对手术创伤的反应,患者体温升高,一般不超过38 ℃,若体温持续不退,应检查伤口有无感染或其他并发症。

2. 体位

患肢保持外展中立位,骨突处垫水垫并定时按摩。

3. 观察

患肢末梢循环及伤口有无渗血,对术后有伤口引流的患者,要注意加强观察引流液的量、颜色、性质,保持负压的有效性,防止引流管受压、扭曲或凝血块的堵塞。

4. 饮水

鼓励患者多饮水,保持患者口腔和会阴部的清洁,鼓励患者做深呼吸运动,拍背排痰预防肺部感染。

5. 饮食

增加营养,饮食清淡、易消化,勿多吃油腻生冷饮食,可摄入新鲜水果和蔬菜,增加维生素。

6. 心理护理

主动与患者交谈,及时了解其心理状态,给予安慰和帮助,使其积极配合治疗和护理。

7. 预防

术后积极预防肺不张及肺部感染、下肢深静脉血栓形成、泌尿系感染和结石,以及压疮等并发症。

加强对手术切口的观察,发现有红、肿、热、痛等表现,应警惕切口感染,及时使用抗生素,加强换药,严格无菌操作。

三、康复指导

(一)非手术治疗康复指导

(1)患者睡硬板床,患肢保持外展中立位,限制外旋和内收,保持足够牵引重量,以防髋内翻畸形,保持有效的牵引。

(2)牵引一般持续 8~12 周,在牵引期间鼓励患者及早进行功能锻炼,患肢进行股四头肌等长收缩。

(3)牵引 4~6 周或以后,可以去除牵引,在床上锻炼患肢,练习抬腿、锻炼股四头肌活动。练习 7~10 d 或以后,可下地拄双拐行走,但患肢不能负重,3~4 个月才能弃拐负重。

(二)手术治疗康复指导

(1)术后第一日即可进行股四头肌收缩锻炼和踝背伸运动,防止关节僵硬及静脉血栓。

(2)术后 3~5 d 即可坐起,5~7 d 可在助行器的帮助下练习站立行走。

(3)术后卧床期间经常做股四头肌收缩、距小腿关节锻炼及适当伸曲髋、膝关节。

(4)下床活动时,务必有家人保护,注意安全,防止跌倒再次损伤。

(5)骨折愈合不牢固时,应始终保持患肢外展位,忌内收。

(6)2~3 个月复查,X 线片骨折愈合牢固后,可弃拐负重行走。

第十节　老年患者肩关节骨折的护理

一、非手术治疗的护理要点

(一)保持正确的体位

向患者和家属说明保持正确卧位的重要性,以取得合作。

(二)并发症

肩关节骨折的患者应经常检查固定情况,既要保持有效的固定也要防止腋窝的血管神经受压、臂丛麻痹及压疮形成等并发症。

(三)心理

经常与患者谈心,及时了解其心理活动和需要,给予安慰、鼓励和帮助。

(四)定期检查外固定装置

检查有无松动,骨折端的对位有无变化。

二、手术治疗的护理要点

（一）术前护理

1.术前评估

肩部损伤的患者应注意有无肩锁关节的损伤，由于广泛的韧带撕裂在早期肢体未受应力时可能没有产生明显的脱位，因此对患者进行全面检查和仔细询问病史十分重要，如患者指出肩关节区域疼痛但无明显放射痛时尤为重要。

2.心理护理

做好心理护理，耐心向患者讲述手术目的和术后注意事项，争取患者对手术的配合。

3.防止疼痛加重和血管神经损伤

为了避免患者在活动中骨折断端移位而使邻近的血管神经受损和疼痛加重，可以采取三角巾做临时固定，严密观察患肢的末梢血液循环情况。

4.术前备皮

由于上臂和腋下皮肤生长着大量的毛发，毛发中隐藏着大量的污垢和细菌，手术前 1 d 必须备皮，以减少伤口感染的机会。

5.营养护理

合理饮食，要帮助其选择高蛋白、高热量食物，同时督促摄入足够的新鲜蔬菜和水果以及适量的水。

（二）术后护理

1.术后体位

取平卧位，患肢给予外固定，抬高 30°并制动。

2.病情观察

观察伤口局部有无渗血、肿胀及皮下积液。一般术后 3 d 伤口轻度肿胀属于手术创伤反应，但皮下积液多为机体对人工韧带的异物反应所致，应及时予以引流。应观察患肢的皮肤颜色、温度、感觉、手指的运动、桡动脉搏动、毛细血管充盈等情况，来判断患肢的末梢血液循环是否良好。

3.活动

术后第 1 天在无其他禁忌的情况下即可下地活动。手臂用肩带固定 1 个月左右即可下地。

三、康复指导

（一）非手术治疗康复指导

（1）患肢自局部固定后，除了必须以卧位保持复位和固定的患者外，均可下地活动，也即可开始锻炼。

（2）做手部握拳、伸指、分指、腕屈伸、腕环绕、肘伸屈、前臂内外旋、两手叉腰等主动练习，并保持双肩后伸，以促进血液循环，促进骨折更快愈合。

（3）老年患者由于骨质疏松，致关节周围肌腱韧带萎缩，使骨关节活动范围受限，灵活性减低，所以练习时，幅度不可过大，应逐渐增加活动范围及用力程度。禁忌做肩前屈、内收的动作。

（4）肩关节骨折的患者局部固定后应保持挺胸、提肩姿势,练习手部及腕、肘关节的各种活动,并练习肩关节外展、后伸、挺胸、双手叉腰的动作。

（二）手术治疗康复指导

1.术后第 1 天

即可下床活动,手臂用肩带固定,开始进行握拳运动,锻炼前臂肌肉的力量,做腕部的背伸、掌屈、内收、外展等活动练习腕关节的屈伸。

2.术后第 4 天

积极主动练习肩带肌,特别是注意三角肌、肱三头肌的训练。采用肩前屈、外展、后伸、旋前、旋后及耸肩等训练方法。

3.活动

所有活动应遵循循序渐进、以患者无痛苦、不疲劳为原则,从被动运动开始,随肌力的增强,逐步进行主动运动。在帮助患者训练时,切忌随意牵拉患肢或盲目地负重训练,尤其是牵拉性的负重训练,以防在骨折或脱位处形成过大的剪力,影响手术的疗效甚至导致手术的失败。

第十一节 老年患者股骨干骨折的护理

一、非手术治疗护理要点

（一）观察患者体征

患者神志、体温、脉搏、呼吸、血压,以及情绪、睡眠、饮食营养状况、大小便等变化。

（二）观察牵引固定装置

观察牵引固定装置是否合适有效,如夹板的松紧度,绑扎以后带子的松紧度以伸入 1 指为宜,过松起不到固定作用,过紧会影响血液循环,造成肢体肿胀和缺血坏死。观察牵引针眼处有无渗血渗液,应及时清洁,保持牵引针眼的干燥。

（三）观察趾端血液循环

观察趾端血液循环是否障碍,血管、神经是否有损伤,经常触摸足背动脉搏动,如发现末梢皮肤温度发凉,感觉运动异常应及时报告医生进行处理。

（四）肿胀的观察

抬高患肢高于心脏以减轻肿胀。如果肿胀严重,皮肤紧绷或发紫,足背动脉搏动减弱或消失,应立即解除外固定。

（五）心理护理

意外事故的刺激常使患者恐惧、焦虑,加上伤后疼痛的刺激,患者常出现极度疲劳,对周围事情漠不关心。

应主动与患者交谈,介绍有关情况,使之尽快适应新的环境和新的角色。

二、手术治疗护理要点

(一)一般护理

(1)术后患者回病房后,护士与麻醉师一起将患者平稳地移到床上,动作轻柔,避免引流管脱出及呕吐物误吸。

(2)严密观察生命体征,定时测量血压、脉搏、呼吸、体温,并详细记录,如有异常应立即通知医师。

(3)术后除常规护理外,特别注意观察患肢末梢血运、温度及水肿情况,足背动脉搏动强度,发现问题及时处理。

(4)伤口放置负压引流管,要保持通畅,防止扭曲、受压,保持有效的负压。

(5)密切观察手术切口渗血情况,如出血较多时应及时更换敷料,加压包扎。

(二)并发症护理

1.肺部感染的护理

加强呼吸练习,鼓励患者进行深呼吸、咳嗽等,以增加肺活量。保持口腔卫生,防止肺炎、肺不张等并发症的发生。对于长期卧床患者,每2 h翻身拍背1次,促进痰液的排出。

2.泌尿系感染的护理

留置尿管者,加强会阴护理,保持低位尿液引流,鼓励患者多饮水,防止尿道感染,尽早拔除尿管。

3.压疮的护理

老年患者因皮肤干燥,外周血供差,加之牵引或术后卧床时间长,容易出现压疮。应每2 h翻身1次按摩骶尾部受压皮肤,保持床单位平整、干燥,防止压疮发生。

(三)营养护理

增加营养,提高机体抵抗力,术后鼓励患者摄取液体及富含高蛋白、高热量及粗纤维食物,促进伤口愈合。

(四)潜在并发症的护理

1.消化道出血

应激反应有时会出现消化道大出血。如术后发现患者呕血或柏油样便,伴有腹痛,立即禁食,插胃管、止血,并做好相应的监护。

2.血糖升高

患糖尿病的老年人骨折后,因应激反应,血糖常偏高,因此伤后每天至少监测血糖1次,并根据血糖值及时调整胰岛素用量,使血糖基本控制在正常范围内。

3.脂肪栓塞

创伤后的患者应加强观察和护理,如发现患者体温突然升至38 ℃以上,脉搏>120 次/分钟,又无其他感染迹象;或有烦躁不安、呼吸困难、神志障碍、皮下出血点、血压下降、进行性低氧血症等,均提示有脂肪栓塞的可能。

三、康复指导

(1)室内经常通风换气,保持空气清新,讲究个人卫生,防止感冒。

(2)继续加强功能锻炼,股骨干骨折患者需较长时间扶拐锻炼,因此扶拐是下床活动的必要条件,指导患者正确使用双拐,教会患者膝关节功能疗法。

（3）下床活动时注意保持患肢的外展体位,以免因负重和内收肌的作用导致继发性外成角突起畸形。

（4）功能锻炼用力适度,活动范围应由小变大,循序渐进。

（5）3 个月后复诊。骨折愈合,可酌情弃拐行走。

第十二节　胸腰椎骨折的护理

一、非手术治疗护理要点

1. 心理护理

患者由于突然的创伤,尤其是有脊髓损伤的患者出现了神经症状,极易产生焦虑、恐惧和紧张心理,应主动与患者交谈,给予安慰解释,使其保持良好的心态,积极配合治疗。

2. 体位

伤后卧硬板床,根据医嘱在伤椎的后侧背部垫软枕,帮助恢复椎体前部高度。此种体位对老年人可能难以坚持,护理人员一定要监督其执行。

3. 腰背肌功能锻炼

目前临床上常用的练功疗法,有三点法、五点法、七点法、飞燕法,老年人一般建议做五点法、七点法。

4. 预防泌尿系感染

嘱患者多饮水,留置尿管患者每日行会阴护理、更换尿袋。

5. 预防压疮

保持床单位清洁、干燥、平整,经常按摩骨突处,可预防使用水垫保护受压的皮肤。

6. 预防肺部感染

嘱患者进行深呼吸、有效咳嗽训练、吹气球等以增加肺活量,锻炼肺功能,督促在床上进行扩胸运动。

7. 预防便秘

嘱患者多饮水,多食粗纤维食物,经常做腹部按摩,必要时药物辅助。排便时应禁止用力解大便,以防意外发生。

8. 饮食护理

加强营养,鼓励患者进食清淡的高热量、高蛋白、高维生素、易消化饮食,少量多餐,避免胀气食物,如牛奶、豆浆等。

二、非手术治疗康复指导

1. 腰背肌锻炼

伤后一周内可进行腰背肌锻炼,但在脊柱骨折伴腰背肌有严重撕裂伤时,其锻炼应推迟到伤后 3～4 周。要求锻炼先易后难,时间由短到长,范围由小到大,动作由轻到重,禁忌粗暴剧烈,防止加重损伤。

2.四肢锻炼

鼓励患者早期进行手部、足部活动,如手指、腕关节活动,足趾、距小腿关节活动,以后可做肢体抬高、关节屈伸。

3.活动

胸腰椎骨折非手术治疗者,一般2~3个月或以后方可下床活动,若伤情复杂或受伤处疼痛明显,应延迟下地或遵医嘱。

4.嘱患者终身行腰背肌锻炼

三、手术治疗护理要点

(一)术前护理

1.心理护理

骨折多为突发事件,当意外事故导致患者躯体活动突然障碍时,便会产生巨大的心理压力,因此,护士应以诚恳的态度、柔和的语言与患者进行交流与沟通,根据患者的文化程度用恰当的语言向患者解释病情、讲解手术前的准备和术前、术后注意事项,以取得患者的配合。同时做好家属的工作,介绍成功的病例,对患者形成有力的精神支持,解除后顾之忧,能够安心接受治疗。

2.术前训练

①指导患者进行深呼吸、有效咳嗽训练,特别是对行前路手术的患者尤为重要。指导患者吹气球,反复训练,增加呼吸功能和肺活量。术前戒烟。老年人还应监测肺功能,查血气分析,以确保呼吸功能达到最佳状态。②练习床上大、小便,以避免术后保留尿管带来的痛苦和并发症。

3.病情观察

严密观察生命体征、肢体活动及躯体麻痹平面的变化,如发现受伤平面以下感觉、运动障碍平面上升,提示病情变化,应立即通知医师紧急处理。部分严重损伤伴有胸腔积血、积液患者,注意观察呼吸情况,包括呼吸深浅度、左右胸廓是否对称等,必要时行胸腔闭式引流。

4.胸腔闭式引流护理

保持引流管引流通畅,不定时挤压引流管,防止引流管堵塞,特别注意患者翻身时引流管的位置,保证其不打折、不受压、不反流,注意观察引流液的颜色、性质、液量,当短时间内有大量血性液体引出时,提示可能有活动性出血,应立即通知医师,采取有效措施。

5.功能锻炼

主动和被动相结合,积极进行早期功能锻炼。鼓励患者进行主动运动,包括手指屈伸和腕关节、肘关节、足、膝、髋关节的活动,不能进行主动运动的,家属和护士帮其进行被动运动。

6.术前准备

完善各项术前检查,备血、药物过敏试验、备皮、禁食、禁水、灌肠,备好胸带或腹带或胸腔闭式引流瓶。

(二)术后护理

1.病情观察

严密观察病情变化,监测生命体征变化,对开胸手术患者重点观察患者的呼吸和血氧饱和度情况,持续低流量吸氧,确保患者血氧饱和度达 95％以上。

2.脊髓神经功能观察

术后观察脊髓神经功能每小时 1 次,检查患者双下肢运动和感觉功能,并与术前进行比较、记录。

3.体位

去枕平卧 6 h,手术当日尽量减少翻动患者,以利于压迫止血。翻身时要轴向翻动,保持肩、髋在同一平面。开胸患者将床头抬高 15°～20°,采取 45°小翻身,保持脊柱的稳定性。

4.引流管护理

引流管妥善固定,保持引流通畅,仔细观察引流液颜色、性质、液量,并详细记录。若短时间内有大量血性液体或无色液引出时,提示可能有活动性出血或脑脊液漏,立即通知医师,采取有效措施。

5.预防感染

老年患者、开胸手术者肺部感染发生率高,应鼓励患者深呼吸、有效咳嗽,必要时可用双手护住伤口再指导其咳嗽,按时翻身拍背,常规给予雾化吸入,必要时吸痰。

6.饮食护理

前路手术患者一般待肠蠕动恢复后进食,以后由流质—半流质—普食逐步过度,后路手术患者术后禁食 6 h 后即可进食,但避免豆浆、牛奶等肠胀气食物,嘱患者多吃水果、蔬菜、谷物等。

7.功能锻炼

术后早期直腿抬高练习是预防神经根粘连的有效措施。术后 24 h 即可协助患者做直腿抬高。鼓励患者进行早期手、足部活动,如手指、腕关节活动,足趾活动,以后可做肢体抬高、关节屈伸。不能进行主动锻炼的患者应坚持被动锻炼。

四、手术治疗康复指导

(1)手术麻醉清醒后即可鼓励患者早期进行手部、足部活动,如手指、腕关节活动,足趾活动,以后做肢体抬高、关节屈伸。

(2)术后 24 h 进行直腿抬高训练,以防止神经根粘连。

(3)腰背肌功能锻炼于术后 3 周左右开始,并终身坚持。

(4)术后卧床患者时间个体差异较大,一般 4 周后可在腰围保护下下床活动,练习站立和行走,时间不宜过长,一般不超过 30 min,尽量少坐。老年人应延迟下床活动时间。

(5)戒烟 3～6 个月,以免影响植骨融合。

(6)全瘫及不全瘫患者积极进行康复训练,重点是进行站立和治疗性步行,包括使用下肢支具、助行器、双腋拐,先在步行双杠内练习站立平衡和行走,然后在杠外练习行走。治疗性行走训练虽无实用价值,但给患者带来下肢站立行走的感觉,使其产生强大的心理支持。下肢负重还可以减缓骨质疏松的发生,下肢活动可改善血液、淋巴循环,促进二便排泄,减少对他人的依赖,大力提倡开展此项训练。

第七章 妇产与儿科护理

第一节 胎膜早破护理

胎膜早破(premature rupture of membranes,PROM)是指在临产前胎膜自然破裂。它是常见的分娩期并发症,妊娠满37周的发生率为10%,妊娠不满37周的发生率为2%～3.5%。

胎膜早破可引起早产及围生儿病死率增加,亦可导致孕产妇宫内感染率和产褥期感染率增加。

一、病因

一般认为胎膜早破与以下因素有关,常为多因素所致。

(一)上行感染

可由生殖道病原微生物上行感染,引起胎膜炎,使胎膜局部张力下降而破裂。

(二)羊膜腔压力增高

常见于多胎妊娠、羊水过多等。

(三)胎膜受力不均

胎先露高浮、头盆不称、胎位异常可使胎膜受压不均导致破裂。

(四)营养因素

缺乏维生素C、锌及铜,可使胎膜张力下降而破裂。

(五)宫颈内口松弛

常因手术创伤或先天性宫颈组织薄弱,宫颈内口松弛,胎膜进入扩张的宫颈或阴道内,导致感染或受力不均,而使胎膜破裂。

(六)细胞因子

IL-1、IL-6、IL-8、TNF-α升高,可激活溶酶体酶,破坏羊膜组织,导致胎膜早破。

(七)机械性刺激

创伤或妊娠后期性交也可导致胎膜早破。

二、临床表现

(一)症状

孕妇突感有较多液体自阴道流出,有时可混有胎脂及胎粪,无腹痛等其他产兆。当咳嗽、打喷嚏等腹压增加时,羊水可少量间断性排出。

(二)体征

肛诊或阴检时,触不到羊膜囊,上推胎儿先露部可见到羊水流出。如伴羊膜腔感染时,可有臭味,并伴有发热、母儿心率增快、子宫压痛,以及白细胞计数增多、C反应蛋白升高。

三、对母儿的影响

(一)对母亲的影响

胎膜早破后,生殖道病原微生物易上行感染,通常感染程度与破膜时间有关。羊膜腔感染易发生产后出血。

(二)对胎儿的影响

胎膜早破经常诱发早产,早产儿易发生呼吸窘迫综合征。羊膜腔感染时,可引起新生儿吸入性肺炎,严重者发生败血症、颅内感染等。脐带受压、脐带脱垂时可致胎儿窘迫。胎膜早破发生的孕周越小,胎肺发育不良发生率越高,围生儿病死率越高。

四、处理原则

预防感染和脐带脱垂,如有感染、胎儿宫内窘迫征象,及时行剖宫产终止妊娠。

五、护理

(一)护理评估

1.病史

询问病史,了解是否有发生胎膜早破的病因,确定具体的胎膜早破的时间、妊娠周数,是否有宫缩、见红等产兆,是否出现感染征象,是否出现胎儿宫内窘迫现象。

2.身心状况

观察孕妇阴道流液的色、质、量,是否有气味。孕妇常可能因为不了解胎膜早破的原因,而对不可自控的阴道流液形成恐慌,可能担心自身与胎儿的安危。

3.辅助检查

(1)阴道流液的 pH 测定:正常阴道液 pH 为 4.5～5.5,羊水 pH 为 7.0～7.5。若 pH＞6.5,提示胎膜早破,准确率为 90%。

(2)肛查或阴道窥阴器检查:肛查时未触到羊膜囊,上推胎儿先露部,有羊水流出。阴道窥阴器检查时见液体自宫口流出或可见阴道后穹窿有较多混有胎脂和胎粪的液体。

(3)阴道液涂片检查:阴道液置于载玻片上,干燥后镜检可见羊齿植物叶状结晶为羊水,准确率为 95%。

(4)羊膜镜检查:可直视胎先露部,看不到前羊膜囊,即可诊断。

(5)胎儿纤维结合蛋白(fetal fibronectin,fFN)测定:fFN 是胎膜分泌的细胞外基质蛋白。当宫颈及阴道分泌物内 fFN 含量＞0.05 mg/L 时,胎膜抗张能力下降,易发生胎膜早破。

(6)超声检查:羊水量减少可协助诊断,但不可确诊。

(二)护理诊断

1.有感染的危险

有感染的危险与胎膜破裂后,生殖道病原微生物上行感染有关。

2.知识缺乏

缺乏预防和处理胎膜早破的知识。

3.有胎儿受伤的危险

有胎儿受伤的危险与脐带脱垂、早产儿肺部发育不成熟有关。

（三）护理目标

（1）孕妇无感染征象发生。

（2）孕妇了解胎膜早破的知识，如突然发生胎膜早破，能够及时进行初步应对。

（3）胎儿无并发症发生。

（四）护理措施

1．预防脐带脱垂的护理

胎膜早破并胎先露未衔接的孕妇绝对卧床休息，多采用左侧卧位，注意抬高臀部防止脐带脱垂造成胎儿宫内窘迫。注意监测胎心变化，进行肛查或阴检时，确定有无隐性脐带脱垂，一旦发生，立即通知医生，并于数分钟内结束分娩。

2．预防感染

保持床单位清洁。使用无菌的会阴垫于外阴处，勤于更换，保持清洁干燥，防止上行感染。更换会阴垫时观察羊水的色、质、量、气味等。嘱孕妇保持外阴清洁，每日对其会阴擦洗 2 次。同时观察产妇的生命体征，血生化指标，了解是否存在感染征象。按医嘱一般破膜＞12 h 给予抗生素防止感染。

3．监测胎儿宫内情况

密切观察胎心率的变化，嘱孕妇自测胎动。若有混入胎粪的羊水流出，即为胎儿宫内缺氧的表现，应及时予以吸氧，左侧卧位，并根据医嘱做好相应的护理。

若胎膜早破孕周＜35 周者，根据医嘱予地塞米松促进胎肺成熟。若孕周＜37 周并已临产，或孕周＞37 周，胎膜早破 12～18 h 后仍未临产者，可根据医嘱尽快结束分娩。

4．健康教育

孕期时为孕妇讲解胎膜早破的定义与原因，并强调孕期卫生保健的重要性。指导孕妇，若出现胎膜早破现象，无须恐慌，应立即平卧，及时就诊。孕晚期禁止性交，避免腹部碰撞或增加腹压。指导孕期补充足量的维生素和锌、铜等微量元素。如宫颈内口松弛者，应多卧床休息，并遵医嘱根据需要于孕 14～16 周时行宫颈环扎术。

第二节　产后出血护理

产后出血（postpartum hemorrhage）是指胎儿娩出后 24 h 内失血量超过 500 mL。它是分娩期的严重并发症，居我国产妇死亡原因首位。其发病率占分娩总数 2％～3％，其中 80％以上在产后 2 h 内发生产后出血。

一、病因

临床上产后出血的主要原因有子宫收缩乏力、胎盘因素、软产道裂伤及凝血功能障碍等，这些病因可单一存在，也可互相影响，共同并存。

（一）子宫收缩乏力

子宫收缩乏力（uterine atony）是产后出血的最主要、最常见的病因，占产后出血总数的

70%～80%。

1. 全身因素

产妇对分娩有恐惧心理，精神高度紧张；产程过长，造成产妇体力衰竭；产妇合并慢性全身性疾病；临产后过多地使用镇静剂、麻醉剂或子宫收缩抑制剂。

2. 局部因素

(1)子宫过度膨胀，肌纤维过度伸展：多胎妊娠、巨大儿、羊水过多等。

(2)子宫肌水肿或渗血：前置胎盘、胎盘早剥、妊娠期高血压、宫腔感染等。

(3)子宫肌壁损伤：剖宫产史、子宫肌瘤剔除术后、急产等。

(4)子宫病变：子宫肌瘤、子宫畸形等。

(二)胎盘因素

1. 胎盘滞留(retained placenta)

胎盘大多在胎儿娩出后 15 min 内娩出，如 30 min 后胎盘仍不娩出，胎盘剥离面血窦不能关闭而导致产后出血。常见于膀胱充盈，使已剥离的胎盘滞留宫腔；宫缩剂使用不当，使剥离后的胎盘嵌顿于宫腔内；第三产程时过早牵拉脐带或挤压宫底，影响胎盘正常剥离，胎盘剥离不全部位血窦开放而出血。

2. 胎盘粘连(placenta accreta)或胎盘植入(placenta increta)

胎盘绒毛仅穿入子宫壁表层为胎盘粘连。胎盘绒毛穿入子宫壁肌层为胎盘植入。部分性胎盘粘连或植入表现为胎盘部分剥离，部分未剥离，导致子宫收缩不良，已剥离面的血窦开放而致出血。完全性胎盘粘连或植入因胎盘未剥离而无出血。

3. 胎盘部分残留

当部分胎盘小叶、胎膜或副胎盘残留于宫腔时，影响子宫收缩而出血。

(三)软产道裂伤

常因为急产、子宫收缩过强、产程进展过快、软产道未经充分扩张、软产道组织弹性差、巨大儿分娩、会阴助产不当、未做会阴侧切或会阴侧切切口过小等，在胎儿娩出时可致软产道撕裂。

(四)凝血功能障碍

任何原因引起的凝血功能异常(coagulation defects)均可导致产后出血。

1. 妊娠合并凝血功能障碍性疾病

如血小板减少症、白血病、再生障碍性贫血、重症肝病。

2. 妊娠并发症导致凝血功能障碍

如重度妊娠期高血压疾病、胎盘早剥、死胎、羊水栓塞等均可影响凝血功能，从而发生弥散性血管内凝血(DIC)，导致子宫大量出血。

二、临床表现

产后出血主要表现为阴道多量流血及失血性休克导致的相关症状和体征。

(一)症状

产后出血产妇会出现休克症状，面色苍白、冷汗淋漓、口渴、心慌、头晕、烦躁、畏寒、寒战，甚至表情淡漠、呼吸急促，很快会陷入昏迷状态。

胎儿娩出后立即出现鲜红色的阴道流血，应为软产道裂伤；胎儿娩出数分钟后出现暗红色阴道流血,可能是胎盘因素引起;胎盘娩出后见阴道流血较多,可能为子宫收缩乏力或胎盘、胎膜残留;胎儿娩出后阴道持续流血并且有出血不凝的现象,可能发生凝血功能障碍;如果产妇休克症状明显,但阴道流血量不多,可能发生软产道裂伤而造成阴道壁血肿,此类产妇会有尿频或明显的肛门坠胀感。

(二)体征

产妇会出现脉压缩小、血压下降、脉搏细速。子宫收缩乏力和胎盘因素所致产后出血的产妇,子宫轮廓不清、触不到宫底,按摩后子宫可收缩变硬,停止按摩子宫又变软,按摩子宫时会有大量出血。如有宫腔积血或胎盘滞留,宫底可升高,按摩子宫并挤压宫底部等刺激宫缩时,可使胎盘或者积血排出。若腹部检查宫缩较好、子宫轮廓清晰,但阴道流血不止,可考虑为软产道裂伤或凝血功能障碍所致。

三、处理原则

针对出血原因,迅速止血,补充血容量,纠正失血性休克,同时防止感染。

(一)护理评估

1.病史

评估产妇有无与产后出血相关的病史。例如,孕前有无出血性疾病,有无重症肝炎,有无子宫肌壁损伤史,有无多次人流史,有无产后出血史。孕期产妇有无合并妊娠期高血压疾病、前置胎盘、胎盘早剥、多胎妊娠,产妇有无合并内科疾病。分娩期产妇有无过多使用镇静剂,情绪是否稳定,是否产程过长或者急产,有无产妇衰竭、软产道裂伤等情况。

2.身心状况

评估产妇产后出血所导致症状和体征的严重程度。产后出血发生初期,产妇有代偿功能,症状、体征可能不明显,待机体出现失代偿情况,可能很快进入休克期,并且容易发生感染。当产妇合并有内科疾病时,可能出血不多,也会很快进入休克状态。

3.辅助检查

(1)评估产后出血量:注意阴道流血是否凝固,同时估计出血量。通常有以下3种方法。

1)称重法:失血最(mL)＝[胎儿娩出后所有使用纱布、敷料总重(g)－使用前纱布、敷料总重(g)]/1.05(血液比重 g/mL)。

2)容积法:用产后接血容器收集血液后,放入量杯测量失血量。

3)面积法:可按接血纱布血湿面积粗略估计失血量。

(2)测量生命体征和中心静脉压:观察血压下降的情况;呼吸短促,脉搏细速,体温开始低于正常后升高,通过观察体温情况来判断有无感染征象。中心静脉压测定结果若低于 2 cmH$_2$O提示右心房充盈压力不足,即血容量不足。

(3)实验室检查:抽取产妇血进行生化指标化验,如血常规、出凝血时间、凝血酶原时间、纤维蛋白原测定等。

(二)护理诊断

1.潜在并发症

出血性休克。

2.有感染的危险

有感染的危险与出血过多、机体抵抗力下降有关。

3.恐惧

恐惧与出血过多、产妇担心自身预后有关。

(三)护理目标

(1)及时补充血容量,产妇生命体征尽快恢复平稳。

(2)产妇无感染症状发生,体温、血常规指标等正常。

(3)产妇能理解病情,并且预后无异常。

(四)护理措施

1.预防产后出血

(1)妊娠期:加强孕前及孕期保健,如有凝血功能障碍等相关疾病的产妇,应积极治疗后再孕。定期接受产检,及时治疗高危妊娠。对有产后出血危险的高危妊娠者,应提早入院,住院待产。

(2)分娩期:第一产程严密观察产妇的产程进展,鼓励产妇进食和休息,防止疲劳和产妇衰竭。同时合理使用宫缩剂,防止产程延长或急产,适当使用镇静剂以保证产妇休息。第二产程严格执行无菌技术,指导产妇正确使用腹压;严格掌握会阴切开的时机,保护会阴,避免胎儿娩出过快,胎儿娩出后立即使用宫缩剂,以加强子宫收缩,减少出血。第三产程不可过早牵拉脐带、挤压子宫,待胎盘剥离征象出现后,及时协助胎盘娩出,并仔细检查胎盘、胎膜,软产道有无裂伤或血肿。若阴道出血量多,应查明原因,及时处理。

(3)产后观察:产后2 h产妇仍于产房观察,80%的产后出血发生在这一期间。注意观察产妇子宫收缩,恶露的色、质、量,会阴切口处有无血肿,定时测量产妇的生命体征,发现异常,及时处理。督促产妇及时排空膀胱,以免因膀胱充盈影响宫缩致产后出血。尽可能进行新生儿早接触、早吸吮,可刺激子宫收缩,减少阴道出血量。重视产妇主诉,同时对有高危因素的产妇,保持静脉通畅,做好随时急救的准备。

2.针对出血原因,积极止血,纠正失血性休克,防止感染

(1)子宫收缩乏力所致产后出血,可加强子宫收缩,通过使用宫缩剂、按摩子宫、宫腔填塞或结扎血管等方法止血。

1)使用宫缩剂:胎儿、胎盘娩出后即刻使用宫缩剂促进子宫收缩。可用缩宫素肌内注射或静脉滴注、卡前列甲酯栓纳肛、地诺前列酮子宫肌内注射等均可促进子宫收缩,用药前注意产妇有无禁忌证。

2)按摩子宫:胎盘娩出后,一手置于产妇腹部,触摸子宫底部,拇指在前,其余四指在后,均匀而有节律地按摩子宫,促使子宫收缩,直至子宫收缩正常为止。如效果不佳,可采用腹部—阴道双手压迫子宫方法。一手在子宫体部按摩子宫体后壁,另一手戴无菌手套深入阴道握拳置于阴道前穹隆处,顶住子宫前壁,两手相对紧压子宫,均匀而有节律地按摩,不仅可以刺激子宫收缩且可压迫子宫内血窦,减少出血。

3)宫腔填塞:一种是宫腔纱条填塞法:应用无菌纱布条填塞宫腔,有明显的局部止血作用,适用于子宫全部松弛无力,以及经过子宫按摩、应用宫缩剂仍然无效者。术者用卵圆钳将无菌纱布条送入宫腔内,自宫底由内向外填紧宫腔,压迫止血,助手在腹部固定子宫。一般于24 h后取出纱条,填塞纱条后要严密观察子宫收缩情况,观察生命体征,警惕填塞不紧,若留有空隙,可造成隐匿性出血,以及宫腔内继续出血、积血而阴道不流血的假象。24h后取出纱条,取出前应先使用宫缩剂。另一种是宫腔填塞气囊。宫腔纱布条填塞可能会造成填塞不均匀、填

塞不紧等情况而造成隐性出血,纱条填塞无效时或可直接使用宫腔气囊填塞。在气泵的作用下向气球囊充气配合止血辅料对子宫腔进行迅速止血,它对宫腔加压均匀,并且止血效果较好,操作简单,便于抢救时能及时使用。

4)结扎盆腔血管:若遇子宫收缩乏力、前置胎盘等严重产后出血的产妇,上述处理无效时,可经阴道结扎子宫动脉上行支或结扎髂内动脉。

5)动脉栓塞:在超声提示下,行股动脉穿刺插入导管至髂内动脉或子宫动脉,注入吸收性明胶海绵栓塞动脉。栓塞剂可于2～3周自行吸收,血管恢复畅通,但需要在产妇生命体征平稳时进行。

6)子宫切除:若经积极抢救无效者,危及产妇生命,根据医嘱做好全子宫切除术的术前准备。

(2)胎盘因素:怀疑有胎盘滞留时应立即做阴道检查或宫腔探查,做好必要的刮宫准备。胎盘已剥离者,可协助产妇排空膀胱,牵拉脐带,按压宫底,协助胎盘娩出。若胎盘部分剥离、部分粘连时,可徒手进入宫腔,协助剥离胎盘后取出。若胎盘部分残留者,徒手不能取出胎盘,使用大刮匙刮取残留胎盘;胎盘植入者,不可强行剥离,做好子宫切除的准备。

(3)软产道裂伤:应及时准确地进行修复缝合。如果出现血肿,则需要切开血肿、清除积血、缝合止血,同时补充血容量,必要时可置橡皮条引流。

(4)凝血功能障碍:排除以上各种因素后,根据血生化报告,针对不同病因治疗,及时补充新鲜全血,补充血小板、纤维蛋白原,或凝血酶原复合物、凝血因子等。如果发生弥散性血管内凝血应进行抗凝与抗纤溶治疗,积极抢救。

(5)失血性休克:对失血量多的产妇,其休克程度与出血量、出血速度和产妇自身状况有关。在抢救的同时,尽可能正确地判断出血量,判断出血程度,并补充相同的血量为原则,止血治疗的同时进行休克抢救。建立有效的静脉通路,测量中心静脉压,根据医嘱补充晶体和胶体液,纠正低血压。给予产妇安静的环境,平卧,吸氧并保暖,纠正酸中毒,同时观察产妇的意识状态、皮肤颜色、生命体征和尿量。根据医嘱使用广谱抗生素防止感染。

3.健康指导

产后出血后,产妇抵抗力下降、活动无耐力,医护人员应主动给予产妇关心,使其增加安全感,并且帮助产妇进行生活护理,鼓励产妇说出内心感受,针对产妇的情况,逐步改善饮食,纠正贫血,逐步增加活动量,促进改善预后。

指导产妇加强营养和适度活动等自我保健知识,同时宣教关于自我观察子宫复旧和恶露情况,自我护理会阴伤口、功能锻炼等方法,指导其定时产后检查,随时根据医生的检查结果调节产后自我恢复的方案。向产妇提供产后避孕指导,产褥期禁止盆浴,禁止性生活。晚期产后出血可能发生于分娩24 h之后,于产褥期发生大量出血,也可能发生于产后1～2周,应予以高度警惕。

第三节 子宫破裂护理

子宫破裂(rupture of uterus)是指在分娩期或妊娠晚期子宫体部或子宫下段发生破裂。是产科严重的并发症,若不及时诊治,可随时威胁母儿生命。

根据子宫破裂发生的时间可分为妊娠期破裂和分娩期破裂;根据子宫破裂发生的部位可分为子宫体部破裂和子宫下段破裂;根据子宫破裂发生的程度可分为完全性破裂和不完全性破裂。完全破裂是指子宫壁的全层破裂,导致宫腔内容物进入腹腔,破裂常发生于子宫下段。不完全破裂是指子宫内膜、肌层部分或全部破裂,而浆膜层完整,常发生于子宫下段,宫腔与腹腔不相通,而往往在破裂侧进入阔韧带之间,形成阔韧带血肿。

一、病因

(一)梗阻性难产

它是引起子宫破裂最常见的原因。骨盆狭窄、头盆不称、软产道阻塞(发育畸形、瘢痕或肿瘤等),胎位异常(肩先露、额先露),胎儿异常(巨大胎儿、胎儿畸形)等,均可以导致胎先露部下降受阻,子宫上段为克服产道阻力而强烈收缩,使子宫下段过分伸展变薄超过最大限度,而发生子宫破裂。

(二)瘢痕子宫

剖宫产、子宫修补术、子宫肌瘤剔除术等都会使术后子宫肌壁留有瘢痕,于妊娠晚期或者临产后因子宫收缩牵拉及宫腔内压力增高而致子宫瘢痕破裂。宫体部瘢痕多于妊娠晚期发生自发破裂,多为完全破裂;子宫下段瘢痕破裂多发生于临产后,为不完全破裂。前次手术后伴感染或愈合不良者,发生子宫破裂概率更大。

(三)宫缩剂使用不当

分娩前肌内注射缩宫素或过量静脉滴注缩宫素,使用前列腺素栓剂及其他子宫收缩药物使用不当,均可导致子宫收缩过强,造成子宫破裂。多产、高龄、子宫畸形或发育不良、多次刮宫史、宫腔感染等都会增加子宫破裂的概率。

(四)手术创伤

多发生于不适当或粗暴的阴道助产手术,如宫颈口未开全时行产钳或臀牵引术,强行剥离植入性胎盘或严重粘连胎盘,行毁胎术、穿颅术时器械、胎儿骨片伤及子宫等情况均可导致子宫破裂。

二、临床表现

子宫破裂多发生于分娩期,通常是个逐渐发展的过程,可分为先兆子宫破裂和子宫破裂两个阶段。其症状与破裂发生的时间、部位、范围、出血量、胎儿及子宫肌肉收缩情况有关。

(一)先兆子宫破裂

子宫病理性缩复环形成、下腹部压痛、胎心率异常、血尿,是先兆子宫破裂的四大主要表现。

1.症状

常见于产程长、有梗阻性难产因素的产妇。产妇通常在临产过程中,当宫缩愈强,但胎儿下降受阻,产妇表现为烦躁不安、疼痛难忍、下腹部拒按、呼吸急促、脉搏加快,同时膀胱受压充血,出现排尿困难及血尿。

2.体征

因胎先露部下降受阻,子宫收缩过强,子宫体部肌肉增厚变短,子宫下段肌肉变薄拉长,在两者间形成环状凹陷,称为病理性缩复环(pathologic retraction ring)。可见该环逐渐上升至脐平或脐上,压痛明显。因子宫收缩过强过频,胎儿可能触不清,胎心率先加快后减慢或听不清,胎动频繁。

(二)子宫破裂

1.症状

产妇突感下腹部撕裂样剧痛,子宫收缩停止,腹部稍感舒适。后因血液、羊水进入腹腔,出现全腹持续性疼痛,伴有面色苍白、冷汗淋漓、脉搏细速、呼吸急促等现象。

2.体征

产妇全腹压痛、反跳痛,腹壁下可扪及胎体,子宫位于侧方,胎心胎动消失。阴道出血可见鲜血流出,下降中的胎儿先露部消失,扩张的宫颈口回缩,部分产妇可扪及子宫下段裂口及宫颈。若为子宫不完全破裂者,上述体征不明显,仅在不全破裂处有压痛、腹痛,若破裂口累及两侧子宫血管,可致急性大出血或形成阔韧带内血肿,查体时可在子宫一侧扪及逐渐增大且有压痛的包块。

三、处理原则

(一)先兆子宫破裂

立即抑制宫缩,使用麻醉药物或者肌内注射哌替啶,即刻行剖宫产终止妊娠。

(二)子宫破裂

在输血、输液、吸氧等抢救休克的同时,无论胎儿是否存活,都尽快做好剖宫产的准备,进行手术治疗。根据产妇全身状况、破裂部位和程度、破裂时间、有无感染等决定手术方法。

四、护理

(一)护理评估

1.病史

收集产妇既往有无与子宫破裂相关的病史,如子宫手术瘢痕、剖宫产史;此次妊娠有无出现高危因素,如胎位不正、头盆不称等;临产期间有无滥用缩宫素。

2.身心状况

评估产妇目前的临床表现和生命体征、情绪变化。如宫缩的强度、间隔时间、腹部疼痛的性质,有无排尿困难、有无血尿、有无出现病理性缩复环,同时监测胎儿宫内情况,了解有无出现胎儿窘迫征象。产妇精神状态有无烦躁不安、恐惧、焦虑、衰竭等现象。

3.辅助检查

(1)腹部检查:可了解产妇腹部疼痛的部位和体征,从而判断子宫破裂的部位。

(2)实验室检查:血常规检查可了解有无白细胞计数升高、血红蛋白下降等感染、出血征象;同时尿常规检查可了解有无肉眼血尿。

(3)超声检查:可协助发现子宫破裂的部位和胎儿的位置。

（二）护理诊断

1.疼痛

疼痛与产妇出现强直性宫缩、子宫破裂有关。

2.组织灌注无效

组织灌注无效与子宫破裂后出血量多有关。

3.预感性悲哀

预感性悲哀与担心自身预后和胎儿可能死亡有关。

（三）护理目标

（1）及时补充血容量，产妇低血容量予以纠正。

（2）能够抑制强直性子宫收缩，产妇疼痛略有缓解。

（3）产妇情绪能够得到安抚和平稳。

（四）护理措施

1.预防子宫破裂

向孕产妇宣教，做好计划生育工作，避免多次人工流产，减少多产。认真做好产前检查，如有瘢痕子宫、产道异常者提前入院待产。正确处理产程，严密观察产程进展，尽早发现先兆子宫破裂的征象并进行及时处理。严格掌握使用缩宫素的指征和禁忌证，避免滥用，滴注缩宫素时应有专人看护并记录，从小剂量起，逐渐增加，严防发生过强宫缩。

2.先兆子宫破裂的护理

密切观察产程进展，注意胎儿心率变化。待产时，如果宫缩过强过频，下腹部压痛明显，或出现病理性缩复环时，及时报告医生，停止缩宫素等一切操作，严密监测产妇生命体征，根据医嘱使用抑制宫缩药物。

3.子宫破裂的护理

迅速开放静脉通路，短时间内补充液体、输血，补足血容量，同时吸氧、保暖，纠正酸中毒，进行抗休克处理，根据医嘱做好手术前各项准备，严密监测产妇生命体征、24 h 出入量，各种实验室检查结果，评估出血量，根据医嘱使用抗生素防止感染。

4.心理支持

协助医生根据产妇的情况，向产妇及家属解释病情治疗计划，取得家属的支持和产妇的配合。如果出现胎儿死亡的产妇，要努力开解其悲伤的心情，鼓励其说出内心感受，为其提供安静的环境，同时给予关心和生活上的护理，努力帮助其接受现实，调整情绪。

第四节　新生儿呼吸道护理

一、胎儿期的氧气获得

（一）婴儿出生前获得氧气的途径

在出生前，所有供给胎儿的氧气都是通过胎盘从母体的血液传送到胎儿的血液。出生前，胎儿只有很少部分的血液流经肺。胎肺并不为胎儿供应氧气或排除二氧化碳。因此,胎儿肺的血流对维持胎儿的正常氧合和酸碱平衡并不重要。胎儿肺在宫内是扩张的,但肺泡内充满了液体而不是空气。由于胎儿肺组织氧分压低,灌注胎儿肺的小动脉处于明显的收缩状态。

出生前,由于胎儿肺血管的收缩和血流阻力的增加,来自右心室的血液无法进入肺。因此,大部分血液通过阻力较低的旁路由动脉导管流入主动脉。

(二)出生后新生儿通过机体的变化从肺部获得氧气

(1)肺泡中的液体排出,由肺部组织吸收,随后被空气所替代。由于空气中含 21% 的氧,肺泡中的氧气便可以由此弥散到肺泡周围的血管中。

(2)脐动脉和脐静脉的收缩与结扎,去除了低阻力胎盘循环并提高了体循环的血压。

(3)由于肺泡的充气和增加的氧含量,肺组织中的血管得以扩张,降低了血液的阻力;加上体循环血压的升高,使得肺动脉压力低于体循环,导致肺血流速度增加,同时动脉导管中的血流减少。肺泡中的氧被肺血流所吸收,有充足的氧含量的血液回流到左心室,再输送到新生儿全身组织。

新生儿在娩出前、分娩中和出生后可能遇到各种问题。如果问题发生在分娩前或分娩中,可能会导致胎盘或脐带的血流异常。最初的临床症状可能是胎心率减慢。出生后遇到的更多的是气道或肺方面的问题,如新生儿无法充分呼吸将肺液排出肺泡,或者其他物质如气道中有胎粪或黏稠的羊水阻止空气的进入,也可能新生儿在宫腔内有过度失血,或由于缺血缺氧致使心肌收缩力差或心动过缓,出现全身性低血压。肺部没有充气或缺氧可能导致肺动脉的持续收缩,这样减少了肺血流和对全身组织的供氧。在某些情况下,即使肺被空气或氧气充满后肺动脉也不能松弛(新生儿存在持续的肺动脉高压)。

(三)血容量不足以及组织供氧不足时造成的伤害

对细胞和整个机体水平的研究发现,给无血液灌注和氧气供应的组织输送过多的氧气可造成更严重的损害。高氧再灌注损害可能对早产儿更为不利,因为胎儿期组织是在一个相对低氧的环境中发育的,保护机体免受氧化剂侵害的机制还不健全。

新生儿窒息复苏教程中建议只要足月儿出现发绀或者需要正压给氧时,应该使用 100% 浓度的氧气进行复苏,然而在给早产儿实施复苏时除需要足够的氧气来纠正其低氧状态外,还要避免过多给氧。可以应用空气—氧气混合器和脉搏血氧饱和度测定仪来调节供氧浓度,同时检测早产儿吸入的氧量。

根据临床评估以及检测早产儿血氧饱和度检测仪数值来决定早产儿复苏时需要使用的氧气量。胎儿在宫内发育过程中其血氧饱和度大约是 60%。儿童和成人的血氧饱和度为 95%～100%。对无任何并发症的足月儿的研究发现,其呼吸空气后大约需要 10 min 的时间使血氧饱和度升高到 90%,在出生后最初几天血氧饱和度也可能会降到 80% 左右,也属于正常。

根据目前的研究,还不能定义早产儿在出生后的几分钟里血氧饱和度多少最合适。然而,由于早产儿对过高的组织含氧量非常敏感,所以给早产儿供氧时,血氧饱和度长期高于 95% 是不适合的。因此,早产儿分娩后应该采取一些措施避免过量的氧气供应。胎龄越小,这些措施越显得重要。但是,如果分娩的场所没有可以稀释的氧气设备,也没有证据证明在复苏过程中应用 100% 的氧气是有害的。

通过调节空气—氧气混合器来控制输出氧的浓度,使血氧饱和度逐渐上升到 90%。在新生儿出生的几分钟内,只要心率不断增加、正在进行人工通气、血氧饱和度处于上升趋势,70%~80%的血氧饱和度是可以接受的。如果血氧饱和度低于85%,而且不增加,那么应该增加从空气—氧气混合器里输出的氧气浓度。当血氧饱和度超过95%时减小氧浓度。如果早产儿的心率不能很快上升到100次/分钟,可能是通气不足。改善通气或者使用100%浓度的氧直至达到满意的氧合。

推荐给氧浓度从空气(含21%氧气)和100%氧气之间的某一个浓度开始供氧,这样就可以根据早产儿的情况来增加或减少氧气的浓度。但没有严格的规定必须从哪个特定的浓度开始。

二、维持呼吸道的通畅

(一)清除呼吸道分泌物

(1)产程中子宫有节律地收缩有利于清除胎儿呼吸道分泌物:正常情况下,胎儿在子宫内就开始呼吸。胎儿呼吸时吸入和呼出的是胎肺液而不是气体,因此胎儿的肺泡不是闭合的,而是充满了液体,每次呼吸可使气道内的液体有轻微的运动,临产后随着子宫有节律的收缩,胎儿在宫腔内受到有节律的挤压,每次挤压都可使一部分羊水被排除,至胎儿娩出时,约有1/3以上的胎肺液经口鼻被排出。

(2)接产者挤出或吸出新生儿呼吸道中的分泌物:胎儿娩出后,医院接产时都有为新生儿吸出(或挤出)口鼻黏液或羊水的常规措施,保证呼吸道通畅。

(3)胎儿娩出后强有力地呼吸有利于胎肺液的排出:胎儿娩出后强有力地呼吸,可使空气进入肺泡内,促使肺泡张开,进入肺泡内的空气可将肺泡内的液体挤入肺泡周围组织,并被组织吸收。

(二)新生儿呼吸的建立

1.胎儿期的准备

正常情况下,胎儿期间不时出现节律性呼吸运动,呼吸系统已具备建立呼吸和维持呼吸活动的条件,肺泡表面活性物质在孕34~35周后合成和分泌增加,它能减少肺泡表面张力,减轻呼气的工作量,降低气道和肺泡在开放时的压力,维持肺泡形态和大小,使肺泡处于稳定状态。从胎龄12周开始至接近足月,胎儿逐渐开始规则的宫内呼吸,虽然这种呼吸不能进行气体交换,但能促进胎儿呼吸肌的正常发育,为出生后做好准备。

2.出生后呼吸的建立和维持

产程过程中,子宫有节律的收缩可将部分胎儿肺内的肺液通过气道挤出,胎儿自产道娩出时,胸廓受到挤压也可以排出胎肺液。胎儿出生后,产道作用在胸廓上的压力解除,胸廓弹性回缩,吸入空气,随着出生时脐带血流被阻断等刺激加强了呼吸用力,导致肺内充气。

3.新生儿首次呼吸机制

新生儿首次呼吸机制可能与下列因素有关

(1)物理因素:胎儿出生后的环境温度的变化、接产者的触觉刺激、光线刺激、疼痛、重力、压力、位觉等外界刺激,脐带被结扎后循环系统的变化都是刺激新生儿首次呼吸的物理因素。

(2)化学因素:胎儿出生后的血气变化。出生后,由于胎儿循环的阻断,引起血中的 pH 和 PO_2 下降以及 PCO_2 的升高,中枢化学感受器受到刺激,引起呼吸运动。

第五节　新生儿体温护理

新生儿由于体温调节中枢发育不完善,因此与成人相比,不容易保持体温恒定,特别是低体重儿及早产儿。传导、对流、辐射、蒸发等方式均可导致新生儿散热。新生儿体温一般应保持在 36.5 ℃～37.5 ℃,体温过低或过高均不利于新生儿健康。因此,在护理过程中应采取足够的保暖措施以维持体温恒定。

一、分娩及出生后几小时

胎儿在母体子宫内时,处于温暖和温度较为恒定的环境中,体温相对稳定且高于母体。分娩时,由于产房温度低于母体温度,新生儿极易出现体温下降,故在新生儿出生的瞬间就应开始采取措施做好保暖,预防体温下降。具体措施包括:

(1)适宜的产房温度。产房室温应保持在 25 ℃～28 ℃,要避免对流风。

(2)迅速擦干新生儿。出生后即刻用温暖干燥的毛巾迅速擦干新生儿头发和身体。有条件者,可将新生儿置于辐射台或暖箱进行操作。

(3)皮肤接触。新生儿出生后可将其置于母亲腹部(断脐前)或胸部(断脐后)皮肤接触2 h,并用棉被包好,以帮助保持新生儿体温。

(4)如果由于种种病理原因不能进行母婴皮肤接触者,可将新生儿用预热的棉被包裹后放置于婴儿床上。若室温偏低或新生儿低体重者应置于暖箱中。

(5)从产房转母婴同室或新生儿监护室途中容易失热,要注意保暖,并用棉被包裹好。

二、母婴同室

(1)要向母亲充分说明保温对新生儿健康的重要性。

(2)保持适宜的室温 25 ℃～28 ℃,如室温较低,要注意包裹,或者给予母婴皮肤接触,如母亲胸前怀抱,母亲“袋鼠”怀抱等。

(3)为新生儿穿着柔软、干燥、清洁的衣物,并用毛毯或棉被盖好,但不宜包裹太紧。出生后最初几天内可戴帽子以减少热量散失,特别是出生体重较低者。

(4)保证母婴同室,若由于各种原因需要分开时,必须将新生儿用毛毯或棉被盖好。

(5)定时测量新生儿体温。若体温较低需增加棉被厚度,也可进行母婴皮肤接触,以使体温恢复正常。

(6)出生后至少 6 h 以上才能为新生儿沐浴,为减少热量散失,沐浴必须在一定室温下(25 ℃～28 ℃)进行,水温要适宜(39 ℃～41 ℃),动作要快。低体重及体温不稳定的新生儿一般不宜沐浴。

三、居家护理

(1)新生儿需要比成人多穿一层衣服,并注意随外界温度增减衣服。

(2)注意保持室温,尤其在冬季等气温较低的季节。

(3)勿将新生儿放置于任何冰凉或潮湿的表面上。

(4)一般情况下,避免将新生儿被阳光直射时间过长。

(5)如果新生儿体温过低,自身自然恢复体温较困难,多需一些外界的帮助。

(6)在 25 ℃～28 ℃的室温下,脱下新生儿衣服,保留袜子、尿布、帽子,将其放置于母亲胸部,进行皮肤接触,注意用衣服或棉被遮盖以保暖。母亲适宜穿着预热过、前面系扣的衣服。

(7)每小时测量新生儿体温,直至体温恢复正常范围 36.5 ℃～37.5 ℃。

(8)如果是低体重新生儿,鼓励母亲尽可能多地与新生儿进行皮肤接触。

(9)经过 2 h 的复温措施后,若新生儿体温仍低于 36 ℃,则需重新评估新生儿,以进一步发现问题。

(10)若需转入至其他病房,转运途中最好仍保持皮肤接触。

四、低体重儿的保温

(1)将其置于温暖的环境中,室温不低于 25 ℃,要避免对流风。

(2)向母亲解释新生儿保暖的重要性,鼓励母亲尽可能多地与新生儿进行皮肤接触。

(3)为新生儿多穿衣服、戴帽子、穿袜子以减少热量散失。

(4)沐浴时室温、水温均要较高,沐浴后迅速彻底擦干新生儿,体温不稳定时避免沐浴。

(5)定时测量体温,如果经上述复温处理体温仍不能恢复正常,需通知医生,进一步寻找原因。

第六节　新生儿脐部护理

一、目的

保持脐部清洁,防止感染。

二、物品准备

75%酒精,棉签。

三、操作步骤

1.备齐用物

核对、解释,核对确认新生儿,向母亲进行解释取得合作。

2.沐浴护理

按常规进行沐浴。

3.脐带处理

沐浴完毕,用大毛巾擦干全身,除去原有脐敷料,检查脐部情况,按不同情况给予相应的脐带护理。

(1)脐轮无红肿,无脓性分泌物,以棉签蘸 75%酒精溶液轻轻擦净脐带残端和脐轮。

(2)脐轮红肿并有脓性分泌物,以棉签蘸 75%酒精溶液轻轻擦净脐带残端和脐轮,然后以干棉签蘸 3%过氧化氢溶液擦洗,脐部涂以 2.5%碘酊溶液后再用 75%酒精溶液脱碘。必要时送分泌物做细菌培养。

（3）脐带脱落者（一般 3～7 d 脱落）脱落处若不干燥，可撒用消炎粉；若有红色肉芽组织增生，可用 5%～10% 硝酸银溶液烧灼，并用生理盐水棉签擦洗局部，注意烧灼时勿触及正常组织，以免引起皮肤灼伤。

（4）覆盖脐敷料，穿好衣服，系上尿布，适当包裹整理。

（5）清理用物，记录脐部情况。每日新生儿沐浴后，用消毒干棉签蘸干脐窝里的水，再用 2 根75% 酒精棉签消毒脐窝及脐带残端。

（6）脐带脱落后应继续用 75% 酒精消毒脐窝处直至分泌物消失。

四、注意事项

（1）观察脐部有无异常分泌物，有无出血、渗血、红肿等异常情况。保持脐敷料干燥，如有潮湿应及时更换。

（2）勤换尿布，尿布的折叠勿盖住脐部，防止尿液污染脐部，尿布潮湿或污染时，应随时给予更换。每日进行脐部护理 1 次。

（3）如脐部红肿或分泌物有臭味，提示脐部感染，除局部清洁处理外，应同时全身使用抗生素，预防败血症。

（4）脐带脱落前，勿试图将其剥脱。

（5）操作中动作轻柔，注意保暖。

五、评价

（1）新生儿脐部清洁、干燥、无分泌物及陈旧性血渍。

（2）动作轻稳、新生儿无受凉及损伤情况发生。

第七节　新生儿皮肤护理

新生儿皮肤比较薄嫩，遇到轻微外力或摩擦，很容易引起损伤和感染，而真皮层血管丰富，毛细血管网稠密，皮肤感染后容易扩散，严重时可导致败血症。新生儿免疫系统尚未发育完善，抵抗力弱，容易出现皮肤过敏，如红斑、丘疹、水疱等，且新生儿皮肤的汗腺和血管还处于发育中，当环境温度升高时容易产生热痱。另外，新生儿皮肤色素层薄，容易被紫外线灼伤。因此，做好新生儿皮肤护理很重要。

一、新生儿出生后的皮肤护理

新生儿出生后，初步处理身上的血迹，擦干皮肤后给予包裹。胎脂具有保护皮肤、防止感染和保暖的作用，出生后可逐渐被吸收，一般不需特殊处理。但耳后、颈下、腋下、腹股沟等皱褶处胎脂较厚时，可在出生 6 h 后擦除。有研究表明，胎脂具有保护作用，但也有人认为无保护作用，但无证据表明胎脂有害。

二、新生儿皮肤的日常护理

（1）为保持新生儿皮肤清洁以预防皮肤感染，新生儿出生后应每日为其清洗脸部、颈部、腋下,必要时为新生儿沐浴。

（2）大小便后及时更换尿布,清洗臀部,用柔软毛巾轻轻擦干,保持局部清洁、干燥,预防臀红或尿布疹的发生。一次性纸尿裤要选择柔软、透气性好的产品。重复使用棉质尿布用后要清洗干净,晒干备用,避免病菌感染。

（3）新生儿的衣服、被褥、尿布等都应采用纯棉、柔软、舒适的布料。如果新生儿皮肤长出痱子,可在局部涂擦热痱粉,帮助去痱止痒。夏季外出时,可以涂擦适合新生儿的防晒霜避免皮肤被紫外线损伤。

第八节　新生儿喂养护理

一、母乳喂养

（一）母乳喂养的好处

母乳是婴儿最理想的食物和饮料,可满足 6 个月婴儿生长发育的需要。1990 年联合国召开"世界儿童问题首脑会议"提出了保护、促进和支持母乳喂养的重要目标。世界卫生组织发起建立了创建爱婴医院的爱婴行动,并制定了创建爱婴医院的十条标准。1992 年国务院颁发了《九十年代中国儿童健康发展规划纲要》,要求到 2000 年以省为单位母乳喂养率达 80%。现在我国绝大多数医院都是爱婴医院。医院内的母乳喂养率已达到 90% 以上。

1.母乳的成分

母乳含有近百种成分,乳汁成分的个体差异很小。同一母乳在不同的时期母乳的成分不是总相同,随着婴儿年龄的变化而有所变化,在每一次哺乳的开始到末尾亦不相同。

初乳:是母亲分娩后最初几天内的特殊母乳,它很稠,色发黄或清亮。蛋白质含量特别高,是成熟乳的 2 倍。婴儿在他生后最初几天能吃到初乳是非常重要的。当婴儿出生时初乳已经储藏在乳房中了。初乳量较少,为 10~40 mL,能满足大多数新生儿的早期全部的营养需要。

初乳含有较多抗体和其他抗感染蛋白,分泌型免疫球蛋白 A(SIgA)和乳铁蛋白,IgM、IgG。这也是初乳含有的蛋白比成熟乳多的原因。初乳含有较多的白细胞,这些抗感染蛋白和白细胞为婴儿提供了初次免疫以抵抗出生后可能遇到的疾病。初乳对新生儿有预防感染的作用。抗体可防止过敏反应的发生。初乳有轻微的通便作用,帮助清理婴儿肠道内的胎便,从而排出胆红素,可减轻黄疸的产生。初乳含有生长因子,帮助婴儿不成熟的肠腔发育,可预防婴儿对其他物质发生过敏或不耐受。初乳含的某些维生素比成熟乳丰富,如维生素 A。维生素 A 可降低任何感染的严重性。

（1）蛋白质:蛋白质是重要的营养成分,母乳蛋白质以乳清蛋白为主,酪蛋白含量较少。乳清蛋白由抗感染蛋白组成,可使婴儿免受感染。动物乳汁里不含有这类可以使婴儿免于感染的蛋白。乳清蛋白在婴儿胃里形成的蛋白质细小柔软,婴儿容易消化吸收。母乳里含有乳铁蛋白,可以结合铁,防止需铁细菌的生长。动物的乳汁蛋白质的含量比母乳多,对婴儿不成熟的肾来说,排除这些多余蛋白质是很困难的。动物乳汁里含有的蛋白质大部分是酪蛋白,在婴儿胃里形成较大的不易消化的乳块。

（2）脂肪：母乳中脂肪含量为 $3.5\sim4.5\ g/L$。脂肪是婴儿所需能量的主要来源，不同乳汁中脂肪的质量有重要差别，母乳中含有必需脂肪酸，这些脂肪酸是婴儿脑、眼及血管健康发育所需要的。母乳中含有脂肪酶，可帮助消化脂肪，而动物或配方奶中不含脂肪酶，所以母乳中的脂肪比起牛乳或配方奶中的脂肪吸收得更完全，更容易被婴儿机体所利用。后奶比前奶含更多的脂肪。因后乳含有较多的脂肪，看上去颜色比前乳白，这些脂肪提供了婴儿所需的大部分能量，因此应让婴儿将一侧乳房吃空，再换另一侧乳房。这样才能使婴儿得到含有丰富脂肪的后乳。前乳含有丰富的水、蛋白质、乳糖和其他营养素。

（3）糖类：母乳中的糖类主要是乳糖，部分乳糖经乳糖酶水解为葡萄糖和半乳糖消化吸收，部分乳糖未经消化吸收进入结肠，促进双歧杆菌的生长，母乳喂养的足月儿，出生后 4 d 肠道内就有双歧杆菌，可预防婴儿肠道感染。乳糖也提供能量。

（4）维生素：母乳中某些维生素含量高，各种维生素的含量与母亲的饮食有关。母乳维生素 A、B、C 的含量高于牛乳。母乳的维生素 K 含量低，新生儿肠道正常菌群未建立不能合成维生素 K，因此新生儿出生后均应肌内注射维生素 K_1，防止新生儿期维生素 K_1 缺乏所致出血性疾病。若母亲维生素 D 的摄入量不足或日照少时，婴儿在出生 3 周后补充维生素 D。

（5）矿物质：母乳铁的含量与牛乳差别不大，母乳中的铁 50% 可以吸收，牛乳中的铁 10% 可以吸收，对于母乳喂养的婴儿，6 个月以前母乳可以提供婴儿足够的铁以预防缺铁性贫血。母乳中钙的含量低于牛乳，但钙磷比例适合，吸收率高于牛乳。

（6）免疫成分：婴儿出生后，免疫系统尚未发育成熟。母乳不仅是婴儿的食物，而且是生命之源泉，它可以保护婴儿不受感染。母乳含有丰富抗感染因子。

免疫球蛋白：母乳中含有丰富的球蛋白，初乳中含量最高，特别是 SIgA，SIgA 可附着在肠道黏膜上皮，结合肠道的细菌、病毒和过敏原，有抗感染和抗过敏作用。当母亲与某种病原体接触时，母乳中特异性 SIgA 浓度增高，因此保护婴儿免受感染。

乳铁蛋白：初乳中含有较多的乳铁蛋白，是一种能与铁结合的蛋白，母乳中铁的含量虽然很低，但乳铁蛋白能促进铁与小肠黏膜特殊部位的结合，母乳中 50% 的铁能够被吸收。婴儿在 6 个月或更晚的时间母乳可以提供足够的铁以预防贫血。

溶菌酶：是一种非特异性的保护因子，初乳中含量很高，可促进乳酸杆菌的生长，可直接杀死细菌。可预防婴儿肠道和全身感染。

2.母乳喂养的优点

（1）母乳喂养对婴儿的好处。

1）母乳含有婴儿所需的全部营养，有助于婴儿发育，母乳是婴儿天然食品和饮料。母乳含有婴儿生长发育所必需的各种营养成分，其质与量均符合婴儿的生理需求。母乳不仅有利于婴儿体格的生长发育，更是他大脑发育不可缺少的原料。新生儿期是大脑发育最快的时期，而母乳能为大脑的快速增长提供物质保证，所以母乳被称为新生儿生命之本，是新生儿健康成长的源泉。

2）易消化，易吸收。母乳中的蛋白质、脂肪和乳糖都最适宜新生儿肠道的消化和吸收。

3）保护婴儿免于感染，预防腹泻，预防呼吸道感染。母乳还含有任何其他乳品所不具备的各种免疫物质，可保护新生儿免受感染，尤其初乳中含有大量抗体，使新生儿出生后接受了第 1 次被动免疫，保护脆弱的身躯免受病菌的侵袭。

4)有利于母婴之间的感情交流。母乳喂养对新生儿来说,还是最好的抚养方式。母乳喂养使母婴有更多的肌肤触摸、亲吻及体温的温暖等,各种感官的刺激,是对新生儿最早的智力开发。有利于建立母婴依恋感情,也有助于亲密的亲子关系的形成。哺乳过程中母婴间目光接触,新生儿看见母亲的笑脸,满足其心理需要,使新生儿获得了安全感,这对新生儿心理、行为发育有着深远的影响。母乳不仅是新生儿最理想的"物质营养",还是宝贵的"精神营养"。

(2)母乳喂养对母亲的好处。

1)有助于母婴形成密切并充满爱心的联系。母乳喂养对母婴都有重要的心理上的好处。母乳喂养帮助母婴形成一种亲密、相爱的关系,这会使母亲感到一种情感上的满足。分娩后立即进行紧密接触有助于这种关系的发展。

2)有助于推迟再一次妊娠。母乳喂养抑制卵巢的活动,抑制排卵,间接有避孕作用,但是哺乳期母亲仍然需要采取工具避孕,预防意外排卵。

3)帮助子宫收缩到孕前大小,减少阴道出血,预防产后出血。

4)减少母亲患乳腺癌、卵巢癌的危险,间接保护母亲健康。

5)保持母亲身材,可以消耗母亲多余脂肪,使乳房丰满。

(3)母乳喂养对家庭的好处。

1)经济:母乳喂养只需要给乳母足够平衡的营养,婴儿就能得到足够的营养,而人工喂养的家庭必须准备奶粉、奶瓶、消毒锅,必须补充各种维生素及矿物质,人工喂养需较早补充维生素和矿物质,而母乳喂养的婴儿并不需要或添加较晚。

2)方便:母乳喂养省去了配置牛奶、消毒奶瓶、购买奶粉及补充维生素等的麻烦。

3)温度适宜:母乳喂养的婴儿得到的乳汁温度适宜。

4)减少污染的机会:母乳喂养的婴儿直接摄入母亲的乳汁,没有污染的环节。

(4)母乳喂养对社会的好处。

1)母乳喂养的孩子身体素质好,不易患病,有利于提高全民身体素质。

2)良好的心理社会反应:母婴直接接触,逗引、拥抱、照顾、对视,相互熟悉、了解。哺乳的母亲对婴儿慈爱,婴儿舒适、愉快,有安全感、信任感,有助于小儿心理、智能、社交力的发育,有助于家庭和睦、社会安定。

(二)按需哺乳

1.按需哺乳的定义

当孩子饿了或母亲乳房胀了就应喂哺。喂奶的次数和间隔时间不受限制。

2.按需哺乳重要性

按需哺乳能保证婴儿生长发育的需要,满足新生儿心理的需要,频繁有效地吸吮能刺激泌乳素的分泌,加速产后子宫的复旧,并且预防奶胀。

(三)母婴同室

1.母婴同室的概念

母婴 24 h 在一起,每天分开的时间不超过 1 h。

2.母婴同室的重要性

母婴同室可保证按需哺乳,促进乳汁分泌,增加母子感情。

(四)分娩后皮肤接触及早吸吮的重要性

(1)新生儿出生后立即裸体地放在妈妈胸前进行皮肤与皮肤的接触并进行早吸吮,接触的时间不少于 30 min。剖宫产的婴儿一回到母婴同室立即进行皮肤接触、早吸吮。

（2）分娩后早吸吮重要性：分娩后早吸吮可促进下丘脑释放缩宫素，刺激子宫收缩，减少产后出血；早吸吮可强化婴儿的吸吮能力，因为分娩后婴儿的觅食反射最强，是强化吸吮的好机会；早吸吮可刺激乳头，反射到大脑皮质，促进泌乳素分泌，通过血液循环到达乳房，建立泌乳反射，促进乳汁分泌；早吸吮可增加母子之间的感情，促进母乳喂养；母亲的初乳是婴儿早期最好的食品，它含有丰富的抗体，可减少婴儿患病机会；早吸吮还可促进胎便的排出，减少新生儿黄疸的发生。

（五）正确的喂奶姿势及含乳姿势

1.正确的喂奶姿势

母亲喂哺婴儿时体位要舒适，肌肉放松，可采取坐位或侧卧位，取坐位时两肩放松，坐椅有靠背，不宜过高。喂奶姿势遵循以下 3 个原则。

（1）孩子的头及身体应呈一直线。

（2）孩子的脸对着乳房，鼻子对着乳头；母亲抱着孩子贴近自己。

（3）若是新生儿，母亲不只托他的头部，还应托着他的臀部。

2.婴儿正确的含接姿势

（1）婴儿嘴张得很大。

（2）下唇向外翻。

（3）舌头呈勺状环绕乳晕。

（4）面颊鼓起呈圆形。

（5）婴儿口腔上方有较多的乳晕。

（6）慢而深地吸吮，有时突然暂停。

（7）能看或听到吞咽。

（六）如何保证母亲有足够的乳汁

（1）频繁有效的吸吮是保证有足够乳汁的关键；不要给新生儿加母乳以外的任何食物和饮料，不要用奶瓶奶头。

（2）实行三早（早接触、早吸吮、早开奶）。

（3）实行 24 h 母婴同室，保证按需哺乳，特别是夜间喂哺，因为夜间是泌乳素分泌最多的时候。

（4）母亲和婴儿同步休息，以保证足够的睡眠，保持心情舒畅，多吃汤汁食物，不吃抑制泌乳的药物。

（七）如何判断孩子是否吃饱了

1.体重增加

体重会日益增加，发育良好。<6 个月的婴儿平均每月增加体重 600 g 以上，或至少每星期增加 125 g，说明奶量充足。

2.小便

孩子 1 d 有 6 次以上小便，无色或淡黄色，说明孩子吃饱了。

（八）纯母乳喂养

纯母乳喂养是指母亲喂哺自己的婴儿，不添加任何食品和饮料（药物、维生素、矿物质除外),母亲挤出的奶不能用奶瓶喂养,可用小杯子、滴管喂哺。一般建议母亲坚持纯母乳喂养 4~6 个月,再逐步添加辅食。

(九)母乳喂养的方法

1.目的

满足小儿生长发育的需要。

2.操作步骤

(1)护士、母亲洗净双手,喂奶前向产妇解释,并观察母乳喂养情况。

(2)协助母亲选择舒适的体位(例如坐位、卧位),帮助母亲掌握以下技巧:①小儿的头与身体呈一条直线。②小儿的脸对着乳房,鼻子头对着乳头。母亲抱着孩子贴近自己。③若是新生儿,母亲不只是托他的头及肩部,还应托他的臀部。

(3)手托乳房的方法:把手指靠在乳房下的胸壁下,并使食指支撑着乳房基底部;可用拇指轻压乳房上部,可以改善乳房形态,易于小儿含接,托乳房的手不要太靠近乳头处。

(4)母亲用乳头碰小儿的嘴唇,使小儿张嘴,等小儿把嘴张大后,再把乳房塞入小儿口中。小儿嘴要张到足够大,以将大部分乳晕含在嘴里。

3.注意事项

(1)做到按需哺乳,早开奶。

(2)哺乳时吸完一侧,再吸另一侧,如乳量较多,每次可吸吮一侧乳房,下一次哺乳再喂另一侧,做到有效吸吮。

(3)哺乳后挤出少许乳汁涂在乳头及乳晕处,可预防乳头皲裂;患乳腺炎时,不应停止母乳喂养,若婴儿不吃,应用吸奶器吸空乳房。

(4)勿用肥皂水、酒精等刺激性物品清洗乳头。

(5)不可随便给新生儿添加水及其他饮料。

二、人工喂养

当母亲因各种原因不能给婴儿哺喂母乳时,则需要选择母乳代用品喂养婴儿,称为人工喂养。目前常用的代乳品有牛乳、羊乳及各种品牌的配方奶。

(一)奶量的确定

世界卫生组织推荐正常新生儿出生当日给予 80 mL/kg 体重,以后每日增加 10~20 mL/kg 体重,逐渐增加至每日 150 mL/kg 体重,每日分为 8 次哺喂。小样儿(早产儿、低体重儿)或患病儿每 2~3 h 哺喂 1 次。

(二)注意事项

不同体重新生儿人工喂养的奶量存在着个体差异,因此要监测小儿每日入量;根据小儿具体情况逐渐增加至上述推荐的喂乳量。每次喂乳后需要认真做好奶具的清洁、消毒工作。

新生儿食入充足乳量的指征。

(1)小儿吃奶后表现舒适。

(2)生后第 1 周体重下降<10%。

(3)以后每周体重增长不低于 160 g 或第 1 个月体重至少增加 300 g。

(4)出生后 3 d 大便由墨绿色变为浅棕色或黄色。

第九节　新生儿日常护理

一、体温测量

（一）目的

及时准确了解新生儿的体温变化,防止出现新生儿体温过低或脱水热。

新生儿体温调节中枢发育不完善,体温调节功能不稳定;体表面积相对较大,皮肤较厚容易散热;皮下脂肪少、血管丰富、肌肉不发达、活动力弱、皮肤汗腺发育不良,体温易受外界环境的影响而波动。

（二）物品准备

体温测量盘 1 个;清洁体温计 1 支;消毒纱布 1 块;记录本 1 个;笔 1 支;秒表 1 块。

（三）操作步骤

(1)洗手,做好解释工作,取得家长的配合。

(2)检查水银柱是否在 35 ℃以下。

(3)腋下测量法。解开衣服,轻轻擦干腋窝,将体温计汞端放于新生儿腋窝深处紧贴皮肤,帮助夹紧体温计,10 min 后取出。

(4)直肠测温法。新生儿取仰卧位,取下尿布,护士一手握紧其双足踝部,并提起,固定患儿双足;将肛表汞端涂上液状石蜡或 20%肥皂液,轻轻插入肛门 2～3 cm,固定肛表,用手掌和手指轻轻地将双臀捏在一起,防止体温计由肛门脱出。3 min 后取出体温计,用消毒纱布擦净。擦干净肛门。

(5)记录体温。

(6)为新生儿包好尿布穿好衣服。

(7)将体温计浸泡于消毒液容器中,消毒后用清水冲洗干净,擦干备用。

（四）注意事项

(1)测温时动作轻柔,防止损伤皮肤黏膜。

(2)腋下测量时要擦干腋窝,护理人员要帮助新生儿夹紧上肢,以保证测量温度的准确性。

(3)肛温测量时,要润滑体温计汞端,女性婴儿的肛门与阴道口的距离接近,要防止将体温计误插入阴道。

(4)选择适宜的测温时间,须在哭闹、洗澡、进食 20 min 后新生儿安静状态时方可测温。

(5)测温过程中要注意保暖。

(5)每日测温 2 次,如,体温高于 37.5 ℃或低于 36.0 ℃,每 4 h 测量 1 次。体温过低,应给予保暖。体温过高应检查是否衣着过多、盖被太厚、室温过高。

二、体重测量

（一）目的

准确监测体重变化及时发现异常。

正常新生儿出生体重是 2 500～4 000 g,出生后 2～4 d 由于哺乳量不足,皮肤和呼吸水分的蒸发以及胎粪排出,暂时出现体重下降,一般不超过体重的 3%～9%,出生 4～5 d 以后逐渐回升,7～10 d恢复到出生时体重。

(二)物品准备

婴儿磅秤1个;新生儿换洗衣服1套;尿布1块。

(三)操作步骤

(1)洗手、向家长做好解释工作。

(2)关好门窗,室温保持为26 ℃～28 ℃。一般在新生儿洗澡前测体重。

(3)校对体重秤。

(4)脱去新生儿衣服及尿布,将其轻放在秤盘上,左手悬于婴儿上方,以便保护婴儿安全。读表,为新生儿穿好衣服,做记录。

(四)注意事项

(1)动作轻柔,注意保护新生儿的安全。

(2)注意观察体重的变化,发现异常,找出原因,及时报告医生。

(3)每次测量体重前先调节婴儿体重秤至零点平衡后使用。测得数值准确,记录及时。

(4)若测得体重的数值与前一次所测数值差异较大时,应重新进行测量、核对。

三、身长测量

(一)目的

监测身长状态及时发现异常。身长是指从头顶至足底的全身长度,新生儿应采取仰卧位进行测量身长。出生时平均身长为50 cm,出生后第1年生长最快,约为25 cm,其中前3个月为11～12 cm。

(二)物品准备

身长测量板1个;记录本1个;笔1支。

(三)操作步骤

(1)洗手,做好解释工作。

(2)身长测量时使小儿头顶轻贴量板的顶端(如不合作者,可由助手固定头部使两耳在同一水平),操作者左手按住小儿双膝使双腿靠拢并伸直,右手移动足板,接触两侧足跟,并与底板相互垂直,使两则标尺刻度读数相同,查看刻度,准确读出身长厘米数,精确至0.1 cm。如无测量板,可将软尺两端固定在长桌面上,用一活动小木板做测量滑板,方法同上。

(3)坐高测量。将新生儿双腿抬起,双腿与测量板的底板垂直。推滑板至臀部,读出顶臀长的读数(代表头颅与脊柱的发育情况),整理,抱起小儿,穿好衣物,根据需要适当包裹。记录新生儿身长,以厘米计算。

(四)注意事项

(1)测量时应使新生儿双下肢充分伸展,以减少误差。

(2)测量时推动滑板的动作要轻快,准确读数并与前次身长数比较。

(3)注意安全和保暖。

四、头围测量

(一)目的

协助诊断及评估生长发育状况。

头围是指自眉弓上缘经枕后结节绕头一周的长度,是头部最大径线,头围径线反映颅骨及脑的发育。

正常新生儿出生时头围平均为 34 cm,6 个月时为 42 cm,1 岁时为 46 cm,头围过小为头小畸形,为脑发育不全,头围过大常见于脑积水。

(二)物品准备

软尺 1 个;记录本 1 个;笔 1 支。

(三)操作步骤

(1)洗手、做好解释工作。

(2)新生儿取仰卧位或由一人抱起,护士站在新生儿前面或右侧,用左手拇指将软尺"0"点定于新生儿头部右侧齐眉弓上缘处,再从头右侧向后经枕后围绕到"0"点,准确读数,以厘米为单位,精确到 0.1 cm。

(3)整理用物,做记录。

(四)注意事项

(1)测量时软尺应紧贴小儿皮肤,左右对称。

(2)测量中应注意观察患儿头部、囟门的形状,如小儿哭闹或出现异常呼吸,不要勉强测量。

(3)测量方法正确、结果准确、记录及时。

五、胸围的测量

(一)目的

了解胸围大小。胸围与肺的发育、胸廓骨骼、肌肉及皮下脂肪的发育密切相关。胸围是指平乳头下缘绕胸一周的长度。出生时胸围比头围小 1~2 cm,平均约 32 cm,一般在 12~18 个月时胸围与头围接近,以后胸围逐渐大于头围。

(二)物品准备

软尺 1 个;记录本 1 个;笔 1 支。

(三)操作步骤

(1)洗手、做好解释工作。

(2)护士立于新生儿前方或右侧,解开患儿衣服,用右手拇指将软尺"0"点固定于被测患儿胸前乳头下缘,右手拉软尺经右侧绕至后背两肩胛骨下角下缘,再经左侧回至"0"点准确读数,以厘米为单位,精确到 0.1 cm。

(3)帮助患儿穿好衣服,整理用物,做记录。

(四)注意事项

(1)测量时,注意左右对称,软尺轻轻接触皮肤。

(2)如出现异常呼吸或小儿哭闹,不要勉强测量。

(3)测量过程中新生儿安全、保暖、记录及时。

第十节 早产儿的护理

一、定义

胎龄在 37 足周以前出生的活产婴儿称为早产儿或未成熟儿。其出生体重大部分在 2 500 g 以下，身长在 47 cm 以下。

二、评估/观察要点

(1)评估其外观特点，包括体重、身长、皮肤、胎毛、足底纹、乳晕、睾丸、大小阴唇等。

(2)评估观察患儿呼吸、体温、血压、心率、吸吮及吞咽能力、尿量、粪便、肌张力。

(3)监测各项相关检查。

三、护理措施

(一)常规护理

早产儿在脐带脱落、创口愈合后方可沐浴。体重 1 000～1 500 g 或以下者，可用消毒植物油轻擦皱褶处，以保护皮肤。护理中着重做好以下两点。

1.保暖

早产儿缺少棕色脂肪，基础代谢低，产热少，体表面积相对大，皮下脂肪少，易散热，体温易随环境温度变化而变化，易出现体温偏低或不升。因此要注意保暖，尽量放置于暖箱，每 4 h 监测体温 1 次，保持体温在 36.5 ℃～37 ℃。

2.正确喂养

由于早产儿生长发育较快，所需的营养物质多，生后 30 min 即开始喂养，提倡母乳喂养，无法母乳喂养时，以早产儿配方奶为宜，喂养量及喂奶方式根据早产儿耐受力而定。

(1)出生体重较大已有吮吸能力的可直接哺喂母乳。

(2)体重较大并已有吮吸力的早产儿可用奶瓶喂养。橡皮奶头要软，开孔 2～3 个，大小以倒置时奶液能滴出为宜。流奶过快，来不及吞咽，易致窒息；流奶过慢，吮吸费力，易使疲倦而拒食。

(3)吮吸吞咽能力不全，体重较低的早产儿采用胃管喂养。孕周小于 32 周，体重小于 1 500 g 者，输入各种与人奶近似的氨基酸和脂类、10％葡萄糖、各种维生素和电解质，以补充能量。喂哺早产儿以母乳最为适宜，应尽量鼓励产妇定时挤奶，维持母乳。在母乳不足的情况下，也可考虑用早产儿配方奶人工喂养。

(二)对症护理

(1)维持有效呼吸保持呼吸道通畅，早产儿仰卧时可在肩下放置小软枕，避免颈部弯曲、呼吸道梗阻。

(2)呼吸暂停给予拍打足底、托背、刺激皮肤的处理，条件允许放置水囊床垫，利用水振动减少呼吸暂停的发生。呼吸暂停反复发作者遵医嘱给予氨茶碱、咖啡因静脉泵入。

(3)密切观察病情，早产儿各器官系统功能不成熟，护理人员应加强巡视，密切观察病情变化。发现异常表现，如体温低、呼吸不规则、呻吟、面部或全身青紫、苍白、烦躁不安、反应低下、惊厥发生、黄疸出现早或程度重、拒食等，应及时报告医师，查找原因，给予处理。

（三）并发症的护理

1.感染

严格执行消毒隔离制度,工作人员相对固定,严格控制入室人数,室内物品定期更换消毒,防止交叉感染;强化洗手意识,每次接触早产儿前后要洗手或用速干手消毒剂擦拭手部,严格控制医源性感染。

2.颅内出血

严密观察病情,监测生命体征、神志、瞳孔的变化。绝对卧床,抬高头部 15°～30°,减少噪音和刺激。

（四）出院指导

（1）保持房间温湿度适宜,每日通风 2 次,做好保暖,预防感冒。

（2）保持皮肤清洁、干燥,勤换尿布。

（3）喂哺量:出院第二、三天内,每餐喂哺量应维持在医院时的原量,待适应家庭环境后再逐渐加量。

（4）定期复查。

第十一节　新生儿肺炎的护理

一、定义

新生儿肺炎是新生儿时期最常见的一种严重呼吸道疾病。以弥散性肺部病变及不典型的临床表现为其特点。

新生儿肺炎可分为产前感染（包括宫内和产时）和出生后感染,感染多来自孕妇,经胎盘传染给胎儿,或因孕母羊膜早破、产程过长,阴道中微生物上行感染所造成。

二、评估／观察要点

（1）评估患儿生命体征,包括患儿的体温、脉搏、呼吸、血压、意识。重点观察患儿的呼吸节律、频率,有无三凹征、胸廓塌陷。

（2）评估患儿的前囟、面色、脐部、口腔黏膜,了解喂养情况及近期体重的变化。

（3）评估患儿精神反应、四肢肌张力及活动度。

三、护理措施

（一）常规护理

（1）保持病室空气新鲜,经常通风,避免对流风,温湿度适宜。

（2）保证充足的热量与水分,喂养应遵循少量多次的原则,每次量不宜过多,以防呕吐后误吸。病情严重者可用鼻饲管喂养。

（3）保持皮肤清洁,预防红臀及皮肤感染。

（4）严密观察病情变化及呼吸节律、频率,有无三凹征、胸廓塌陷等。

（二）对症护理

1.合理用氧

根据病情酌情采用鼻导管、面罩或头罩法吸氧，以改善呼吸功能，给予低流量吸氧，以防氧中毒。

2.翻身和体位引流

根据重力作用的原理，通过改变体位的方法，促进肺部分泌物从小支气管向大支气管方向引流，2～4 h翻身1次，可防止肺萎缩及肺不张，保证支气管排痰通畅。

3.背部叩击

通过有节律的叩击，对呼吸道、肺部直接震动，使附着在管壁的痰液松动脱落。叩击时观察患儿的呼吸、心率、皮肤及口唇是否青紫。喂养或吸痰前30～45 min改变体位后叩击。叩击前可适当提高氧浓度10%～15%。有肺出血、体重低于1.0 kg的早产儿不能进行此操作。

4.保持气道通畅

每次体位引流，拍背后给予吸痰，吸痰时注意无菌操作，动作轻柔、敏捷，避免损伤呼吸道黏膜，先吸口腔，再吸鼻腔内分泌物，以免患儿在喘息和哭闹时将分泌物吸入肺部。吸痰压力为100 mmHg，时间每次不超过10 s，若吸痰后出现青紫，可提高氧浓度10%～15%。吸痰时注意观察分泌物量、黏稠度及颜色，吸痰前、后听诊呼吸音的变化。

5.用药护理

每日液量均匀输入，速度不宜过快。严禁在短时间内输入大量液体，以免引起肺水肿，导致心力衰竭。严格掌握药物剂量、用药方法及时间，密切观察用药效果及药物的不良反应。

（三）并发症的护理

1.心力衰竭

环境安静，准备好抢救药品和物品，给予半坐卧位或床头抬高15°～30°，氧气吸入，保持大便通畅。严格控制输液速度和量，记录24 h出入量。应用洋地黄制剂时，观察有无心率过慢及恶心、呕吐等消化系统症状，避免洋地黄中毒。

2.气胸、脓胸

见气、脓胸护理章节。

（四）出院指导

（1）保持室内空气新鲜，阳光充足，温度为24 ℃～26 ℃，湿度为55%～65%，定时通风，避免对流风。

（2）鼓励母乳喂养，少量多餐。哺乳姿势正确，谨防奶液反流，引起吸入性肺炎。

（3）观察婴儿面色、精神反应、呼吸、体温、奶量、睡眠等，发现面色青紫，呼吸浅促不规则，口吐白沫，哭声弱等及时就诊。

（4）加强日常生活护理，保持皮肤清洁。

（4）注意手卫生，每次接触婴儿前、后均应洗手。哺乳前用毛巾将乳房擦干净，婴儿所用物品应保持清洁。家人患传染性疾病时应与婴儿隔离。

第十二节　新生儿呼吸窘迫综合征的护理

一、定义

新生儿呼吸窘迫综合征,又称新生儿肺透明膜病,是由于缺乏肺表面活性物质(PS)导致肺泡进行性萎陷,于出生后 6～12 h 内出现进行性呼吸困难、呻吟、发绀、吸气性三凹征和呼吸衰竭为特征。

主要发生在早产儿,胎龄越小,发病率越高。

二、评估/观察要点

(1)评估体温、呼吸频率、深度及有无呼吸困难、呻吟。

(2)评估患儿出生史,出生时是否有低体温、围生期窒息、剖宫产或母亲糖尿病等。

(3)评估患儿哭声、面色、神志、活动等变化。

三、护理措施

(一)常规护理

1.喂养与营养

宜早开奶,可用滴管滴入或自行吸吮,密切观察患儿面色、呼吸、心率、血氧饱和度,出现异常停止喂养改为鼻饲。喂养后注意观察有无腹胀、呕吐、胃潴留、肠鸣音及大小便情况。

2.保暖

环境温度维持在 22 ℃～24 ℃,相对湿度在 55%～65%,减少水分损耗。

3.保持呼吸道通畅

及时翻身、拍背、吸痰。

4.监测

呼吸频率及节律是否规整。由于 PS 使用后肺泡扩张,肺血流增加,肺毛细血管阻力降低,血流动力学发生改变,易引起血压波动,因此要密切观察血压和心率。护理患儿时动作要轻柔,各种操作尽量集中进行,以减少对患儿的刺激。

5.预防交叉感染

新生儿各种防御屏障发育不完善,需严格执行无菌操作,预防交叉感染。

(二)给药护理

新生儿呼吸窘迫综合征是由于缺乏肺泡表面活性物质(PS)使肺泡壁表面张力增高,主要用猪肺磷脂降低肺泡表面张力,保持功能残气量,防止呼气末肺泡萎陷。

1.给药前准备

将药液(猪肺磷脂)自冰箱取出后轻拿轻放,避免震荡,在掌心中复温至 37 ℃,备好无菌剪、无菌手套、无菌治疗巾、1 mL 无菌注射器、无菌硅胶吸痰管。

2.给药时的配合

以两位护士配合医生操作为宜。一人将患儿抱至抢救台上并在其枕下铺无菌治疗巾,清洁呼吸道分泌物后协助医生行气管插管术并妥善固定。另一人戴无菌手套,将吸痰管剪至长于插管 0.5 cm,使其进入气管后前端略长于插管。患儿分别取左、右侧位,彻底清除呼吸道分泌物,分两次将药液注入气管内。注药后用复苏气囊模仿高频通气方式加压给氧十余次,以促进药液弥散。操作过程中,应密切观察患儿的生命体征变化,出现异常及时处理并暂停给药,生命体征平稳后再继续。

3.给药后护理

给药后将患儿置于仰卧位,利用重力原理,促进药液均匀分布。给药后 6 h 内不行吸痰术,以免频繁吸痰刺激造成呼吸道分泌物增加,气道黏膜损伤及药液被吸出造成浪费。因此,呼吸道的管理尤为重要。

(三)并发症的护理

1.呼吸机相关性肺炎(VAP)

呼吸机相关性肺炎(VAP)是一种与呼吸机应用相关的院内感染。因此,在使用呼吸机治疗过程中要严格执行消毒隔离制度,加强口腔护理,加强翻身、叩背、吸痰,及时清除分泌物。

2.早产儿视网膜病变

低出生体重、早产、氧疗均为早产儿视网膜病变(ROP)的高危因素。在用氧过程中,要严格掌握氧疗指征、方式、浓度、时间,同时监测血气,控制血氧饱和度在 88%~95%,氧浓度<40%,做到合理用氧。

3.气压伤

气压伤是机械通气的常见并发症,应密切观察患儿气管插管有无移位、脱出或深入一侧肺内造成通气不均匀,听诊双肺呼吸音是否对称,有无痰液堵管,根据血气调整呼吸机参数。

(四)出院指导

(1)房间温湿度适宜,每日通风 2 次,做好保暖,预防感冒。

(2)保持皮肤清洁、干燥,勤换尿布。

(3)鼓励母乳喂养,少量多餐。给予正确的哺乳姿势,谨防奶液反流,引起吸入性肺炎。如用奶瓶喂奶,奶嘴孔的大小要合适,喂奶时最好让婴儿半卧位,上半身稍高,喂奶后将婴儿竖直,头靠在母亲肩上,轻拍婴儿背部以排出胃内的气体避免溢奶和吐奶。

(4)定期复查。

第十三节　新生儿呼吸衰竭的护理

一、定义

新生儿呼吸衰竭是指呼吸中枢或呼吸器官疾病引起的通气功能和(或)换气功能不足,导致严重的低氧血症及二氧化碳潴留,从而引起一系列生理功能和代谢紊乱的临床综合征。

二、评估/观察要点

(1)评估患儿胎龄、分娩方式,出生时反应、体温、呼吸等情况。

(2)评估呼吸和循环功能,观察呼吸频率、节律和动度;评估心率、心律、血压、血气分析。

（3）评估患儿全身情况、皮肤黏膜颜色、末梢循环、四肢温度变化，准确记录出入量。

（4）评估应用呼吸中枢兴奋药物的患儿，用药后有无烦躁不安、反射增强、局部肌肉抽搐等表现。

三、护理措施

（一）常规护理

（1）室内空气新鲜，室温为 24 ℃～26 ℃，相对湿度为 55％～65％，做好皮肤、口腔护理。

（2）密切观察呼吸频率、节律、深浅及面色的改变，减少并发症的发生。

（3）保持呼吸道通畅，改善通气功能。

（4）供给足够的能量和水分，每 3 h 喂奶 1 次，喂奶时防止窒息，重症患儿予以鼻饲或静脉补充营养物质及液体。

（二）对症护理

（1）抬高患儿头颈部 15°～30°，呈头高脚低位，及时清除呼吸道分泌物，以防分泌物吸入造成窒息。

（2）新生儿无力咳出痰液，分泌物增多可使呼吸困难加重，及时清除呼吸道分泌物。吸痰时间不宜过长，以免氧分压下降。吸痰时严格无菌操作，使用一次性吸痰管，动作要敏捷、轻柔，以免损伤黏膜，容器应专人专用，定期更换。

（3）定时翻身，排痰、吸痰前轻轻叩击胸背部；叩击时五指并拢稍向掌心弯曲，使手指与掌心形成空腔，利用震动使附着在管壁的痰液松动脱落，使分泌物进入主支气管利于排出。

（4）吸氧以提高动脉氧分压，提高氧的弥散量，改善换气功能。

（5）使用呼吸机机械通气，根据潮气量调节呼吸频率，以取得足够的通气量。呼吸频率为30～40 次/分钟。患儿呼吸系统功能稳定，能够维持气道通畅和保证有效通气时，可撤离呼吸机。

（6）维持体液平衡，纠正酸中毒。静脉输液供给足够热量、水和电解质，以防脱水。但要严格掌握速度，同时应用抗生素控制感染。

（7）合理使用利尿剂。

（三）出院指导

（1）保持室内空气新鲜，阳光充足，温湿度适宜，保持温度在 24 ℃～26 ℃，湿度在55％～65％；定时通风，避免对流风。

（2）鼓励母乳喂养，少量多餐。哺乳姿势正确，谨防奶液反流，引起吸入性肺炎。

（3）注意观察婴儿的面色、精神反应、呼吸、体温、奶量、睡眠等，发现面色青紫，呼吸浅促不规则，口吐白沫，哭声弱等及时就诊。

（4）加强日常生活护理，保持皮肤清洁。

（5）注意手卫生，每次接触婴儿前、后均应洗手。哺乳前应用毛巾将乳房擦干净，婴儿所用物品应保持清洁。家人患传染性疾病时应与婴儿隔离。

第十四节　新生儿腹泻病的护理

一、定义

新生儿腹泻病，是一组由多种病原、多种因素引起的，以大便次数增多和大便性状改变为特点的临床综合征，严重者可引起脱水和电解质的紊乱。

二、评估/观察要点

（1）评估患儿神志、体温、脉搏、呼吸、血压等变化。

（2）评估患儿健康史、喂养史；评估腹泻开始时间、次数、颜色、性状、量、气味，有无呕吐、腹胀等；了解是否有上呼吸道感染、肺炎等肠道外感染。

（3）评估患儿身体状况：体重、前囟、眼窝、皮肤黏膜、循环状况和尿量等；评估脱水程度和性质，有无低钾血症和代谢性酸中毒等症状。

（4）评估患儿肛周皮肤有无发红、糜烂、破损。

三、护理措施

（一）常规护理

（1）在标准预防的基础上给予接触隔离。

（2）腹泻患儿急性期暂禁食，以减轻胃肠负担，恢复消化功能。轻度腹泻的患儿只需减少奶量。呕吐、腹泻严重者暂禁食，禁食期不宜过长，一般 8～12 h 后开始少量喂奶。

（3）观察并记录大便次数、颜色、气味、性质、量及腹部症状，发生变化时及时告知医生，并留取标本及时送检，详细记录 24 h 出入量。

（二）对症护理

1.发热护理

密切观察体温变化，体温过高时给予物理降温，必要时药物降温。体温低时给予保暖。做好口腔、皮肤护理。

2.体液不足的护理

根据医嘱遵循"补液原则"，及时分期、分批输入液体，纠正水电解质紊乱及酸碱失衡。

3.尿布皮炎的护理

选用吸水性强、柔软的纸尿裤，勤换尿布，保持皮肤清洁、干燥。便后用温水冲洗臀部并用软布沾干、涂抹凡士林或护臀霜预防红臀。

（三）并发症的护理

1.休克

评估患儿精神状况及脱水程度（监测体温、皮肤弹性、口唇黏膜、囟门、毛细血管充盈时间），准确记录 24 h 出入量。了解喂食情况及摄入液体的量，合理安排补液计划，及时纠正酸中毒，监测血压变化及血清电解质。

2.鹅口疮

每班评估患儿口腔黏膜情况。喂奶半小时后给予 1‰碳酸氢钠溶液口腔护理。必要时遵医嘱给予制霉菌素涂口腔。

3.营养不良和维生素缺乏

密切观察生命体征的变化,尤其是血压及外周灌注情况,详细记录出入量。保证足够的营养供应,必要时遵医嘱给予静脉高营养。

(四)出院指导

1.指导合理喂养

宣传母乳喂养的优点,避免在夏季断奶。按时添加辅食,调整好婴儿的饮食,以减轻胃肠的负担。

2.注意饮食卫生

奶具、食具,应定期清洗和消毒,避免肠道内感染。注意哺乳卫生,哺乳母亲应保持乳房的清洁,勤换内衣,尽量减少感染的机会。

第十五节　新生儿消化道出血的护理

一、定义

新生儿呕血或便血,提示出血部位来源于消化道。通常把十二指肠 Treitz 韧带以上的出血称为上消化道出血,多表现为呕血,而 Treitz 韧带以下的下消化道出血则多以便血为主。

二、评估/观察要点

(1)评估患儿生命体征、精神状态、神志、活动及反应情况。

(2)观察患儿的大小便,腹部情况。

(3)评估患儿出血量、颜色、性状以及出入量。

三、护理措施

(一)常规护理

1.休息与体位

上消化道出血应绝对卧床休息,平卧位,并将下肢略抬高以保证脑部供血。呕吐时头偏向一侧,防止误吸,保持呼吸道通畅。必要时给予吸痰,吸痰时动作要轻柔,压力不可过大,必要时吸氧。

2.喂养

急性出血期禁食禁水,延迟开奶。在禁食期间,哭闹不安时可给予苯巴比妥镇静。开始进食后,应严格控制饮食的温度与量,防止过热使血管扩张而引起再度出血,同时要控制饮食量,每 3 h 喂养 1 次,每次 5～10 mL,进奶后需严密观察患儿腹部症状及有无呕血、便血,如有腹部不适、腹痛、腹胀及恶心、呕吐时,应及时调整进奶量。如无不良反应,可逐渐增加到按需母乳喂养。

3.严密观察病情变化

患儿上消化道出血的初期无明显症状,此时可不出现呕血等典型症状。多表现为呕吐物内带有咖啡色残渣。应立即报告医生,尽快排除由于患儿出生时吞入母亲阴道血,或患儿由于母亲乳头皲裂,吸吮时吞入母血,或小儿鼻腔、口腔及呼吸道出血咽下所致的假性消化道出血。宜尽早放置胃管,排出胃内容物,观察消化道出血的动态变化。

4.做好口腔、眼、脐部及皮肤护理

及时更换尿布,保持床单位的清洁,注意保暖。

(二)对症护理

(1)观察疼痛的时间、程度和性质,遵医嘱用药。

(2)准确记录出入量,观察大便颜色、性质及量,准确记录。

(3)观察生命体征的变化,特别注意有无贫血,失血性休克等并发症。如患儿烦躁不安、面色苍白、皮肤湿冷、四肢冰凉提示微循环灌注不足。皮肤逐渐转暖、尿量增加、出汗停止则提示血液灌注好转。

(三)并发症的护理

失血性贫血和(或)失血性休克注意监测血压、外周循环情况,准确记录 24 h 出入量。建立静脉通路,遵医嘱止血,补充血容量等对症治疗,观察治疗效果及不良反应。

(四)出院指导

(1)告知家长出院后尽量母乳喂养,少量多餐。

(2)遵医嘱服药,定期复查。

(3)指导家长掌握有关疾病知识,预防及减少诱因,减少再度出血的危险。

第十六节 新生儿坏死性小肠结肠炎的护理

一、定义

新生儿坏死性小肠结肠炎(neonatal necrotizing enterocolitis,NEC),是一种获得性疾病,多种原因引起的肠黏膜损害,使之缺血、缺氧,导致小肠、结肠发生弥散性或局部坏死的疾病。

二、评估/观察要点

(1)评估患儿生命体征,观察患儿精神、活动情况。

(2)观察、记录大便的次数、性质、颜色及量,了解大便变化过程,及时、正确留取大便标本送检。

(3)胃肠减压时,观察腹胀消退情况及引流物的颜色、性质及量。观察有无呕吐,记录呕吐物的颜色、性质及量,发现异常立即通知医生。

三、护理措施

(一)常规护理

(1)保持室温为 24 ℃~26 ℃,相对湿度为 50%~60%。

（2）观察体温变化，每 4 h 监测体温 1 次，体温高于 38.5 ℃，给予物理降温或遵医嘱给予药物降温。

（3）每日测量体重 1 次，腹围 3 次，观察有无腹胀，听诊有无肠鸣音；观察胃液残留量及引流液的性状及量。

（4）做好口腔、皮肤护理。

（5）合理喂养，加强营养。

（二）对症护理

（1）患儿腹胀明显给予胃肠减压，遵医嘱禁食 7 d 左右，胃肠减压期间做好口腔护理。

（2）腹泻患儿给予臀部护理，每次便后用温水洗净臀部，涂抹凡士林或护臀霜等，减少大便对皮肤的刺激，保持臀部皮肤的完整性，预防红臀的发生。

（3）维持水及电解质平衡，由于禁食、胃肠引流、液体丢失过多及补充不足可导致水及电解质紊乱，维持患儿出入量平衡，体重稳定。

（4）加强营养支持，满足机体需要量，给予静脉高营养补充能量，使体重保持稳定或增加（每天增加 15～30 g）。

（三）并发症的护理

1.肠穿孔

（1）观察患儿生命体征、腹部症状和体征。

（2）给予禁食，持续胃肠减压。

（3）建立静脉通路纠正脱水、控制休克。

（4）配合医生做好术前准备。

2.消化道出血

（1）监测生命体征，观察神志、面色、出血量。

（2）急性期禁忌洗胃，给予禁食、输液、维生素 K 治疗。

（3）迅速补充有效循环血容量，改善微循环，纠正脱水、电解质紊乱及酸中毒。必要时备血。

3.腹膜炎

（1）禁食、禁水，持续胃肠减压。

（2）观察患儿生命体征、腹部症状和体征，每小时测量腹围 1 次。

（3）遵医嘱给予足量的抗生素。

（4）每 2 h 测量体温 1 次，体温过高，做好物理降温。

（四）出院指导

（1）提倡按需母乳喂养。

（2）由于婴儿生理特点，婴儿吃奶后容易吐奶，喂奶后可将婴儿竖直抱起，轻拍背部，取右侧卧位。

（3）如母乳不足，需添加奶粉混合喂养，应先进行母乳喂养后再使用代乳品。

第十七节 新生儿窒息的护理

一、定义

新生儿窒息（asphyxia of newborn）是指由于产前、产时或产后的各种病因，使胎儿缺氧而发生宫内窘迫或娩出过程中发生呼吸、循环障碍，导致生后 1 min 内无自主呼吸或未能建立规律呼吸，而导致低氧血症和混合性酸中毒。

二、评估/观察要点

(1)评估孕母年龄及是否患有全身性疾病，了解分娩史。

(2)评估患儿生命体征、Apger 评分、面色、肌张力、呼吸道有无分泌物等。

(3)评估呼吸、心率、血压、尿量、肤色、经皮血氧饱和度及窒息所导致的神经系统症状等。

三、护理措施

（一）常规护理

(1)将患儿放至远红外线辐射台上进行保暖，病情稳定后移至暖箱内，根据患儿的胎龄和体重随时调节暖箱温度，相对湿度维持在 55%～65%。

(2)患儿复苏后仍需给予氧气吸入至皮肤完全红润、呼吸平稳为止，新生儿吸氧浓度不宜过高，以 30%～40% 为宜。

(3)实行保护性隔离，加强消毒隔离措施，防止院内感染。

（二）对症护理

1. 复苏

(1)畅通气道（要求在生后 15～20 s 内完成）：新生儿娩出后即置于远红外或其他预热的保暖台上；温热干毛巾擦干头部及全身减少散热；摆好体位，肩部垫高 2～2.5 cm，使颈部轻微仰伸；立即吸净口、咽、鼻黏液，吸引时间不超过 10 s。

(2)建立呼吸

1)触觉刺激：清理呼吸道后拍打或弹足底 1～2 次，或快速摩擦腰背皮肤；如出现正常呼吸，心率＞100 次/分钟，肤色红润可继续观察。

2)正压通气：触觉刺激后无规律呼吸建立或心率＜100 次/分钟，应用面罩正压通气，通气频率 40～60 次/分钟，吸呼比 1：2，压力 20～40 cmH$_2$O，即可见胸廓扩张和听诊呼吸音正常。面罩正压通气 30 s 后，如无规律呼吸或心率＜100 次/分钟，需进行气管插管，进行复苏气囊正压通气，其频率、吸呼比及压力同面罩正压通气。

(3)恢复循环：即胸外心脏按压。如气管插管正压通气 30 s 后，心率＜60 次/分钟，应在继续正压通气的条件下，同时进行胸外心脏按压，方法是用双拇指或中食指按压胸骨体下 1/3 处，频率为 120 次/分钟（每按压 3 次，正压通气 1 次），按压深度为 1.5～2.0 cm，按压或抬起过程中，双拇指或中指指端不能离开胸骨按压部位，用力不宜过大以免损伤，按压有效可触到股动脉搏动。

(4)药物治疗

1)建立有效的静脉通路。

2)药物的应用,胸外心脏按压 45～60 s 不能恢复正常循环时,遵医嘱给予 1∶10 000 肾上腺素 0.1～0.3 mL/kg,静脉或气管内给入,根据病情用纠酸、扩容剂等。

2.复苏后监护

监测患儿体温、心率、呼吸、血压、尿量、肤色及神经系统症状的变化,注意酸碱平衡、电解质紊乱,及时清除口鼻腔黏液及分泌物,保持呼吸道通畅。

(三)并发症的护理

1.新生儿缺氧缺血性脑病护理。

2.新生儿气胸

出现气胸根据情况行胸腔穿刺或胸腔闭式引流术。

3.新生儿低体温

立即予无菌塑料袋或保鲜膜包裹颈部以下身体。如需要转运,应尽可能采取预热好的转运暖箱来保持体温。

(四)出院指导

(1)鼓励母乳喂养,定时预防接种,按时添加鱼肝油及钙剂。

(2)为恢复期婴儿制订相应的功能训练计划,指导家长根据不同情况给予相应护理,以减少后遗症的发生。

(3)定期复查。

第十八节　新生儿先天性梅毒的护理

一、定义

先天性梅毒又称胎传梅毒,是指病原体在母体内通过胎盘途径感染胎儿,可引起死产、早产,妊娠梅毒对胎儿的有害风险较正常孕妇高 2.5 倍,妊娠合并梅毒其围产儿病死率高达 50%。是一种严重影响婴幼儿身心健康的疾病。

二、评估/观察要点

(1)评估患儿皮肤黏膜、口腔及眼部情况。

(2)评估患儿神志、反应、生命体征、肌肉张力等情况。

三、护理措施

(一)常规护理

(1)保持病室温湿度适宜,定时消毒。

(2)合理喂养,密切观察生命体征及病情变化。

(3)保持皮肤的完整性,加强脐部护理。每日两次用 3% 过氧化氢溶液清洗脐部,直至脐部干结。因患儿皮肤脱屑较多,全身皮疹,每日进行温水擦浴 1 次,病情许可时可采用沐浴;全身水肿患儿在床铺上加用海绵垫,每 2～3 h 更换 1 次体位,并轻轻按摩皮肤受压处,以防发生压疮。

（二）对症护理

1.感染护理

（1）将患儿安置在隔离病房,与其他新生儿隔开,不接触各种传染源。

（2）因患儿的血液、皮屑、黏液等分泌物均具有传染性,所有用物均应专人专用。

（3）接触患儿前后洗净双手,若手上皮肤有破损时戴橡胶手套加以保护。

（4）患儿所用衣物、被服需经消毒液浸泡后送洗衣房高温清洗。

（5）严格探视,非工作人员不得进入隔离室,家长探视时需穿戴隔离衣帽。

（6）患儿所用喂奶用具经含氯消毒剂浸泡后煮沸消毒,其余器械如听诊器、婴儿暖箱等用后用含氯消毒剂擦洗两遍,并用紫外线照射 30 min。

2.结膜炎护理

保持眼部清洁,每天用生理盐水棉球清洁双眼两次,有分泌物时随时清理,并按医嘱使用抗生素眼药水定时滴眼。

3.皮疹护理

患儿出生后均可见典型皮疹表现,皮肤脱屑较多,应做好皮肤护理。加强口腔黏膜护理,保持口腔清洁,防止鹅口疮。

（三）并发症的护理

1.骨损害

注意患儿肢体置于功能位置,平卧位时肢体应保持屈曲外展姿势,侧卧位时应用一小枕承托位于上方的肢体,进行各项操作时动作应轻柔,避免强力牵拉,以防止发生关节脱位及骨折。

2.肝脾大及全身淋巴结肿大

注意观察患儿腹部情况,肝脾大程度、质地、黄疸程度、部位、出现及持续时间等,并做好记录,按医嘱采血检验肝功能、血常规及血清胆红素浓度,了解肝损害程度,并按医嘱使用护肝药。

3.中枢神经系统

梅毒在新生儿期虽罕见,仍需密切观察患儿神志、反应、生命体征、肌肉张力等情况。如患儿出现低热、不安、尖叫、呕吐、吸吮困难、前胸隆起、颈项强直、角弓反张、惊厥等情况,应及时报告医生,按医嘱使用镇静剂及脱水剂,做好记录。

（四）出院指导

（1）患儿出院后应定期复查,分别以 2、4、6、9、12 月时回医院抽血复查 RPR 及 TPPA 滴度,RPR 转阴后可以不再治疗。经过早期足疗程治疗,临床好转率可达 100%,如果治疗 3 个月后滴度不降或下降缓慢,重复一个疗程。

（2）告知家长梅毒的传播途径及消毒隔离方法,为患儿出院后提供一个安全舒适无歧视的生活空间。

（3）家长要洁身自爱,避免不洁的性生活,防止患儿二次感染,加强消毒隔离,避免交叉感染,密切观察病情变化,做好皮肤及口鼻腔护理。

第十九节 新生儿硬肿症的护理

一、定义

新生儿硬肿症是以皮肤、皮下脂肪变硬,兼有水肿特点的一组综合征。本病主要由寒冷、感染、窒息等多种原因引起,长时间受寒引起冷伤,致体温过低造成寒冷损伤综合征。

二、评估/观察要点

(1)评估患儿孕产史、胎龄、出生环境及季节。

(2)评估患儿体温、硬肿变化,注意皮肤完整性。

(3)评估生命体征、尿量、环境温度。

三、护理措施

(一)常规护理

(1)恢复正常体温,遵医嘱给氧,合理喂养。

(2)监测生命体征、尿量、环境温度。

(3)供给足够的热量和液体,硬肿症患儿必须补足液体和热量,有吞咽和吸吮能力者,可直接喂哺,吞咽困难者,可滴管或鼻饲喂养,喂养时要耐心、细致,以保证足够的营养和水分,增加热量,待病情好转后,再逐渐增加奶量。

(4)新生儿呼吸功能发育不完善,易引起缺氧,呼吸表浅,应给予持续低流量吸氧,病情好转后改为间断吸氧,温水湿化,减少冷的刺激。

(5)患儿常伴有尿少、无尿症状,故尿量的有无、多少是衡量病情转归的标志之一,应密切观察患儿排尿次数及尿量,详细记录 24 h 尿量。

(6)患儿免疫功能低下,抗感染能力弱,注意严密隔离,严格执行无菌技术操作。病房紫外线消毒,每日 1 次,暖箱每日用消毒液擦拭 1 次,一切用品必须经灭菌处理后使用。严禁探视,进入病室应清洗消毒双手并戴口罩。

(7)观察患儿体温变化、精神状况、哭声强弱、呼吸有无气促或不整、面色、皮肤颜色等,如有异常,及时报告。

(二)对症护理

(1)轻症患儿用绒毯、棉被包裹,外置热水袋放在 26 ℃~28 ℃室温中自然复温,保温时密切观察皮肤颜色变化情况,防止烫伤。

(2)早产儿包好后置于 30 ℃暖箱,每小时测肛温 1 次,根据患儿体温恢复情况调节暖箱温度在 30 ℃~34 ℃范围内,使患儿体温 6~12 h 内恢复正常,当肛温升至 35 ℃~36 ℃时调至该患儿适中温度。

(3)对肛温小于 30 ℃,肛温与腋温差为负值的重度患儿采用缓慢复温,复温方法:将患儿置于比其温度高 1 ℃~2 ℃的温箱中,每小时测肛温、腋温各 1 次,同时提高暖箱温度 0.5 ℃~1 ℃(暖箱温度不超过 34 ℃),使患儿体温 12~24 h 恢复正常。

(三)并发症的护理

肺出血、DIC 观察患儿生命体征、面色、反应及口鼻分泌物的颜色和量,发现异常,及时报告。备好抢救仪器和设备,及时给予呼吸机治疗,在抢救过程中,避免挤压患儿胸部,以免加重肺出血。严格控制输液滴数,禁食患儿 24 h 液量均匀输入。

(四)出院指导

(1)室内空气新鲜,患儿所用之物,如尿布、衣服等要松软,操作时动作要轻快,防止皮肤损伤而感染,并经常变换体位预防坠积性肺炎的发生。

(2)观察患儿体温变化、精神状况、哭声强弱、呼吸有无气促或不整、面色、皮肤颜色等。新生儿出院后特别是寒冷季节,注意保暖。

(3)硬肿症患儿常伴有尿少、无尿症状,故尿量的有无、多少是衡量病情转归的标志之一,所以应指导患儿家长密切观察患儿排尿次数及尿量,如有异常,及时与医生联系。

第二十节　新生儿脓气胸的护理

一、定义

气胸(pnemnothomx)指胸膜腔内蓄积有气体,若同时有脓液存在,则称为脓气胸(pyopneumoth orax),二者病因与临床表现大同小异,故合并叙述。从早产儿到年长儿均可见。可为自发性气胸或继发于疾病、外伤或手术后。发生率占新生儿的 1%~2%,但具有临床症状者仅为 0.05%~0.07%,其发病率在肺透明膜病中为 27%,胎粪吸入中占 41%,窒息患儿为 25%,湿肺为 10%。

二、评估/观察要点

(1)评估患儿健康史、既往史。

(2)评估患儿心率、呼吸、血压、皮肤颜色的改变、胸廓的改变、经皮血氧饱和度和 24 h 出入量。

(3)了解 X 线、胸腔穿刺的结果。

三、护理措施

(一)常规护理

(1)尽量减少操作,保持安静,必要时给予苯巴比妥钠或水合氯醛镇静,避免哭闹。

(2)监测呼吸、心率、血压、经皮血氧饱和度、24 h 出入液量,定时监测血气,必要时拍胸部 X 线片。

(3)积极治疗原发病,应用抗生素控制感染。

(4)给予头罩或面罩吸氧,正确调节吸入氧浓度,以提高动脉血氧含量。

(5)尽量以最低的通气压力、最低的吸入氧浓度,维持血气在正常范围,若病情不稳定,需多次采血送检,可置动脉留置针。

(二)对症护理及胸腔闭式引流护理

(1)保持管道的密闭,随时检查引流装置是否密闭及引流管有无脱落;水封瓶内长玻璃管没入水中 1~2 cm,并保持直立;移动患儿或更换引流瓶时,需双重夹闭引流管,以防空气进入;引流管连接处脱落或引流瓶损坏,应立即双钳夹闭胸壁引流导管,并更换引流装置;若引流管从胸腔滑脱,立即用手捏闭伤口处皮肤,消毒处理后,用凡士林纱布封闭伤口,并协助医师做进一步处理。

(2)严格无菌操作,防止逆行感染。引流装置应保持无菌;保持胸壁引流口处敷料清洁干燥,一旦渗湿,及时更换;引流瓶应低于胸壁引流口 60 cm,以防瓶内液体逆流入胸膜腔;每周更换引流瓶 1 次,更换时严格遵守无菌操作规程。

(3)保持引流管通畅。

(4)观察长玻璃管内的水柱波动;观察引流液量、性质、颜色,准确记录。

(5)拔管后注意观察患儿有无胸闷、呼吸困难、切口漏气、渗液、皮下气肿等,如发现异常应及时通知医师处理。

(三)出院指导

(1)介绍疾病的相关知识,指导婴儿家长加强护理。

(2)注意保暖,室内空气新鲜,阳光充足,定时通风。

(3)鼓励母乳喂养,保证足够热量。

第二十一节　新生儿复苏

一、药品、物品准备

(1)新生儿复苏气囊,新生儿低压吸引器,各种型号的气管插管,吸痰管,新生儿喉镜,胶布,新生儿辐射台,胎粪吸引管,听诊器,各种型号注射器,氧气湿化瓶等。连接好氧气装置,氧流量调节到 5 L/min。

(2)1∶10 000 盐酸肾上腺素,0.9% 生理盐水。

二、评估

(1)羊水清吗?

(2)有无呼吸或哭声?

(3)肌张力情况?

(4)是否足月?

用 3~4 s 时间评估上述内容,如果均正常,只需保暖,防止体热丢失,吸净口鼻腔黏液,擦干身上羊水,常规护理。若上述体征中有一项不正常,需立即进行初步复苏。

三、初步复苏

(一)保暖

新生儿从子宫 37.5 ℃ 左右的羊水中娩出,与外界的温湿度差异大,应加强保暖。娩出前关闭门窗、空调,避免空气对流。调节室温到 26 ℃~28 ℃,相对湿度 50%~60%。娩出后立即清理气道,迅速擦干全身的羊水和血迹,将潮湿的毛巾拿开,同时注意头部保暖(包裹头部或戴帽),以减少由蒸发、对流、辐射、传导所引发的体热散失。

(1)新生儿出生后仅放在暖台上而不迅速擦干,体热会由于身上的羊水蒸发逐步降低,体温恢复需要更长时间。

(2)对于窒息的新生儿,由于本身已处于缺氧和酸中毒状态,体温调节不稳定,保暖和防止体温散失尤为重要。对保暖不重视,体温下降可导致代谢率增高,需氧量上升,加重代谢性酸中毒,使复苏难度增加而影响复苏效果。

(3)新生儿保暖台为远红外线辐射热源,使用时应提前预热。新生儿出生后,将其放在保暖台上,热源可直接照在新生儿身上,不必用毛巾遮盖新生儿,便于观察新生儿。

(4)若接生现场没有辐射保暖台,也可用白炽灯、暖灯等取暖,利用灯光产热达到为新生儿保暖的目的,但要注意灯与新生儿处置台不可过近,避免新生儿和产妇的皮肤被灼伤。

(5)如新生儿出生后情况好,擦干身体直接放在母亲胸腹部,让母亲搂抱新生儿,利用母亲的体温为新生儿保暖,也可取得较满意的效果。

(二)摆正体位,清理呼吸道

在胎头娩出时,用手将口鼻腔中的黏液挤出,出生后应尽快吸净口鼻黏液,以免呼吸时吸入肺内。

(1)胎儿娩出后,使其仰卧在辐射台上,将颈部轻度仰伸呈鼻吸气状,保持呼吸道通畅。可在肩下垫卷好的小毛巾,使肩抬高 2~3 cm 更有助于保持最佳复苏体位。黏液多的新生儿,则应把头部转向一侧,并尽快吸出,以免回流到咽后部吸入气道。吸净黏液必须在擦干全身羊水之前完成,因为擦干刺激也能引起呼吸而致羊水吸入。

(2)如遇呼吸暂停,口鼻内有羊水或黏液,应再次吸净口鼻。吸引黏液时,应先清除口腔黏液,后吸鼻腔黏液,以免刺激新生儿呼吸将黏液吸入肺部。吸引的负压和吸引管插入的深度都要适度。用吸引管吸引时要边吸引边旋转吸管,以避免吸管持续吸在一处黏膜上造成损伤。用吸球时,应先捏扁吸球排出球腔内的空气再吸,避免气流把黏液推入气道深部。电动吸引器的负压应不高于 100 mmHg,负压过大易致气道黏膜损伤。吸引时间过长或插入过深刺激咽后壁会引起呕吐反射,刺激迷走神经致心率减慢及呼吸停止,鼻腔吸引时间过长会阻碍呼吸。一旦出现上述现象,应立即拔出吸管暂停吸引,待情况好转后再吸引,直到吸净为止。

(3)羊水有胎粪污染者,评估新生儿有无活力(新生儿有活力的定义为:哭声响亮或呼吸好,肌张力好,心率>100 次/分钟),如有活力,则不需特殊处理而进行进一步的观察。反之,无活力(新生儿有活力的定义中任何一项被否定称之为无活力)或胎儿娩出前见到黏稠的羊水流出时,接产者应在胎头娩出产道时即用手法将胎儿口鼻中的黏液挤出,待胎儿全身娩出后,迅速置于保暖台上,再次用手挤口鼻黏液,另一名负责复苏者应立即用喉镜暴露气管,使用较粗一次性吸管或气管插管吸净口咽部羊水、胎粪,待吸净气道后,擦干全身羊水、血迹,行触觉刺激,诱发新生儿呼吸。

(三)迅速擦干

(1)用毛巾迅速擦干身上、头部的羊水、血迹,并将湿毛巾撤掉。

(2)重新摆正体位,取仰卧位,头部轻度仰伸。

(四)触觉刺激

吸引黏液和擦干羊水本身对新生儿来说就是一种轻微的刺激,对于多数新生儿能诱发自主呼吸。若新生儿对上述刺激无反应,则可采用触觉刺激诱发呼吸。触觉刺激的方法为:操作者用一只手轻柔地摩擦新生儿背部或躯体两侧,轻弹或轻拍足底。

给予上述方法刺激后新生儿大声啼哭,表示呼吸道已通畅(上述步骤又称新生儿初步处理,应在 30 s 内完成)。

触觉刺激诱发呼吸成功,即进行常规护理。若有自主呼吸,但躯干皮肤发绀,应给予吸氧,氧流量为 5 L/min。四肢末梢皮肤发绀时,可在吸氧的同时注意保暖。停吸氧指征为新生儿全身皮肤红润,停止吸氧后仍能保持皮肤红润。

四、气囊面罩正压通气

(一)正压通气的指征

(1)给予初步复苏后,仍有呼吸暂停或喘息。

(2)心率<100 次/分钟。

气囊正压人工呼吸是复苏中最重要和最有效的措施。立即实施大多数窒息儿可好转。因此,操作者必须先熟悉和了解此器械的工作原理,才能正确、安全地使用。

(二)新生儿复苏器

1.复苏

气囊分气流充气式和自动充气式两种。用于新生儿复苏的气囊,其气囊的容量应为200~750 mL。

2.面罩

应备适用于足月儿及早产儿的不同型号面罩。使用时面罩的边缘应覆盖住新生儿口、鼻和部分下颏,但不能盖在眼睛上,以免造成眼部损伤。

(三)复苏气囊的使用

1.检测

使用前必须检测。选择大小合适的面罩安装在复苏气囊上,连接储氧袋和吸氧管,一只手掌堵住面罩,形成密闭,另一只手挤压气囊,堵住面罩的手会感到气体压力,同时减压阀被冲开出现响声,说明减压阀在工作状态,如果没有听到减压阀打开的声音应仔细检查原因。气囊有裂隙,瓣膜有粘连或闭合不全,减压阀活瓣丢失或粘连,面罩有裂隙、漏气或变形塌陷等都必须更换。

(1)面罩的安置:操作者站在新生儿的头侧或一侧,方便操作和直视新生儿胸腹部。新生儿头部轻度仰伸,即"鼻吸位"使气道通畅。操作者右手持复苏器,面罩放置时按下颏、口、鼻的顺序放置,解剖形面罩要把尖端放在鼻根上,左手拇、中指呈"C"字形环绕在面罩边缘帮助密封,其余手指注意不要压迫颈部使气道受阻。

(2)面罩的使用:放置正确后即可挤压气囊加压给氧,注意观察胸廓有无起伏,若挤压气囊,胸廓随之起伏,说明面罩密闭良好,此时两肺可闻及呼吸音。

2.速率与压力

气囊正压通气的速率为 40~60 次/分钟,与胸外按压配合时速率为 30 次/分钟,施加的压力应根据新生儿出生体重、肺的顺应性和肺是否扩张三个因素决定。

气囊面罩正压通气实施 30 s 后,需对新生儿心率进行再次评估。

五、胸外心脏按压

（一）胸外按压的指征

经过 30 s 有效的正压通气后，心率在 60～100 次/分钟时，应继续实施正压通气；心率＞100 次/分钟时停止正压通气给予常压吸氧；如心率低于 60 次/分钟时应在进行正压通气的同时实施胸外心脏按压。

（二）胸外按压的方法

1. 胸外按压体位

仍需保持头部轻度仰伸"鼻吸气"位。操作者可位于新生儿一侧，站在能接触到新生儿胸部并能正确摆放手的位置，不干扰另一位复苏者正压通气即可。

2. 按压部位

应在胸骨下 1/3 处，即两乳头连线与剑突之间（避开剑突）。

3. 按压深度

垂直向下用力，快速使胸骨下陷，深度为新生儿前后胸直径的 1/3。

4. 按压手法

有拇指和双指法两种。

（1）拇指法：操作者用双手环绕新生儿胸廓，双手拇指端并排或重叠放置胸骨下 1/3 处，其余手指托住新生儿背部起支撑作用，并且拇指第一关节应弯曲直立，使着力点垂直胸骨。

（2）双指法：操作者用一只手的中指和食指或中指和无名指，两指并拢，指端垂直向下按压胸骨下 1/3 处，另一只手放在新生儿背部做支撑。

5. 按压频率

按压与放松应有节奏地交替进行，下压的时间短，放松的时间长。按压必须和通气配合进行，每按压 3 次，正压通气 1 次，4 个动作为一个周期，耗时 2 s，故 1 min 要做 30 个周期，共 120 个动作，其中 90 次胸外按压，30 次正压通气。胸外按压与正压通气的比例为 3：1。

6. 评估

有效的胸外按压和正压通气实施 45～60 s 后，评估心率，当心率已达 60 次/分钟以上时，胸外按压可以停止，正压通气仍需继续。若心率仍低于 60 次/分钟，胸外按压和正压通气继续实施，同时给予肾上腺素。心率达到 100 次/分钟或以上，新生儿又有自主呼吸，应停止正压通气给予常压给氧。

六、复苏过程中的用药

（一）常用药物

肾上腺素、生理盐水等。

（二）用药指征

经过 45～60 s 有效的正压通气和胸外按压后，新生儿心率仍然低于 60 次/分钟时，是应用肾上腺素的指征。

（三）肾上腺素的应用

1. 剂量

静脉给药剂量是 1：10 000 溶液 0.1～0.3 mL/kg（静脉给药），0.3～1 mL/kg（气管插管

内给药),因此给药时需要评估新生儿体重。

2.途径

气管插管内给药、脐静脉给药。

七、复苏后护理

新生儿经过复苏,生命体征恢复正常以后仍有可能恶化,应给予密切观察。

(1)新生儿出生前没有危险因素,羊水清、足月,出生后只接受了初步处理步骤就能正常过渡者,可将新生儿放在母亲胸前进行皮肤接触,并继续观察呼吸、活动和肤色。

(2)新生儿出生前有危险因素,羊水粪染、出生后呼吸抑制、肌张力低、皮肤发绀,经过复苏后应严密观察,评估生命体征,必要时转入新生儿重症监护室进行心肺功能和生命体征的监测。

(3)应用正压人工呼吸或多种复苏措施的新生儿需要送到新生儿重症监护室进行监护。复苏后护理包括:温度控制、生命体征、血氧饱和度、血压等监测。

第二十二节　新生儿抚触

一、概述

新生儿抚触是指经过科学指导的、有技巧地对婴儿的抚摸和按触,通过抚触者的双手对被抚触的皮肤各部位进行有次序的、有手法技巧的抚摩。

抚触对象:早产儿、足月儿。

二、作用

(1)新生儿抚触是肌肤的接触,促进母婴情感交流,提高纯母乳喂养率。

(2)新生儿抚触不仅能够促进宝宝的健康成长,更能增加家人与宝宝的亲情交流。

(3)促进新生儿神经系统的发育,增加小儿应激能力和情商,促进睡眠。

(4)能加快新生儿免疫系统的完善,提高免疫力,促进新生儿生长发育。

(5)促进食物吸收、激素分泌(促胃液素、胰岛素),使奶量增加,促进体重增长。

(6)接受抚触的新生儿体重增长是没有接受抚触新生儿的 1.47 倍,并且抚触后的新生儿觉醒、睡眠节律更好,反应也更灵敏。

三、要点

(1)出生 24 h 后的新生儿可开始皮肤抚触。一般建议在沐浴后,两次哺乳间进行,每次抚触时间为 10～15 min,每日 2 次为宜。抚触时应注意室温最好在 28 ℃以上,全裸时,应在可调节温度的操作台上进行,台面温度 36 ℃～37 ℃。

(2)可播放一些轻柔的轻音乐,使新生儿保持愉快的心情。

四、要求

顺序:由头部→胸部→腹部→上肢→下肢→背部→臀部,要求动作要到位,抚触时适当用力,轻柔的抚触会使新生儿发痒,引起其反感和不适。整套动作要连贯熟练。

动作要求:每个部位的动作重复 4～6 次。

五、操作方法

(一)头面部

(1)两拇指指腹从眉间向两侧推。

(2)两拇指从下颌部中央向两侧以上滑行,使上下唇成微笑状。

(3)一手托头,用另一手的指腹从前额发际扶向脑后,最后食、中指分别在耳后乳突按压一下。

(二)胸部

双手分别从胸部的外下方(两侧肋下缘)向对侧上方交叉推进,至两侧肩部,在胸部画一个大的交叉,避开新生儿的乳腺。

(三)腹部

食、中指依次从新生儿的右下腹至上腹向左下腹移动,呈顺时针方向画半圆,避开新生儿的脐部和膀胱。

(四)四肢

(1)双手交替抓住新生儿的一侧上肢从上臂至手腕轻轻滑行。

(2)在滑行的过程中从近端向远端分段挤捏。

(3)对侧及双下肢做法相同。

(五)背部

以脊椎为中分线,双手与脊椎成直角,往相反方向移动双手,从背部上端开始移向臀部,最后由头顶沿脊椎触至骶部。

六、注意事项

(1)根据新生儿状态决定抚触时间,一般时间为 10～15 min,饥饿时或进食后 1 h 内不宜进行婴儿抚触。每日 1～2 次为佳,建议最好在沐浴后进行。

(2)抚触者应洗净双手再把润肤露倒在手中,搓揉双手温暖后,再进行抚触。

(3)新生儿抚触进行到任何阶段,如出现以下反应:哭闹、肌张力提高、兴奋性增加、肤色出现变化等,应暂缓抚触,如持续 1 min 以上应完全停止抚触。

(4)抚触全身使新生儿皮肤微红,抚触过程中,抚触者和新生儿需进行语言和情感交流。

(5)住院期间,应教会母亲抚触,便于母亲回家后继续进行。

(6)注意新生儿个体差异,如健康情况、行为反应、发育阶段等。

第二十三节　新生儿常见产伤的护理

一、定义

产伤是指在分娩过程中由于机械因素对胎儿或新生儿身体的任何部位、组织、器官所造成的损伤,其发病率占新生儿的 $6\%\sim7\%$。产伤常与难产同时存在,造成损伤的因素有胎儿大、头盆不称、先露异常、臀位产、阴道手术产、产程延长和剖宫产等。

临床上常见的产伤包括骨折、软组织、脏器损伤及神经损伤等。新生儿产伤是新生儿死亡及远期残障的原因之一,新生儿产伤占新生儿总病死率的 $2\%\sim3\%$。

二、常见产伤的护理

(一)软组织损伤

常见擦伤、挫伤,产钳压痕等。护理措施如下。

(1)观察产伤部位发展情况。

(2)擦伤部位应尽量暴露,干燥,新生儿沐浴时避免浸水引起感染。

(3)遵医嘱局部涂抹药膏,促进愈合。

(4)安抚产妇及家长并告知护理要点。

(二)颅骨腱膜下血肿

常见于难产、胎头吸引术与产钳术后。颅骨腱膜下血肿的特点为腱膜下与骨膜之间出血,表现为以骨缝为界的囊性肿块。骨膜下出血往往出生时不明显,以后慢慢增大,且吸收较慢,小血肿吸收 2 周左右,大血肿吸收需 $1\sim2$ 个月甚至更长。

护理措施如下。

(1)观察患儿血肿发展情况,如发展快应及时通知医生。

(2)保持局部清洁,预防感染。

(3)新生儿沐浴及日常护理时,避免碰触血肿部位。

(4)遵医嘱 24 h 内局部冷敷,防止继续出血。

(5)遵医嘱给予维生素 K_1 5 mg 肌内注射。

(6)血肿局部禁止按摩,没有适应证时勿穿刺,避免感染。

(7)向家长讲解护理要点,以便出院后护理患儿。

(三)锁骨骨折

发生率为 $1.8\%\sim2.1\%$。多发生于肩难产或臀位阴道产者,也可见于胎儿在生产过程中下降过快,肩胛部在骨产道通过时,锁骨极度弯曲从而发生骨折。新生儿骨质生长速度快,塑性能力强,骨折预后好,很少留下后遗症,是产伤中预后最好的一种。

护理措施如下。

(1)维持患儿功能位,或遵医嘱采取相应体位。

(2)固定患侧肢体时,注意肢体的血运及活动情况,注意有无臂丛神经损伤及麻痹等症状。

(3)集中进行护理操作,动作轻柔,给患儿穿衣服时先穿患侧衣袖,减少刺激,避免频繁搬动患儿。

(4)护理时注意保护患肢,以免增加损伤及疼痛。

(5)给患儿沐浴时应有 2 名护士进行,1 名托抱患儿,另一名负责洗浴,注意动作轻柔。

(6)禁止给患儿游泳和抚触。

(7)安抚产妇及家属,讲解相关的护理要点。

第二十四节　新生儿换血的护理

一、定义

换血疗法(exchange transfusion)是通过来自 1 名或多名供血者的红细胞和血浆,替换受血者大部分甚至全部的红细胞和血浆,以换出致敏红细胞和血清中的免疫抗体,阻止继续溶血,降低未结合胆红素,使之降低到安全水平,防止核黄疸发生。

二、换血目的

(1)降低未结合胆红素,防止胆红素脑病的发生。

(2)换出致敏红细胞和血清中的免疫抗体,阻止溶血并纠正贫血。

三、换血步骤

(一)换血前准备

1.环境准备

换血宜在手术室内或清洁环境中进行,室内温度维持在 24 ℃～26 ℃。

2.药物准备

提前双人核对血浆或红细胞悬液、生理盐水、肝素盐水、急救备用药品等。

3.器械准备

脐静脉插管、三通开关、注射器、容器(盛放废血)、静脉切开包、标本试管等。

4.患儿体位及术前处理

将患儿放置在远红外保暖床上,取仰卧位,暴露手术部位,将四肢用夹板棉垫绷带固定,换血采用脐静脉。患儿术前停喂奶 1 次,防止呕吐,肌内注射苯巴比妥 10 mg/kg 使其保持安静。准备心电监护仪,以便手术中进行监测。

5.换血开始前

将注射器、导管等放入肝素生理盐水内(200 mL 生理盐水加肝素 6～8 mg)湿润,三通开关接好备用;若用库血时,将血瓶置于室温下复温,保持在 27 ℃～37 ℃,血袋外加温时,水温不能超过 37 ℃,防止溶血。

(二)换血步骤

(1)先以每分钟 10 mL 速度抽血,再以同样速度注入等量血液,如此交替进行。

(2)换血过程中监测心率和呼吸,每 30 min 测血压 1 次。

(3)在换血过程中,若推注遇较大阻力,可用少量含肝素的生理盐水注入。

（4）准确记录每次抽出和注入的血量、时间、心率、血压、用药、换血故障等。每 15 min 记录呼吸、心率 1 次。

（5）换血开始和结束时各采血 1 次，分别测定血清胆红素、红细胞计数、血红蛋白、血钙、血糖，以了解换血效果及预防低血糖。必要时测红细胞压积、血小板、血浆总蛋白及电解质。

（三）换血量和速度

换血量为新生儿全部血容量的 2 倍，新生儿血容量通常为 80～90 mL/kg，因此，换血量为 160～180 mL/kg，双倍血容量换血可换出 85%～90% 的致敏红细胞，降低循环血中 50%～60% 的胆红素和抗体。每次换血量根据新生儿对换血的耐受力决定，不能超过总换量的 10%，足月儿一般每次从 10 mL 开始，进行顺利，可增加到 15～20 mL；早产儿为 5～10 mL，约 2 min 换 1 次，全过程 1～2 h 内完成。

（四）换血后护理

（1）术后继续蓝光治疗。

（2）观察病情变化，术后每半小时监测生命体征 1 次，稳定后可改为 2 h 1 次。注意有无青紫、水肿、嗜睡、肌张力低下等胆红素脑病的早期症状，有无并发症（心功能不全、低血糖、低血钙、酸中毒、休克等），若有异常及时报告医师。血清总胆红素＞342 μmol/L（20 mg/dL）可考虑再次换血。

（3）一般情况良好，术后 2～4 h 开始喂养。

（4）观察伤口有无渗血，保持局部清洁，防止感染。

（五）换血并发症

换血疗法减少了重症溶血病的病死率，但换血有其危险性，可发生一些严重并发症，换血引起死亡的占 0.3%～0.5%，主要死于栓塞和继发感染。

（1）输库血前血液要复温，若输入未复温的血液，患儿可发生体温不升，引起心功能障碍。勿使用库存陈旧血（3 d 以上），因可发生高钾血症，引起心脏停搏。

（2）脐静脉插管时，要求轻巧熟练，若强力推动导管可致脐静脉穿孔、出血；导管不宜插入过深，如导管顶端与心肌接触可发生心律不齐。

（3）换血过程切忌有空气或凝血块注入，否则可发生空气栓塞而致心跳停止。

（4）肝素抗凝，用量不能过大，以免引起出血和血小板减少。

（5）输血速度勿过快，尤其是早产儿，负荷过重可致心力衰竭，影响脑血流及颅内压增高。

（6）换血过程中应严格执行无菌操作，防止发生败血症等感染。

第二十五节　小儿肺炎的护理

一、定义

肺炎（pneumonia）指不同病原体或其他因素（如吸入羊水、过敏等）所引起的肺部炎症。临床以发热、咳嗽、气促、呼吸困难及肺部固定湿啰音为主要表现。严重者可出现循环、神经、消化系统的相应症状。

二、评估/观察要点

(一)健康史

评估年龄、发育情况、就诊原因、发病时间、精神状态、既往健康史及疾病史(既往有无反复呼吸道感染现象、有无先天性心脏病、营养不良等,发病前有无原发疾病,如支气管炎等)、呼吸道传染病接触史(如麻疹、百日咳)、用药史(发病后用药情况及效果),评估大小便有无变化等。

(二)身体状况

观察咳嗽性质、频率,有无痰液咳出;观察热型、气促的程度、呼吸频率、有无鼻翼扇动、点头呼吸、三凹征和发绀;重型肺炎观察患儿面色、心率、心律、呼吸节律、尿量、神志意识等。

(三)心理一社会状况

了解患儿及家长的心理状况及对本病的认知程度。

三、护理措施

(一)保持呼吸道通畅

(1)保持室内空气新鲜,定时开窗通风,避免对流风。室温维持在 18 ℃～22 ℃,湿度50%～60%。

(2)给予易消化、营养丰富的流质、半流质饮食,多饮水。少量多餐,避免过饱影响呼吸。喂哺时应耐心,哺母乳者应抱起喂,防止呛咳。重症患儿不能进食时,给予静脉输液,严格控制输液量及滴注速度,最好使用输液泵,保持均匀滴入。

(3)及时清除口、鼻分泌物,分泌物黏稠者应给予雾化吸入,分泌物过多,用吸引器吸痰。

(4)帮助患儿取合适的体位并经常更换,翻身拍背,促进痰液排出,防止坠积性肺炎。方法是五指并拢,稍向内合掌,由下向上、由外向内地轻拍背部。指导和鼓励患儿进行有效地咳嗽。

(5)根据病情或病变部位进行辅助排痰。

(6)遵医嘱给予祛痰剂。

(二)改善呼吸功能

(1)出现缺氧症状,如呼吸困难、口唇发绀、烦躁、面色灰白时应立即给氧。鼻导管给氧,氧流量为 0.5～1.0 L/min,氧浓度不超过 40%,氧气应湿化,以免损伤呼吸道黏膜。缺氧明显者可用面罩给氧,氧流量 2～4 L/min,氧浓度 50%～60%。若出现呼吸衰竭,使用人工呼吸器。

(2)保持病室环境安静、空气新鲜、温湿度适宜。做好呼吸道隔离,防止交叉感染,不同病原体引起的肺炎应分室收住。

(3)护理操作集中进行,以减少刺激,避免哭闹。

(4)遵医嘱使用抗生素治疗肺部炎症、改善通气,观察药物的疗效及不良反应。

(三)监测

发热患儿注意监测体温,警惕高热惊厥的发生,并采取相应的降温措施。

四、并发症的护理

(一)心力衰竭

观察心率、呼吸、尿量、面色、神志等,给予吸氧并控制输液速度,遵医嘱使用强心、利尿剂。

（二）中毒性脑病

观察神志、意识、呼吸节律。保持环境安静，发热时给予物理降温，头置冰袋降低脑部耗氧量，防止惊厥，遵医嘱使用脱水剂减轻脑水肿。

（三）中毒性肠麻痹

观察有无腹胀，腹胀伴低钾时，及时遵医嘱补钾，严重者应禁食，胃肠减压。

第二十六节　小儿贫血的护理

一、营养性缺铁性贫血

营养性缺铁性贫血（iron deficiency anemia，IDA）是由于体内铁缺乏致血红蛋白合成减少所致的一种小细胞低色素性贫血。是小儿贫血中最常见的类型，以 6 个月至 2 岁发病率最高。

（一）评估/观察要点

1. 健康史

了解患儿的喂养方法和饮食习惯，是否及时添加辅食，有无偏食、挑食等；了解有无生长发育过快，有无慢性肠道疾病等。

2. 身体状况

（1）一般贫血表现：如疲乏、困倦无力；皮肤、黏膜苍白；心悸等。

（2）组织缺铁表现：精神行为异常，体力下降，易感染。儿童生长发育迟缓，智力低下。黏膜组织病变，有口角炎、舌炎、吞咽困难或咽下梗阻感等。皮肤干燥皱缩、毛发干枯、指（趾）甲薄脆易裂、变平、甚至凹陷呈勺状。

3. 心理—社会状况

评估患儿有无记忆力减退、成绩下降或智力低于同龄儿童；评估家长的心理状态，对本病的病因及防护知识的了解程度，健康需求及家庭背景等。

（二）护理措施

1. 休息与活动

一般不需卧床休息，但应避免剧烈运动。生活要有规律，保证足够睡眠。严重贫血者，应根据其活动耐力下降情况制订活动类型、强度、持续时间，以不感到疲乏为度。

2. 合理饮食

饮食宜高热量、高蛋白、高维生素、易消化，含铁丰富的食物，如瘦肉、动物肝脏、蛋黄、鱼、豆类、紫菜、海带和木耳等；婴儿提倡母乳喂养。

3. 指导正确服用铁剂，观察疗效与不良反应

（1）空腹时服用铁剂吸收较好，但有消化道疾病或有胃肠道反应者应于进餐时或餐后服用。

（2）可与维生素 C、果汁同服，增加铁吸收，避免与牛奶、茶水、咖啡、蛋同服，以免影响铁的吸收。

（3）口服液体铁剂时需用吸管,避免牙齿染黑。

（4）铁剂用至血红蛋白达正常水平后 2 月左右再停药,以利铁储存。

（5）治疗中测血清铁蛋白,避免过量。

（6）口服 3 周无效,应查找原因,如剂量不足、制剂不良等导致铁不足的因素。

4.观察口服铁剂的反应

（1）口服铁剂对胃肠道有刺激性,易引起恶心、呕吐、胃部不适。

（2）口服铁剂期间,大便可呈黑色,因铁与肠道内硫化氢作用生成黑色的硫化铁所致。

5.判断铁剂疗效

4～5 d 后,网织红细胞计数上升,1 周左右达高峰;血红蛋白 1 周左右开始上升,8～10 周可达正常。在此期间观察患儿症状有无改善,监测血常规、血清铁等,以判断药物的疗效。

6.健康教育

介绍疾病知识和护理要点,指导合理喂养,提倡母乳喂养,及时添加辅食,培养良好的饮食习惯。坚持正确用药,防止复发及保证生长发育。

二、营养性巨幼细胞性贫血

营养性巨幼细胞性贫血（nutritional megaloblastic anemia,NMA）是由于缺乏维生素 B_{12} 或（和）叶酸引起的一种大细胞性贫血。主要临床特点为贫血、红细胞数较血红蛋白减少更明显,红细胞体积变大,骨髓中出现巨幼红细胞,有精神、神经症状,用维生素 B_{12} 或（和）叶酸治疗有效。

（一）评估观察要点

1.健康史

了解患儿的喂养方法和饮食习惯,是否及时添加辅食,有无偏食、挑食等;了解有无生长发育过快等。

2.身体状况

观察有无皮肤蜡黄,睑结膜、口唇、指甲苍白,毛发稀疏,面部水肿或虚胖;有无厌食、恶心、呕吐等消化道症状;维生素 B_{12} 缺乏者表情呆滞、反应迟钝,智力及动作发育落后,甚至倒退现象。

3.心理—社会状况

评估患儿及家长对本病的病因及防护知识的了解程度,对健康知识的需求及家庭背景等。

（二）护理措施

（1）注意休息与活动,指导喂养、加强营养,及时添加辅食。

（2）防止感染和出血。

（3）监测生长发育,评估患儿的体格、智力、运动发育情况。

（4）观察用药后的反应

1）维生素 B_{12} 治疗 2～4 d 后,一般精神症状好转。

2）服叶酸后 1～2 d 食欲好转,2～4 d 网织红细胞升高,4～7 d 达高峰,2～6 周后红细胞和血红蛋白恢复正常,骨髓中巨幼红细胞大多于 24～48 h 内转变为正常幼红细胞（但巨大中晚幼红细胞则可继续存在数天）。使用抗叶酸制剂而致病者,可用甲酰四氢叶酸钙治疗。对先天性叶酸吸收障碍者,口服叶酸的剂量需达 15～50 $\mu g/d$,方能维持正常造血需要。

(5)健康教育。介绍本病的临床表现和预防措施的重要性,提供营养指导,及时添加辅食,注意营养均衡,治疗肠道疾病,合理用药。

三、再生障碍性贫血

再生障碍性贫血(aplastic anemia,AA)简称再障,是指原发性骨髓造血功能衰竭综合征。以骨髓造血功能低下、全血细胞减少和贫血、出血、感染为特征。

(一)评估/观察要点

1. 健康史

评估既往史、接触史、家族史、现病史。

2. 身体状况

(1)重型再障:起病急、进展快、病情重。贫血:呈进行性加重。感染:体温达39 ℃以上,且难以控制。出血:皮肤淤点、淤斑、内脏出血等,严重者颅内出血,可危及生命。

(2)非重型再障:起病及病程进展缓慢。贫血为首发和主要表现,感染及出血症状较轻,易控制。

3. 辅助检查

(1)血常规:全血细胞减少,网织红细胞绝对值降低。

(2)骨髓象:多部位骨髓增生低下,粒系、红系及巨核细胞明显减少且形态大致正常,淋巴细胞、网状细胞、浆细胞比例明显增高。

(二)护理措施

1. 一般护理

注意观察病情变化,根据病情制订活动计划,必要时卧床休息;遵医嘱吸氧,输血;饮食宜高热量、高蛋白、高维生素、易消化。

2. 用药护理

(1)免疫抑制剂:应用抗淋巴/胸腺细胞球蛋白(ATG/ALG)前做过敏试验;用环孢素应定期检查肝肾功能;应用糖皮质激素,应密切观察有无加重感染的征象。

(2)雄激素:常见不良反应有男性化作用及肝功能损害等;丙酸睾酮为油剂,须深部缓慢分层肌内注射,经常更换注射部位,局部热敷;口服康力龙、达那唑等,应注意有无黄疸,定期检查肝功能;定期监测血红蛋白、网织红细胞计数及白细胞计数;告知患儿及家长,雄激素出现的女性男性化在停药后可恢复。

(3)造血生长因子:应用前应做过敏试验,定期查血常规。

3. 病情观察

观察生命体征、瞳孔变化、皮肤黏膜有无出血、颅内出血等。

4. 健康教育

疾病知识、用药知识、自我防护指导。

5. 骨髓穿刺术后

按骨髓穿刺术的护理。

(三)并发症的护理

1. 感染

(1)观察有无感染征象。

（2）鼓励进高蛋白、高热量、高维生素食物。

（3）预防口腔、皮肤、肛周、肠道感染，进餐前后、睡前、晨起用盐水漱口；保持皮肤清洁，勤洗澡；睡前、便后用 1：5 000 高锰酸钾溶液坐浴。

（4）预防外源性感染。

（5）遵医嘱用药，增强机体免疫力。

2.出血

（1）严密观察病情变化，监测生命体征。

（2）血小板低于 $50×10^9/L$ 应减少活动，卧床休息，避免外伤，进高蛋白、高营养、高维生素易消化食物。

（3）预防皮肤出血，保持床单位平整，避免皮肤摩擦，肢体受压。穿刺部位交替更换，防止血肿。

（4）预防鼻出血，保持鼻腔湿润，少量出血用棉球填塞，无效用 1：1 000 肾上腺素棉球填塞，局部冷敷，大量出血用油纱条行后鼻腔填塞术。

（5）防止牙龈损伤，口腔保持清洁。

（6）减少活动量，避免过度负重及创伤性运动。一旦出血，立即制动、卧床、抬高患肢、置功能位，给予冰袋冷敷，或采取绷带压迫止血。

（7）消化道出血，小量出血可进温凉食物，大量出血禁食，建立静脉输液通道，做好输血准备。

（8）眼底出血尽量少活动，卧床休息，勿揉眼睛。颅内出血去枕平卧，头偏向一侧，保持呼吸道通畅，吸氧，遵医嘱静脉滴注甘露醇，观察生命体征。

（9）遵医嘱输新鲜红细胞悬液、浓缩血小板悬液、新鲜血浆等，观察有无输血反应。

第二十七节　出血性疾病的护理

一、特发性血小板减少性紫癜

特发性血小板减少性紫癜(idiopathic thrombocytopenic purpura，ITP)又称免疫性血小板减少性紫癜，是一种自身免疫性出血性疾病，是小儿最常见的出血性疾病。其特点是机体产生抗自身血小板抗体使血小板破坏、巨核细胞成熟障碍，导致外周血血小板减少。临床上以皮肤、黏膜自发性出血，血小板减少，出血时间延长，血块收缩不良，束臂试验阳性为特征。

（一）评估/观察要点

1.健康史

评估患儿病前是否有急性病毒感染史，如上呼吸道感染、流行性腮腺炎、水痘、麻疹等，是否接种疫苗。

2.身体状况

测量生命体征，观察皮肤紫癜、瘀斑、鼻衄等出血倾向，了解血常规检查、骨髓检查结果等。

3.辅助检查

血常规、骨髓象、其他检查。

4.心理—社会状况

评估患儿及家长的心理状态,对病情的认知程度和对护理的需求;评估家庭经济状况及其支持系统。

(二)护理措施

1.止血

口鼻出血者用浸有 1% 麻黄素或 0.1% 肾上腺素纱布压迫止血,严重者用止血药或输血。

2.病情观察

(1)观察皮肤瘀斑、瘀点变化,监测血小板变化。

(2)密切观察生命体征、神志、面色,记录出血量。

(3)及时发现消化道及颅内出血,并组织抢救。

3.避免损伤,预防出血

(1)禁忌玩锐利玩具,限制剧烈运动。

(2)禁食坚硬、多刺、煎炸食物。

(3)减少注射和抽血,必要时延长压迫时间。

(4)保持大便通畅。

4.预防感染

保护性隔离,注意个人卫生,严格无菌操作,避免接种,观察感染征象。

5.心理护理

消除患儿恐惧心理,向家长做好解释工作,交待注意事项。

6.骨髓穿刺检查后护理要点

(1)局部压迫 30 min。

(2)密切观察穿刺点有无渗血、渗液。

(三)并发症出血的护理

(1)防止患儿外伤导致的皮下出血或血肿,静脉注射后用无菌棉球压迫针眼 3～10 min,以免发生出血。

(2)剪短患儿指甲,勿用力搔抓皮肤。

(3)嘱患儿不要用手抠鼻孔,每日在鼻腔内滴入液体石蜡油两次,防止鼻腔干裂。

(4)血小板低于 $20 \times 10^9/L$ 时应绝对卧床休息。

(5)注意观察大小便的性质及颜色。

(6)刷牙时选择软毛牙刷,勿用牙签剔牙,避免过硬及带骨渣、鱼刺的食物。

二、血友病

血友病(hemophilia)是一组遗传性凝血功能障碍所致的出血性疾病,包括血友病甲、血友病乙、血友病丙。共同特点为终身在轻微损伤后发生长时间的出血。

(一)评估/ 观察要点

1.健康史

评估既往史、接触史、家族史、现病史。

2.身体状况

有轻微损伤或小手术后长时间出血的倾向。

3.辅助检查

血常规、凝血因子活性测定,其他检查。

4.心理—社会状况

评估患儿及家长的心理状态,对病情的认知程度和对护理的需求;评估家庭经济状况及支持系统。

(二)护理措施

1.防治出血

(1)预防出血:避免外伤,减少肌内注射、穿刺次数。穿刺后延长按压时间,减少手术机会,必要时补充凝血因子。

(2)遵医嘱输注凝血因子。

(3)局部止血。

2.病情观察

观察生命体征,神志,皮肤黏膜瘀点、瘀斑增减及血肿消退情况,记录出血量,及时发现内脏及颅内出血,并组织抢救。

3.饮食

易消化软食或半流质,禁食过硬、粗糙的食物,防止便秘。

4.活动

出血仅限于皮肤黏膜且较轻微者,原则上无须限制;若血小板计数$<50\times10^9/L$,减少活动,增加卧床休息时间;严重出血或血小板计数$<20\times10^9/L$者,绝对卧床休息,协助做好生活护理。

5.减轻疼痛

可用冰袋冷敷出血部位,抬高患肢、制动并保持功能位。

6.心理护理

消除患儿恐惧心理,增强自信心,向家长做好解释工作,交待注意事项。

7.健康教育

介绍疾病知识和护理要点,坚持正确用药,防止出血及保证生长发育。

(三)并发症出血的护理

(1)患儿活动时注意避免外伤。尽量避免肌内注射、深部组织穿刺。必须穿刺时,选用小针头,拔针后或静脉注射后用无菌棉球压迫针眼 3～10 min,以免发生皮下出血或形成血肿。

(2)剪短指甲,避免用力挠抓皮肤。

(3)遵医嘱输注凝血因子,严密观察有无不良反应。

(4)口、鼻黏膜出血或表面创伤可局部压迫止血,用浸有 0.1％肾上腺素或明胶海绵压迫,必要时油纱条填塞,保持口鼻黏膜湿润,48～72 h 后拔除。肌肉、关节出血早期可用弹力绷带加压包扎、冷敷、抬高患肢并制动。

(5)严密观察病情变化,观察生命体征、神志,记录出血量,及时发现内脏及颅内出血,并组织抢救。

第二十八节　急性白血病患儿的护理

一、定义

白血病(leukemia)是造血系统的恶性增生性疾病。其特点是造血组织中某一细胞系统过度增生,进入血流并浸润到各种器官、组织,正常造血受抑制,导致贫血、感染、发热、出血和肝、脾、淋巴结肿大等一系列临床表现。

二、评估/观察要点

(一)健康史

评估既往史、接触史、家族史、现病史。

(二)身体状况

评估生命体征,有无发热;观察贫血程度,有无紫癜、瘀斑、鼻衄等出血倾向,肝、脾、淋巴结肿大情况,及有无骨痛、关节痛等。

(三)辅助检查

血常规、骨髓象、其他检查。

(四)心理—社会状况

评估患儿及家长的心理状态,对突发事件的应对能力,对病情的认识程度和对护理的需求,家庭经济状况及其支持系统。

三、护理措施

(一)监测体温

观察热型及热度,遵医嘱给降温药,忌用安乃近和酒精擦浴以免降低白细胞和增加出血倾向,观察降温效果,防止感染。

(二)卧床休息

长期卧床患儿注意更换体位,预防压疮。

(三)防止感染

(1)保护性隔离,限制探视,病室按时消毒。

(2)注意个人卫生,保持口腔清洁,勤换内衣裤,保持会阴部卫生,防止肛周脓肿。

(3)严格无菌操作,遵守操作规程。

(4)避免预防接种,以防发病。

(5)观察早期感染征象,监测生命体征,中性粒细胞低患儿遵医嘱用药,增强机体抵抗力。

(四)防止出血

观察有无出血征象,饮食不宜过硬,避免刺激性食物,保持大便通畅。

(五)正确输血

严格执行输血查对制度,观察疗效及有无输血反应。

(六)应用化疗药物护理

(1)熟悉各种化疗药物的药理作用、特性、化疗方案及途径:①注射前确认静脉通畅方可注入,发现渗漏立即停止并及时处理。②某些药物应询问过敏史并观察患儿反应。③某些药物需要避光处理。④鞘内注射时不宜浓度过大、量过多,缓慢滴注。

(2)观察及处理药物毒性反应:①化疗后患儿易口腔感染,及时观察并加强口腔护理。②用药前半小时给止吐药。③环磷酰胺可致出血性膀胱炎,注意多饮水并尽量在白天完成;糖皮质激素可导致患儿外观上的改变,做好心理护理。④脱发患儿可戴假发。

四、并发症的护理

(一)贫血

(1)观察贫血症状,如面色、睑结膜、口唇、甲床苍白程度,有无头晕、眼花、耳鸣、困倦等中枢缺氧症状,有无心悸气促、心前区疼痛等贫血性心脏病症状。

(2)根据贫血进展的速度和贫血的严重程度及临床表现,减少患儿的活动,以减轻组织耗氧,改善临床症状。轻度贫血可适当活动,严重贫血必须卧床,必要时吸氧。

(3)给予高热量、高蛋白、高维生素及含丰富无机盐的饮食,纠正患儿的偏食习惯。根据贫血原因的不同,调整饮食成分,加入某些患儿缺乏的营养成分,避免进食某些特定的可诱发或加重病情的食物。

(4)注意口腔清洁,贫血患儿易发生口腔炎、舌炎及口腔溃疡等,应及时督促漱口,必要时给予口腔护理。

(5)密切观察有无输血反应,如出现脉搏加快、咳嗽、胸闷气促等为急性左心衰竭,应立即停止输注或减慢滴速,予以吸氧,取坐位,及时通知医生。对于血红蛋白低于 40 g/L 的重度贫血患儿,输注速度宜慢,以免诱发心力衰竭。

(二)出血

(1)防止外伤,静脉注射后用无菌棉球压迫针眼 3～10 min,以免发生皮下出血或血肿。

(2)剪短患儿指甲,避免用力挠抓皮肤。

(3)嘱患儿不要用手抠鼻孔,每日在鼻腔内滴入液体石蜡油,可防止鼻腔干裂,减少出血机会。

(4)血小板低于 20×10^9/L 时应绝对卧床休息。

(5)观察大小便的性质及颜色。

(6)刷牙时应选择软毛牙刷,勿用牙签剔牙,避免吃过硬的食物及带骨渣、鱼刺的食物。

(三)发热

(1)保持病房室温适宜,空气新鲜,定时通风,指导患儿摄取足够水分,必要时可遵医嘱补液。

(2)高热患儿卧床休息,物理降温,冰敷前额及大血管部位或冰盐水灌肠,禁止使用酒精擦浴,遵医嘱给予药物降温,观察患儿降温后的反应,以防虚脱。

(3)出汗时要及时更衣,防受凉,保持皮肤的清洁与干燥。

(四)头痛

(1)嘱患儿卧床休息,保持病室安静,减少探视。

(2)严重血小板减少引起的颅内出血,及时输注新鲜的血小板。

(3)腰穿或鞘内注射后,应去枕平卧 4～6 h,颅内压高者平卧 12～24 h,密切观察有无头痛、腰痛、恶心等症状。

（五）感染

感染是白血病患儿最常见最危险的并发症，主要是由于白血病本身及治疗引起的免疫功能下降。

（1）保持病室整洁，地面、用具定期消毒。中性粒细胞$<0.5\times10^9/L$（粒细胞缺乏症）时，保护性隔离，提供单人房间。

（2）做好皮肤护理，注意饮食卫生。

（3）预防呼吸道感染，及时发现感染迹象。

（4）严格执行无菌操作。

（5）监测体温、热型，观察感染部位的变化。

第八章 五官科护理

第一节 耳鼻喉一般护理

一、梅尼埃病护理流程（非手术）

梅尼埃病是一种以膜迷路积水为主要病理改变，以反复发作性眩晕、波动性耳聋和耳鸣为典型临床特征的内耳疾病。多发于青壮年，年龄 30～50 岁。一般单耳发病，也可累及双耳。

护理内容如下。

（一）住院第一日

（1）观察有无眼震、眩晕、恶心、呕吐，并做好记录，解释引起眩晕、耳鸣、恶心、呕吐的原因。

（2）评估患者听力、自理程度。

（3）及时清理呕吐物，关心安慰患者。

（4）遵医嘱给予对症治疗。遵医嘱使用脱水药、抗组胺药、镇静药、血管扩张药、维生素类药物。

（5）指导患者在发作期间静卧于床，加床档保护；避免强光刺激；主动接触患者，给予生活照顾，防止跌倒。

（6）提供安静舒适的环境，指导患者促进睡眠的有效方法。

（7）饮食原则：营养丰富、易消化、低盐饮食，禁烟、酒、浓茶。

（二）住院第 2 日至出院前 1 日

（1）观察眼震、眩晕、恶心、呕吐等症状是否缓解。

（2）评估患者的睡眠情况，指导患者促进睡眠的有效方法。

（3）向患者解释本病为内耳疾病，不威胁生命，以解除其顾虑。

（4）为患者提供安静舒适的环境。

（5）评估患者的饮食及营养状况，为患者创造安静、舒适的进食环境。

（6）遵医嘱使用止吐药。

（7）遵医嘱给予静脉补液。

（8）心理疏导，向患者讲解疾病相关知识，消除顾虑、积极配合治疗。

（三）出院日

（1）药物：遵医嘱用药，给予药物指导。

（2）饮食：营养丰富、易消化、低盐饮食，禁烟、酒及浓茶。

（3）运动与休息：鼓励患者发作间歇加强锻炼，增强体质和耐力，劳逸结合。

（4）特别指导：如急性发作时，应立即卧床休息或就地坐卧，避免走动；病情好转后尽量不要单独外出，忌登高、下水、驾驶车辆，以免发生意外。

二、突发性聋护理流程(非手术)

突发性聋:是指突然发生的、原因不明的感音神经性听力损失,可伴有耳鸣及眩晕。

(一)住院第1日

(1)评估患者听力下降程度,有无眩晕、恶心、呕吐、耳鸣,耳内堵塞压迫感,以及耳周麻木或沉重感。

(2)解释引起眩晕、耳鸣、恶心、呕吐的原因。

(3)遵医嘱给予对症治疗,使用血管扩张药、维生素类药物、抗血栓形成药、纤维溶栓药和改善内耳代谢的药物及糖皮质激素,遵医嘱使用止吐药。

(4)指导患者卧床休息,避免强光刺激,为患者提供安静舒适的环境。

(5)评估患者的睡眠情况,指导患者促进睡眠的有效方法。

(6)向患者解释本病为内耳疾病,不威胁生命,以解除其顾虑。

(7)评估患者的饮食及营养状况,为患者创造安静、舒适的进食环境。

(8)饮食原则:营养丰富、清淡、易消化饮食及多食新鲜蔬菜、水果。

(二)住院第2日至出院前1日

(1)根据患者的病情测量生命体征,观察患者听力下降、耳鸣、眩晕的症状是否缓解。

(2)遵医嘱给予药物治疗,及时观察药物的疗效及不良反应。

(3)嘱患者卧床休息,为患者提供安静舒适的休息环境,注意保暖。

(4)给予高热量、高蛋白、高维生素的饮食。饮食易清淡,多饮水,指导或协助患者进食。

(5)保持环境安静,避免噪声或强光刺激。

(6)观察患者的心理状态,给予相应的心理指导。

(7)心理疏导,向患者讲解疾病相关知识,消除顾虑,积极配合治疗。

(三)出院日

(1)避免情绪激动,遇事心态平稳。

(2)饮食清淡,避免辛辣刺激性食物,戒烟、酒。

(3)生活规律,注意休息,避免劳累。

(4)定期门诊复查。

(5)注意保暖,避免受凉感冒,有病毒感染应积极治疗。

三、耳前瘘管护理流程(手术)

耳前瘘管是一种最常见的先天性耳畸形。瘘管多为单侧性,也可为双侧。瘘口多位于耳轮脚前,另一端为盲管。

(一)入院日至确定手术日

(1)评估患者是否有其他先天性疾病,是否有瘘管反复感染史,近期是否有急性感染等情况。

(2)评估患者的心理状况,并讲解疾病相关知识,以满足其对疾病的认知。

(3)指导患者卧床休息,避免强光刺激。

(4)评估患者的睡眠情况。

(5)需手术切除耳前瘘管者,应配合医师做好术前准备。

（6）为患者提供安静舒适的环境。

（7）评估患者的饮食及营养状况并积极给予指导。

（二）术前

（1）根据患者病情测量生命体征。

（2）协助医师进行术前检查，注意有无手术禁忌证。

（3）向患者介绍手术目的及注意事项，使患者有充分思想准备，减轻焦虑，做好心理护理。

（4）术前禁食水，并遵医嘱术前给药。

（三）手术当日

（1）根据患者病情监测生命体征。

（2）全身麻醉者去枕平卧4～6 h，头偏向一侧。全身麻醉清醒后可根据需要抬高床头，健侧卧位。局部麻醉者术后可自动卧位休息。

（3）观察切口包扎是否完好、有无渗出，告知加压包扎的重要性，嘱其勿自行拆除敷料。

（4）保持伤口敷料清洁、干燥，禁止用手抓挠。

（5）全身麻醉清醒4 h后先饮水少许，如无不适半小时后可进软食，告知用健侧咀嚼。局部麻醉者术后2 h即可进软食。

（6）指导患者保持情绪稳定，并及时进行心理沟通。

（四）术后1～3日

（1）根据病情监测生命体征。

（2）保持敷料清洁、干燥。

（3）评估患者的疼痛情况。

（4）嘱患者保持外耳道清洁，勿用手自行挤压瘘管避免污水进入。

（五）出院日

（1）运动与休息：注意休息，防感冒。加强锻炼，增强机体抵抗力。

（2）饮食：普食，避免干硬、辛辣刺激性食物，戒烟、酒。

（3）如出现疼痛、出血，则应随时来医院就诊。

（4）定期复诊。

四、急性化脓性中耳炎护理流程(非手术)

急性化脓性中耳炎是中耳黏膜的急性化脓性炎症。病变主要位于鼓室。好发于儿童，冬春季多见，常继发于上呼吸道感染。

（一）住院第1日

（1）评估患者是否伴有耳痛、听力减退或耳鸣、流脓及全身症状。

（2）遵医嘱及早应用足量抗生素，正确使用滴鼻液、滴耳液，滴耳禁止使用粉剂，以免与脓液结块，影响引流。

（3）观察体温变化，高热者应卧床休息，多饮水，摄入营养丰富、易消化饮食，保持大便通畅。

（4）观察耳道分泌物的量、性质、气味等。如出现恶心、呕吐、剧烈头痛等症状，应及时通知医师，警惕耳源性颅内并发症的发生。

（5）根据患者的疼痛情况采取对症措施，必要时遵医嘱用镇痛药。

（6）需行鼓膜修补术者配合医师做好术前准备及术后护理。

（7）必要时配合医师行鼓膜切开术，以利排脓。

（8）皮肤护理：出汗较多时，及时给予温水擦拭，更换衣服，行动不便时协助翻身、按摩，防止压疮形成。

（9）遵医嘱应用抗生素。

（10）观察患者的进食情况，给予必要的生活护理。饮食原则：营养丰富、清淡、易消化饮食及多食新鲜蔬菜、水果。

（二）住院第 2 日至出院前 1 日

（1）根据患者的病情测量生命体征，注意体温变化，高热者予以物理降温，观察患者听力下降、耳鸣、眩晕的症状是否缓解。

（2）遵医嘱应用广谱抗生素控制感染，同时观察药物的疗效及不良反应。

（3）根据患者的疼痛情况采取对症处理，必要时采取镇痛药。

（4）嘱患者卧床休息，为患者提供安静舒适的病室环境。

（5）多饮水，进食营养丰富的软食，保持大便通畅。

（6）观察外耳道分泌物的量、性质、气味等。注意耳后是否有红肿、压痛，以及其他并发症的发生，给予对症处理。

（7）心理指导。

（8）生活护理。

（三）出院日

（1）指导患者正确滴鼻、擤鼻、滴耳。宣传正确的哺乳姿势，哺乳时应将婴儿抱起，使头部竖直，人工喂养所用奶嘴的大小要合适。

（2）行鼓膜修补术者避免用力擤鼻、咳嗽等，以免修补穿孔鼓膜的筋膜脱落，导致手术失败。

（3）生活规律，注意劳逸结合，忌烟、酒、辛辣、刺激性食物。

（4）加强锻炼，增强机体抵抗力，预防感冒。

（5）及时彻底治疗急性化脓性中耳炎，防止迁延为慢性化脓性中耳炎。

五、鼻息肉、慢性鼻窦炎的护理流程（手术）

鼻息肉是鼻腔和鼻窦黏膜的常见慢性疾病，以极度水肿的鼻黏膜在中鼻道形成单发或多发息肉为临床特征。各年龄均有发病，男女比例约为 2:1。

慢性鼻窦炎：多因急性鼻窦炎反复发作未彻底治愈迁延所致，可单侧或单窦发病，但双侧或多窦发病极常见。

（一）术前

（1）术前禁食水 8 h。

（2）备皮：剪去患侧鼻毛。

（3）向患者介绍手术目的及注意事项，使患者有充分思想准备，减轻焦虑，做好心理护理。

（4）遵医嘱术前给药。

（二）手术当日

（1）遵医嘱卧床休息，全身麻醉未苏醒者取侧卧位，头偏向一侧。全身麻醉清醒后及局部麻醉者取半卧位。

(2)按医嘱及时使用抗生素,预防感染。注意保暖,防止感冒。

(3)注意观察鼻腔渗血情况,嘱患者若后鼻孔有血液流下,一定要吐出,以便观察出血量,并防止血液进入胃内,刺激胃黏膜引起恶心呕吐。24 h 内可用冰袋冷敷鼻部。若出血较多,及时通知医师,必要时按医嘱使用止血药,床旁备好鼻止血包和插灯。

(4)叮嘱患者不要用力咳嗽或打喷嚏,以免鼻腔内纱条松动或脱出而引起出血。教会患者若想打喷嚏,可用手指按人中、做深呼吸或用舌尖抵住硬腭以制止。

(5)向患者解释头痛原因,帮助患者放松,分散患者注意力,给予心理指导并进行疾病知识和安全知识宣教。

(6)全身麻醉患者清醒后 6 h 可进温的流质或半流质饮食,保证营养,避免辛辣刺激性食物。

(7)遵医嘱监测生命体征。

(8)遵医嘱用止血药。

(9)监测体温的变化。

(10)遵医嘱使用抗生素。

(11)指导患者保持情绪稳定,并及时进行心理沟通。

(三)手术后 1~3 日

(1)根据病情监测生命体征。

(2)鼻腔填塞纱条者,第 2 d 开始滴液状石蜡以润滑纱条,便于抽取。纱条抽尽后根据医嘱改为呋麻液滴鼻,防止出血并利于通气。填塞物如为膨胀海棉,填塞期间不使用滴鼻药,填塞物 24 h 后开始抽取,完全取出后根据医嘱使用滴鼻药。

(3)因鼻腔不能通气,患者须张口呼吸,口唇易干裂,所以要做好口腔护理,保持口腔清洁无异位,防止口腔感染,促进食欲。

(4)注意保护鼻部勿受外力碰撞。

(5)遵医嘱使用抗生素。

(四)出院日

(1)指导患者正确使用滴鼻药滴鼻。

(2)生活有规律,注意劳逸结合,忌烟、酒、辛辣刺激性食物。

(3)加强锻炼,增强机体抵抗力,防止感冒。

(4)术后定期随访,并遵医嘱接受综合治疗,以防鼻息肉复发。

六、鼻中隔偏曲护理流程(手术)

鼻中隔偏曲是指鼻中隔偏向一侧或双侧或局部有突起,并引起鼻腔功能障碍,如鼻塞、鼻出血和头痛等。鼻中隔偏曲大部分属先天性发育异常,后天继发者较少。

(一)术前

(1)遵医嘱监测生命体征。

(2)遵医嘱剪患侧鼻毛。

(3)遵医嘱用药。

(4)全身麻醉者术前 4~6 h 禁饮食。

(5)向患者介绍术前术后注意事项,使患者有充分思想准备,减轻焦虑,做好心理护理。

(6)与手术室护士核对患者信息,做好交接工作。

(二)手术当日

(1)局部麻醉患者术后给予半卧位,利于鼻腔分泌物及渗出物引流,同时减轻头部充血。

(2)全身麻醉按全身麻醉护理常规至患者清醒后,改为半卧位。

(3)按医嘱及时使用抗生素,预防感染。注意保暖,预防感冒。

(4)注意观察鼻腔渗出情况,嘱患者若后鼻孔有血液流下,一定要吐出,以便观察出血量。24 h内用冰袋敷鼻部。

(5)若出血量较多,及时通知医师处理,必要时按医嘱使用止血药,床旁备好鼻止血包和鹅颈灯。

(6)嘱患者不要用力咳嗽或打喷嚏,以免鼻腔内纱条松动或脱出而引起出血。

(7)局部麻醉患者术后2 h、全身麻醉患者清醒后6 h可进温的流质或半流质饮食,保证营养,避免辛辣刺激性食物。

(8)因鼻腔不能通气,患者须张口呼吸。

(9)指导患者预防便秘,保持大便通畅的方法。

(10)指导患者保持情绪稳定,并及时进行心理沟通。

(11)加强巡视,及时了解患者需求。

(三)手术后1至3日

(1)根据病情监测生命体征。

(2)鼻腔填塞纱条者,第2日开始滴液状石蜡以润滑纱条,便于抽取。纱条抽出后根据医嘱改用呋麻液滴鼻,防止出血并利于通气。

(3)因鼻腔不能通气,患者需张口呼吸,口唇易干裂,需做好口腔护理。

(4)注意保护鼻部勿受外力碰撞,防止出血。

(5)手术后一般在24 h或48 h抽出鼻内填塞物,嘱患者在抽取前适当进食,避免抽取纱条时因紧张、恐惧、疼痛不适引起患者低血糖反应甚至昏厥现象。

(四)出院日

(1)指导患者正确使用滴鼻药滴鼻。

(2)术后注意保护鼻部勿受外力碰撞,以防出血或影响手术效果。

(3)短期内避免剧烈运动。

(4)避免烟、酒,忌食辛辣等刺激性食物,多食粗纤维食物、水果、蔬菜。

(5)定期复诊,如有不适应及时就诊。

七、鼻出血护理流程(非手术)

鼻出血是临床常见症状之一,可单纯由鼻腔、鼻窦疾病引起,也可由某些全身性疾病所致,但以前者多见。出血部位多在鼻中隔前下方的易出血区(即利特尔区动脉或克氏静脉丛),儿童、青少年的鼻出血多数或几乎发生在该部位,中、老年者的鼻出血则发生在鼻腔后段。

(一)住院第1日

(1)评估患者有无引起鼻出血的局部或全身性疾病,有无鼻出血史。

(2)观察患者的面色,评估鼻腔出血量。

(3)安慰患者,协助取坐位或半卧位,耐心告知患者恐惧可使血压升高,从而加重出血。

(4)通知医师,备好急救物品,配合进行止血处理。向患者做好解释工作并取得配合。

(5)少量出血时,给予简便止血措施。

1)以拇指和食指紧捏两侧鼻翼10~15 min。

2)鼻腔填塞1％麻黄素或0.1％肾上腺素棉球。

3)冷敷鼻部或前额。

(6)出血量较多时:

1)迅速建立静脉通道。

2)遵医嘱给予止血药,补液,输血。

(7)如患者面色苍白,出冷汗,烦躁不安,脉搏增快,胸闷,血压下降等应即刻报告医师,并迅速处理。

(8)配合医师积极寻找、治疗原发病。

(9)饮食原则:鼓励患者进食温凉流质、半流质清淡营养均衡饮食,多饮水,保持大便通畅。

(二)住院第2日至出院前两日

(1)根据患者的病情测量生命体征。

(2)观察鼻腔渗血情况,咽部有分泌物时嘱患者吐出勿咽下。

(3)观察鼻腔填塞物有无松动及有无脱落到咽部。

(4)向患者讲解引起疼痛的原因及可能持续的时间,讲解填塞的重要性和暂时性。

(5)嘱患者勿抠鼻,尽量避免打喷嚏(可深呼吸抑制,或张口打出)。

(6)嘱患者安静卧床休息,创造舒适、安静的睡眠环境。

(7)协助患者多次少量饮水以减轻口咽部干燥,营养丰富、易消化、低盐饮食,禁烟、酒、浓茶,保持大便通畅。

(8)遵医嘱用药。

1)应用抗生素以预防感染。

2)应用止血药物。

3)营养支持治疗,补充血容量。

(三)出院前一日

(1)根据患者的病情测量生命体征。

(2)配合医师取出鼻腔填塞物,观察有无活动性出血,发现出血及时报告医师配合对症处理。

(3)按医嘱正确用药。

(4)嘱患者安静卧床休息,创造舒适、安静的睡眠环境。

(5)营养丰富、易消化、低盐饮食,禁烟、酒、浓茶,保持大便通畅。

(四)出院日

(1)教会患者滴鼻药的正确使用方法。

(2)教会患者及家属鼻腔简易止血方法,少量出血可自行处理。出院4~6周避免剧烈运动、打喷嚏、用力擤鼻及重体力劳动,避免服用含水杨酸制剂。

(3)向患者说明鼻出血要以预防为主,要戒除挖鼻等不良习惯。

(4)保持居室适宜温湿度。天气干燥时,鼻腔局部应用红霉素眼膏等预防鼻腔黏膜干燥。

（5）易进食清淡、营养均衡饮食，多饮水，保持大便通畅。

八、鼻腔异物护理流程（非手术）

鼻腔异物：在儿童中发病率较高，成人因工伤、误伤所致，分内源性和外源性两大类。

（一）住院第 1 日

（1）评估病情，观察有无缺氧。

（2）评估异物的性质、大小、形状、所在部位、刺激性强弱和滞留时间的长短。

（3）儿童鼻腔异物表现为单侧鼻阻塞、流黏脓涕、鼻出血或涕中带血及呼气有臭味等。医源性异物有异物滞留侧鼻塞、脓涕和头痛等症状。

（4）指导各项检查（鼻镜、探针、X 线、CT 检查）方法及注意事项。

（5）如患者面色苍白，出冷汗，烦躁不安，脉搏增快，胸闷，血压下降等应即刻报告医师，并迅速处理。

（6）饮食原则：营养丰富、易消化、低盐饮食，禁烟、酒、浓茶。

（二）住院第 2 日至出院前一日

（1）根据患者的病情测量生命体征。

（2）注意观察异物有无移位，指导患者避免将脱落的异物下咽或勿吸导致食管异物或气管异物发生。

（3）配合医师取出异物，如需全身麻醉手术时，配合医师做好围术期准备。

（4）嘱患者安静卧床休息。

（5）遵医嘱用药。

（6）注意观察有无活动性出血。

（7）观察鼻腔渗血情况，咽部有分泌物时嘱患者吐出勿咽下。

（8）鼻腔填塞患者应尽量卧床休息。

（9）营养丰富、易消化、低盐饮食，禁烟、酒、浓茶。

（三）出院日

（1）指导患者加强自我防护意识，发生鼻腔异物最好到医院就诊取出。

（2）培养儿童养成不把小东西向耳朵、鼻子、口腔里乱塞的习惯，并对小儿注意看护。

（3）如有飞蚊、飞蝇吸入鼻中，切勿乱挖，可用擤鼻涕的方式把它擤出。

（4）保持居室适宜温湿度。天气干燥时，鼻腔局部应用红霉素眼膏等预防鼻腔黏膜干燥。

九、鼻骨骨折护理流程（手术）

鼻骨骨折：鼻骨位于梨状孔的上方，与周围诸骨连接，受暴力作用易发生鼻骨骨折。临床可见单纯鼻骨骨折，或合并颌面骨和颅底骨的骨折。

（一）入院日至确定手术日

（1）评估患者各项生命体征及发病史。

（2）采血并指导各项检查方法及注意事项。

（3）评估有无感染危险。

（4）评估患者的心理状态，以了解其对疾病的认知和期望。

（5）注意有无手术禁忌证。

（6）指导患者采取有效方法缓解疼痛，帮助患者放松，分散患者注意力，给予心理指导并进行疾病知识和安全知识宣教。

（二）术前

（1）全身麻醉者术前 4～6 h 禁饮食，局部麻醉者遵医嘱。

（2）向患者介绍手术目的及注意事项，使患者有充分思想准备，减轻焦虑，做好心理护理。

（3）遵医嘱术前给药。

（4）备皮：剃胡须，剪鼻毛。

（5）嘱患者多休息。

（三）手术当日

（1）根据患者病情监测生命体征。

（2）给予半卧位休息，利于呼吸、减轻局部充血肿胀。

（3）进食温冷流食。

（4）观察鼻腔、口中分泌物的颜色、性质及量。

（5）观察神志、意识改变，出现剧烈头痛、喷射状呕吐、颈项强直，应警惕颅内并发症的发生，需及时报告医师。

（6）给予鼻部冷敷，避免鼻部受外力、物品碰撞。

（7）指导患者避免用力擤鼻、打喷嚏，鼻腔填塞纱条 24～48 h 后取出。

（8）指导患者保持情绪稳定，并及时进行心理沟通。

（四）术后 1 至 3 日

（1）观察伤口渗出、肿胀情况。

（2）保持鼻面部清洁，及时拭净鼻腔流出的分泌物。

（3）眼睑肿胀明显致睁眼困难者，可行眼部冰袋冷敷。

（4）保持口腔清洁，定时进行口腔护理。

（5）遵医嘱使用抗生素，抗感染。

（6）给予饮食指导，次日给予温冷半流食，术后 2～3 d 为温冷的饮食，3 d 后逐渐过渡到正常饮食，饮食宜清淡、易消化、少食多餐。

（7）做好生活护理，保证患者舒适。

（五）出院日

（1）指导患者术后注意防护，勿触鼻部，以免引起复位失败。

（2）鼻腔填塞纱条抽取后，短期内避免用力擤鼻、打喷嚏，并注意保护鼻面部，以免影响手术效果。

（3）鼻腔通气不畅者，指导患者正确使用滴鼻剂。

十、急性扁桃体炎护理流程（手术）

急性扁桃体炎为腭扁桃体的急性非特异性炎症，可伴有不同程度的咽黏膜和淋巴组织的急性炎症，是一种常见的咽部感染性疾病，多继发于上呼吸道感染。

（一）住院第 1 日

（1）评估患者有无剧烈咽痛、吞咽困难、扁桃体肿大、高热、畏寒、头痛、乏力。

（2）遵医嘱给予对症治疗，如使用抗生素、解热镇痛药。

(3)观察患者体温变化、局部红肿及疼痛程度。体温过高者给予物理降温,必要时遵医嘱给予药物降温。

(4)为患者提供安静舒适的环境,卧床休息,保持室内空气流通。

(5)嘱患者尽量少说话,进食前后漱口。

(6)指导患者转移注意力,以缓解疼痛。

(7)保持口腔清洁,选用口服含片含服,以消炎镇痛。

(8)进温度适宜软食或流质饮食,多饮水,加强营养并保持大便通畅。

(二)住院第 2 日至出院前 1 日

(1)根据患者的病情测量生命体征。

(2)遵医嘱给予药物治疗,及时观察药物的疗效及不良反应。

(3)嘱患者卧床休息,注意保暖,为患者提供安静舒适的休息环境,室内空气流通。

(4)观察患者体温变化,局部红肿及疼痛状况。

(5)观察患者有无一侧咽痛加剧、语言含糊、张口受限、一侧软腭舌弓红肿膨隆、悬雍垂偏向对侧等扁桃体周围脓肿表现,同时还应仔细观察患者尿液,发现异常及时联系医师给予处理。

(6)保持环境安静,室内空气流通,温湿度适宜。

(7)观察患者的心理状态,给予相应的心理指导。

(8)给予高热量、高蛋白、高维生素的饮食。饮食清淡,多饮水,指导或协助患者进食。

(三)出院日

(1)该病可通过飞沫或直接接触感染,发病期间患者应适当隔离。

(2)养成良好生活习惯,睡眠充足,劳逸结合,注意保暖。保持口腔卫生,经常漱口。

(3)饮食应清淡富于营养,戒除烟酒,少食辛辣刺激性食物。

(4)加强锻炼,提高机体抵抗力。

(5)对频繁发作,即每年有 5 次或以上的急性发作或连续 3 年平均每年有 3 次或以上发作的急性扁桃体炎或有并发症者,建议在急性炎症消退 2～3 周后行扁桃体摘除术。

十一、慢性扁桃体炎护理流程(手术)

慢性扁桃炎是指扁桃体的持续性感染性炎症,多由急性扁桃体炎反复发作或腭扁桃体隐窝引流不畅,隐窝内细菌、病毒滋生感染而演变为慢性炎症,是临床上常见疾病之一,多发生于大龄儿童及青年。

(一)入院日至确定手术日

(1)评估患者发病史。

(2)饮食指导。

(3)向患者解释头痛原因,帮助患者放松,分散患者注意力,给予心理指导并进行疾病知识宣教和安全知识宣教。

(4)采血并指导各项检查方法及注意事项。

(5)遵医嘱用药。

(6)密切观察有无发热、关节酸痛、尿液变化等,警惕风湿热、急性肾炎等并发症的发生。

(7)注意有无手术禁忌证,妇女处于月经期和月经前期、妊娠期等情况均不宜手术。

（二）术前

（1）遵医嘱监测生命体征。

（2）协助医师进行术前检查，注意有无手术禁忌证。

（3）保持口腔清洁，术前 3 d 开始给予漱口液含漱，每天 4～6 次。

（4）向患者介绍手术目的及注意事项，使患者有充分思想准备，减轻焦虑，做好心理护理。

（5）术日晨禁食，并遵医嘱术前给药。

（三）手术当日

（1）遵医嘱卧床休息，全身麻醉未苏醒者取侧卧位，头偏向一侧。全身麻醉清醒后及局部麻醉者取半卧位。

（2）手术当日尽量少说话，避免咳嗽，轻轻吐出口腔分泌物，不要咽下。

（3）密切观察生命体征、神志、面色及口中分泌物的色、质、量，注意全身麻醉未苏醒者有无频繁吞咽动作，如有活动性出血应立即报告医师并协助止血。

（4）勿食辛辣、生硬和过热食物，漱口时冲洗力度不可过大，以免损伤创面引起出血。

（5）解释术后创面疼痛为正常现象，指导患者听音乐、看电视等分散注意力以减轻疼痛，必要时遵医嘱给予镇静药。

（6）局部麻醉患者术后 2 h、全身麻醉患者清醒后 6 h 可进温的流质或半流质饮食，保证营养，避免辛辣刺激性食物。

（7）根据病情监测生命体征。

（8）遵医嘱用止血药。

（9）必要时颈部冷敷。

（10）监测体温的变化。

（11）遵医嘱使用抗生素。

（12）指导患者保持情绪稳定，并及时进行心理沟通。

（四）术后 1 至 3 日

（1）根据病情监测生命体征。

（2）嘱患者轻轻吐出唾液，评估唾液中的含血量，观察有无出血。

（3）术后第 2 日开始注意"三多"（多讲话，多漱口，多进饮食），以增强体质，防止切口粘连、瘢痕挛缩、后遗咽异感症。

（4）手术次日改为半流食，3 d 后可进软食。

（5）遵医嘱使用抗生素。

（6）监测体温变化。

（7）加强口腔含漱，保持口腔清洁。

（五）出院日

（1）遵医嘱使用漱口液含漱，保持口腔清洁。

（2）运动与休息：注意休息，避免过劳。

（3）饮食：普食，避免干硬、辛辣刺激性食物，戒烟酒。

（4）如出现咽痛加重、体温升高、出血则应随时来医院就诊。

（5）定期复诊。

十二、急性会厌炎护理流程(非手术)

急性会厌炎又称急性声门上喉炎,是一种危及生命的严重感染,可引起会厌肿胀阻塞气道而窒息死亡。成年人多见,全年均可发病,及时治疗,预后良好。

(一)住院第 1 日

(1)注意观察患者的体温变化,必要时采用物理或药物降温。

(2)评估患者疼痛的部位、性质、程度。

(3)遵医嘱吸氧,雾化吸入,给予足量的抗生素和激素类药物。

(4)严密观察患者呼吸状态,注意有无呼吸困难。

(5)床旁备气管切开包,做好气管切开术前准备。

(6)嘱患者卧床休息,减少活动。

(7)观察患者的情绪反应,评估其焦虑程度。

(8)评估患者的进食情况及营养状况。

(二)住院第 2 日

(1)注意保暖,及时更换被汗液浸湿的衣被,保持皮肤清洁。

(2)尽量少做吞咽动作,可将口中分泌物轻轻吐出,观察分泌物的性质和量。

(3)保持口腔清洁,尽量少讲话,轻咳嗽,避免烟酒刺激。

(4)观察患者心理状态,指导患者采取有效的方法缓解疼痛。

(5)气管切开者按气管切开术后护理。

(6)保持病房安静,减少噪声刺激。

(7)遵医嘱进温凉流质或半流质饮食,忌辛辣食物,进食困难的患者可增加补液量或给予静脉高营养。

(三)住院第 3 日至出院前 1 日

(1)观察患者体温变化。

(2)注意休息,保持病室安静。

(3)给予心理指导,配合治疗。

(4)饮食清淡易消化,忌辛辣刺激性食物。

(四)出院日

(1)向患者讲解此病的特点及预防措施,由变态反应所致者应避免与变应原接触。

(2)饮食以清淡为主,戒烟酒。

(3)生活规律,不过度疲劳,积极治疗邻近器官感染,如出现咽喉剧痛、吞咽困难、呼吸困难等症状时应立即求医就诊。

十三、声带息肉、声带小结护理流程(手术)

声带息肉、声带小结均为喉部慢性非特异性炎症性疾病,是引起声音嘶哑的两种常见疾病。

声带小结又称歌者小结,发生于儿童者又称喊叫小结,典型的声带小结为双侧声带前、中1/3 交界处对称性小结样突起。声带息肉好发于声带游离缘前、中段,为半透明、白色或淡红色表面光滑的肿物,单侧多见,也可双侧同时发生。

（一）入院日至确定手术日

（1）评估患者声音嘶哑的严重程度、发生和持续的时间，有无明显诱因，如用声不当或长期吸烟史，有无上呼吸道感染史。

（2）告知患者少说话，避免长时间或大声讲话，戒烟，并进行疾病和安全知识宣教。

（3）采血并指导各项检查方法及注意事项。

（4）遵医嘱给予雾化吸入。

（5）注意有无手术禁忌证，妇女处于月经期和月经前期、妊娠期等情况均不宜手术。

（6）饮食原则：营养丰富、易消化、低盐饮食，禁烟、酒、浓茶。

（二）术前

（1）遵医嘱监测生命体征。

（2）协助医生进行术前检查，注意有无手术禁忌证。

（3）遵医嘱给予雾化吸入。

（4）向患者介绍手术目的及注意事项，使患者有充分的思想准备，减轻焦虑，做好心理护理。

（5）术前 12 h 禁食水，并遵医嘱术前给药。

（三）手术当日

（1）根据患者的病情监测生命体征，嘱卧床休息，全身麻醉未苏醒者取侧仰卧位，头偏向一侧。全身麻醉清醒后取半卧位。

（2）观察患者有无呼吸困难、咯血、喉鸣、喉痛、咳痰困难。

（3）防止患者剧烈咳嗽和用力咳痰，吸痰时动作轻柔，压力不要过大，以防引起创面出血。

（4）遵医嘱给予抗感染、稀释分泌物的药物雾化吸入。

（5）观察口中分泌物的颜色、性质和量。评估有无出血及出血的量。

（6）禁声、禁烟酒、禁食水 6 h，全身麻醉术后 6 h 可进食流食，进食时应观察有无呛咳或呼吸困难，对呛咳者应酌情禁食或给予鼻饲及静脉高营养，以防吸入性肺炎的发生。

（7）给予漱口液含漱，随时保持口腔清洁，预防口腔感染。

（8）指导患者保持情绪稳定，并及时进行心理沟通。

（四）手术后 1～7 d

（1）根据病情监测生命体征。

（2）观察口中分泌物的颜色、性质和量。评估有无出血及出血的量。

（3）给予漱口液含漱，随时保持口腔清洁，预防口腔感染。

（4）术后 1 周需要严格禁声，避免剧烈咳嗽。

（5）向患者及家属强调禁声的重要性，告知患者术后不注意禁声或发音方法不正确，可导致术后并发症，如出血、呼吸道水肿等及息肉复发。

（6）告知患者平时长时间用嗓或高声喊叫，术后轻声说话、耳语是不正确的用声方法。

（7）加强口腔含漱，保持口腔清洁。

（8）术后第 3 d 可进食软食，营养丰富、易消化、低盐饮食，禁烟、酒、浓茶。

（五）出院日

（1）用漱口液含漱口，保持口腔清洁。

（2）运动与休息：注意休息，避免过劳。

（3）饮食：避免干硬、辛辣刺激性食物，戒烟、酒。

（4）术后休声 2～4 周，使声带充分休息，减轻声带充血水肿，促进声带创面愈合。

（5）预防上呼吸道感染，感冒期间尽量少说话，使声带休息，同时积极治疗。

（6）定期复诊。

十四、气管切开术护理流程（手术）

气管切开术是将颈段气管前壁切开并插入适合气管套管使患者直接经套管呼吸和排痰抢救生命的急救手术。是抢救喉阻塞患者的有效措施。

适应证如下：①喉阻塞，任何原因引起的喉阻塞，尤其是病因不能很快解除者。②下呼吸道分泌物潴留，如昏迷、颅脑病变、多发性神经炎、胸外伤、呼吸道烧伤等引起的下呼吸道分泌物阻塞。③某些手术前预防性气管切开，如喉癌、鼻咽纤维血管瘤及口腔、颌面部手术时，为了保持呼吸道通畅，可行先期气管切开。④长时间辅助呼吸时，为装置辅助呼吸机提供方便。

（一）入院日至确定手术日

（1）询问患者发病前的健康状况，了解患者发病的危险因素。

（2）注意观察呼吸情况，避免剧烈运动，限制活动范围，必要时床旁备气管切开包。

（3）评估患者恐惧程度，耐心讲解有关治疗方法及预后，细心安慰，解除患者紧张情绪。

（4）采血并指导各项检查方法及注意事项。

（5）遵医嘱对症治疗。

（二）术前

（1）遵医嘱监测生命体征。

（2）术前禁食（或遵医嘱）。

（3）术前据医嘱配好血型，备血。

（4）精神紧张者术前给予镇静药。

（5）备皮：备皮范围上起下颌骨，下至胸骨柄，左右至两侧肩，男患者刮胡须。

（6）预防窒息：注意观察呼吸情况，避免剧烈运动，限制活动范围，必要时床旁备气管切开包。

（7）给予心理疏导。

（8）术后患者暂时失去发声能力，术前应做好解释，以取得配合。

（9）备合适的气管套管，备氧气、吸引器。

（10）备术后气管套管内点滴用湿化液，气管切开后护理盘等用物。

（三）手术当日

（1）遵医嘱监测生命体征密切观察呼吸变化。

（2）观察患者颈部有无皮下气肿。

（3）观察切口敷料渗透情况，口周有无血性分泌物，负压引流的颜色及引流量，如有出血征象，立即通知医师处理。

（4）保持呼吸道通畅，做好气管切开护理，及时吸出气管内分泌物，防止干痂形成。

（5）鼻饲管护理：固定好鼻饲管，防止脱出。

（6）语言交流障碍护理，准备纸笔或者小白板。

(7)可抬高床头 $30°\sim45°$,减轻颈部伤口张力。

(8)遵医嘱输注止血药及消炎药。

(9)向患者及其家属宣教,避免异物进入套管内。

(10)遵医嘱对症用药。

(11)评估患者的情绪变化,了解患者心理状态,心理指导。

(四)术后 1~3 日

(1)根据患者病情监测生命体征。

(2)观察患者颈部有无皮下气肿,防止呼吸道阻塞,做好气管切开护理,及时吸出气管内分泌物,保持呼吸道通畅,防止干痂形成。

(3)观察切口敷料渗透情况,及时更换喉垫一日 2 次,并保持清洁干燥,口腔有无血性分泌物,负压引流的颜色及引流量,如有出血征象,立即通知医师处理。

(4)对疑有食管损伤或穿孔的患者,嘱其卧床休息、禁饮食、唾液吐出勿咽下,指导患者漱口,遵医嘱给予鼻饲。

(5)遵医嘱给予对症、支持疗法(补液等)。

(6)鼓励患者早期下床活动,防止肺部并发症及压疮发生。

(7)拔管情况。

1)拔管前,给患者耐心解释堵管情况及注意事项。

2)堵管期间应严密观察呼吸,并观察堵管栓子是否固定牢靠,避免吸入气管内或咳出。

3)严密观察拔管后患者的呼吸情况,有异常及时报告医师并配合处理。

4)对拔管困难者,给予关心、安慰,了解其原因,并配合医师进行处理。

5)对于需带管出院者,评估患者或家属对气管切开护理知识的掌握程度,并进行出院指导。

(五)出院日

(1)出院前应教会患者及家属掌握气管切开的自我护理方法和知识。

(2)指导患者定期复查。1 个月内每 2 周 1 次,3 个月内每月 1 次,1 年内每 3 个月 1 次,1 年后每半年 1 次。

(3)如发生呼吸困难、出血、颈部肿块等应及时就诊。

(4)指导患者发声能力训练。食管发声是最经济、简便的方法。

(5)药物。

1)遵医嘱用药,给予药物指导。

2)饮食:高蛋白、高热量、高维生素普食,避免辛辣刺激性食物。

3)运动与休息:适当活动,注意休息,头部勿过度后仰及左右活动(带管者)。

(6)特别指导。

1)嘱患者洗澡时避免气管瘘口浸入水中。

2)注意颈部有无肿大淋巴结。

3)全喉术后指导患者练习食管音。

4)教会患者或家属:内套管拔出法和放入法、内套管清洗消毒法、喉垫更换法、气管内滴药法,观察要点。

5)嘱患者如出现呼吸、咳嗽、咳痰异常、出血需及时就诊。

6)定期门诊复查。

十五、喉阻塞护理流程(手术)

喉阻塞为耳鼻喉科常见急症之一,是因喉部或其相邻组织的病变,使喉部通道发生狭窄或阻塞引起呼吸困难,也称喉梗阻。

(一)入院日至确定手术日

(1)评估喉阻塞的原因。

(2)评估呼吸困难的性质及程度,如发生呼吸困难进入第三度,须立即报告医师,进行抢救。

(3)评估咳嗽的性质及了解患者的异物吸入史,当时的症状、体征及异物的种类、形状、大小、存留时间。

(4)遵医嘱氧气吸入。

(5)根据患者病情监测呼吸、血氧饱和度。

(6)指导患者安静休息。

(7)床旁备气管切开包、气管插管等抢救物品,必要时配合医师气管切开。

(8)保持室内适宜的温度和湿度。

(9)给予心理指导并进行疾病知识宣教。

(10)饮食原则:营养丰富、易消化、低盐饮食,禁烟、酒、浓茶。

(二)术前

(1)根据患者病情测量生命体征。

(2)协助医师进行术前检查,注意有无手术禁忌证。

(3)向患者介绍手术目的及注意事项,使患者有充分思想准备,减轻焦虑,做好心理护理。

(4)术前禁食 12 h,并遵医嘱术前给药。

(三)手术当日

(1)全身麻醉患者去枕平卧位,头偏向一侧。全身麻醉清醒后取自由体位。

(2)根据患者病情监测生命体征、呼吸变化、血氧饱和度。

(3)提供安静舒适的环境,保持平和心态,勿哭闹。

(4)床旁备抢救物品。

(5)遵医嘱氧气吸入。

(6)遵医嘱行病因治疗。

(7)进行心理指导。

(8)饮食:流质饮食或遵医嘱。

(四)术后 1~3 日

(1)根据患者病情监测生命体征。

(2)观察患者颈部有无皮下气肿。

(3)评估疼痛的部位、性质、程度等,指导患者采用有效方法缓解疼痛。

(4)遵医嘱用药。

(五)出院日

(1)药物:如需病因治疗者,遵医嘱继续治疗,给予药物治疗。

（2）饮食：软食或普食，注意营养，戒烟、戒酒。

（3）运动与休息：注意休息，适量运动。

（4）特别指导。

1）针对引起喉阻塞的病因，进行健康教育。

2）出现呼吸困难等症状需及时就诊。

十六、喉癌护理流程（手术）

喉癌是头颈部常见的恶性肿瘤，占全身恶性肿瘤的1％～5％，我国部分省市的发病率月为2/10万人，高发地区是东北和华北地区。近年来喉癌发病有明显增长的趋势。喉癌的高发年龄为40～60岁，男性多发，男女发病率之比为(7～10)∶1。

（一）入院日至确定手术日

（1）询问患者发病前的健康状况，了解患者发病的危险因素。

（2）注意观察呼吸情况，避免剧烈运动，限制活动范围，必要时床旁备气管切开包。

（3）评估患者恐惧程度，耐心讲解有关治疗方法及预后，细心安慰，解除患者紧张情绪。

（4）采血并指导各项检查方法及注意事项。

（5）遵医嘱对症治疗。

（二）术前

（1）遵医嘱监测生命体征。

（2）遵医嘱术前用药阿托品、地西泮肌内注射。

（3）术前禁食，下胃管、导尿管。

（4）术前配好血型，备血，做普鲁卡因皮试。

（5）精神紧张者术前给予镇静药。

（6）已做气管切开者，术日晨更换敷料。

（7）备皮：备皮范围上起下颌骨，下至胸骨部，左右至两侧肩，男性患者刮胡须。

（8）预防窒息：注意观察呼吸情况，避免剧烈运动，限制活动范围，必要时床旁备气管切开包。

（9）心理护理。

（10）保持口腔清洁。术前用漱口液漱口，口腔、鼻腔有炎症者，给予必要治疗。

（三）手术当日

（1）遵医嘱监测生命体征。

（2）观察患者颈部有无皮下气肿。

（3）观察切口敷料渗透情况，口腔有无血性分泌物，负压引流的颜色及引流量，如有出血征象，立即通知医师处理。

（4）防止呼吸道阻塞，做好气管切开护理，及时吸出气管内分泌物，保持呼吸道通畅，防止干痂形成。

（5）鼻饲管护理：固定好鼻饲管，防止脱出。

（6）语言交流障碍护理，准备纸笔。

（7）可抬高床头30°～45°，减轻颈部伤口张力。

（8）遵医嘱输注止血药及抗炎药。

（四）术后 1～3 d

（1）遵医嘱监测生命体征。

（2）观察患者颈部有无皮下气肿,防止呼吸道阻塞,做好气管切开护理,及时吸出气管内分泌物,保持呼吸道通畅,防止干痂形成。

（3）观察切口敷料渗透情况,口腔有无血性分泌物,负压引流的颜色及引流量,如有出血征象,立即通知医师处理。

（4）对疑有食管损伤或穿孔的患者,嘱其卧床休息、禁饮食、唾液吐出勿咽下,指导患者漱口,遵医嘱给予鼻饲。

（5）遵医嘱给予对症、支持疗法（补液等）。

（6）鼓励患者早期下床活动,防止肺部并发症及压疮发生。

（五）出院日

（1）出院前应教会患者及家属掌握气管切开的自我护理方法和知识。

（2）指导患者定期复查。1 个月内每 2 周 1 次,3 个月内每月 1 次,1 年内每 3 个月 1 次,1 年后每半年 1 次。

（3）如发生呼吸困难、出血、颈部肿块等应及时就诊。

（4）指导患者发声能力训练。食管发声是最经济、简便的方法。

十七、食管异物护理流程

食管异物是耳鼻喉科常见急症之一,多见于老年人及儿童。患者因误咽导致异物嵌顿于食管内,部位以食管入口处为最多,其次为食管中段,发生于下段者少见。

（一）入院日至确定手术日

（1）向患者及家属了解、评估异物的种类、大小及形状,了解发病经过。

（2）禁饮食。

（3）评估患者恐惧程度,耐心讲解有关治疗方法及预后,细心安慰,解除患者紧张情绪。

（4）采血并指导各项检查方法及注意事项。

（5）遵医嘱对症治疗。

（二）术前

（1）遵医嘱监测生命体征。

（2）遵医嘱给予对症治疗。

（3）禁饮食,并嘱患者切勿强行进食,特别是固体食物,以免发生食管穿孔等并发症。

（4）观察患者有无呛咳、咯血、或便血,有无疼痛及其程度,有无皮下气肿。

（5）与手术室护士核对患者信息,做好交接工作。

（三）手术当日

（1）遵医嘱监测生命体征。

（2）观察患者颈部有无皮下气肿。

（3）评估疼痛的部位、性质、程度,指导患者采用有效方法缓解疼痛。

（4）对疑有食管损伤或穿孔的患者,嘱其卧床休息、禁饮食,唾液吐出勿咽下,指导患者漱口,遵医嘱给予鼻饲。

（5）遵医嘱使用抗生素。

（6）遵医嘱静脉补充营养。

（7）如检查时异物被推入或自行滑进胃内，应做好解释工作，安慰患者，消除其顾虑，并观察大便内有无异物排出。

（8）如进入胃内的异物尖锐或锋利，则需留意观察大便5 d，遵医嘱行X线腹部透视，注意有无腹痛及部位，嘱患者忌服泻药，以免引起并发症。

（四）术后1～3日

（1）遵医嘱监测生命体征。

（2）观察患者颈部有无皮下气肿。

（3）评估疼痛的部位、性质、程度等，指导患者采用有效方法缓解疼痛。

（4）对疑有食管损伤或穿孔的患者，嘱其卧床休息、禁饮食、唾液吐出勿咽下，指导患者漱口，遵医嘱给予鼻饲。

（5）遵医嘱使用抗生素。

（6）遵医嘱给予对症、支持疗法（补液等）。

（五）出院日

（1）药物：遵医嘱用药，给予药物指导。

（2）饮食：拔除胃管后由口进食，可由流食、半流食、软食逐渐至普食，应注意温度适宜，富含营养，避免干硬、刺激性食物，切勿暴饮暴食，戒烟酒。

（3）运动与休息：注意休息，适当活动，避免过劳。

（4）给患者讲解预防食管异物的知识。

（5）定期复查，如出现明显的吞咽疼痛、发热等及时就诊。

第二节　耳鼻喉重症护理

一、重症监护疾病一般护理常规

（1）患者入室后根据病情，遵医嘱选择必要的监测项目，连接好各种引流管道，与护送人员进行病情、全身皮肤和物品交接。

（2）认真做好监护记录，准确及时地反映病情的动态变化，生命体征不稳者，每15～30 min监测并记录体温、脉搏、呼吸、血压1次，随后可视病情改为每30～60 min监测记录1次，其他监测项目根据需要随时记录。

（3）取合适的体位，保持呼吸道通畅，根据情况给予吸氧。

（4）保持各种引流管通畅，观察单位时间内引流液量、颜色的变化。

（5）保持动静脉置管通畅，根据病情计算并安排每小时输液量，准确记录出入量，每8 h小结1次，24 h总结1次。

（6）定期更换各种管道，如尿管、呼吸机管道等。

（7）按时做好口腔护理，气管插管及气管切开护理，定时翻身拍背，保持床单位及全身清洁。

（8）昏迷患者密切观察神志、瞳孔、四肢活动、各种反射等，双眼应覆盖凡士林纱布或涂眼药膏，防止角膜溃烂。

（9）烦躁不安、保留气管插管者，加用床栏，四肢以约束带固定。

（10）清醒患者应做好心理护理，以取得配合。

（11）认真执行消毒隔离制度，减少院内感染。

（12）及时准确执行医嘱，严格执行无菌操作原则，动静脉置管处，应定时换药，观察伤口有无红肿、渗血、渗液。

（13）严密观察病情变化，及时分析判断变化的原因，迅速做出相应的处理。

二、中心静脉置管护理常规

（1）置管前应征得患者或家属同意，签署同意书。

（2）穿刺局部必须严格消毒，术者应戴帽子、口罩、无菌手套，严格无菌操作。

（3）置入导引钢丝或导管时如遇阻力，切不可强行置入，可稍微退出，适当调整置入方向或旋转导丝或导管再慢慢置入，必要时，重新穿刺置管。

（4）在输注高渗溶液或血制品后宜用稀肝素（NS 100～500 mL 加肝素 12 500U）或生理盐水 5～10 mL 冲洗管腔，导管腔用稀肝素生理盐水封管每日 1 次。

（5）保证导管连接牢固可靠，防止脱落或进入空气，严密观察有无并发症。

（6）导管外敷料应采用封闭覆盖，每 2～3 d 更换 1 次，遇有污染随时更换。

（7）如静脉导管为输液所用，则每日更换输液器，输液完毕，应用稀肝素生理盐水冲洗管腔，并妥善打折或封闭管腔，再用无菌纱布包扎后固定在患者适当部位。

（8）如遇穿刺部位红肿、疼痛和原因不明的发热或不再需要时应拔管，导管尖端做细菌培养。

（9）导管拔除后局部皮肤应消毒处理，并稍加压，覆盖无菌敷料。

三、机械通气

（1）呼吸机应用前，先检查各管道衔接正确、可靠，温化、湿化功能良好，调节各参数，连接模拟肺，工作正常后，方可给患者使用。

（2）呼吸机最初的各项参数，根据患者年龄、体重、病情等大致设定，将呼吸机与患者的人工气道相连，气囊充气适度，观察两侧胸廓抬动情况，听诊两肺呼吸音。

（3）呼吸机使用 30 min 后，采血作动脉血气分析，根据血气结果，及时调整呼吸模式及参数，每次调整参数后 15～30 min 再次采脉血气分析，以后每 4～8 h 作动脉血气分析 1 次。

（4）记录用机时间、型号、通气模式、FiO_2、Rata、VT、VM、PIP、I：E、PEEP 等参数，一旦调整后，应随时记录，注意监测吸入 VT 和呼出 VT，以及时了解有无漏气；对气道压力的监测，尤其要严密监测 PIP（最高吸气压），防止分泌物堵塞、支气管痉挛、气胸等意外发生。使用 VC（容量控制通气）模式时，应特别注监测气道压力；使用 PC（压力控制通气）模式时，要特别监测潮气量、呼吸频率。

（5）保持呼吸道通畅，及时吸痰。吸痰前后 2～3 min，给吸纯氧，吸痰后可鼓肺 3～5 次。

（6）应用呼吸机的患者，应 2 h 翻身拍背，以松动痰液利于吸引，防止肺不张；加强口腔护理，防止口腔炎发生。

(7)吸入气体应加温湿化,湿化液使用蒸馏水,湿化器温度设在 36 ℃～37 ℃,气道口温度维持在 32 ℃～35 ℃,管道内的冷凝水应及时清除,以免增加气道阻力。如分泌物黏稠,可定时注入无菌生理盐水(成人 2～3 mL,小儿 0.5～1 mL)以稀释痰液。

(8)使用呼吸机期间,严密观察神志、面色、体温、脉搏、呼吸、血压、胸廓幅度、SpO_2 值的变化,尤其要注意有无人机对抗,必要时更换呼吸模式或应用肌松剂、镇静剂等。

(9)床边应准备一简易呼吸器,每班检查其功能及接头是否合适。

(10)呼吸机使用过程中如出现报警,应立即检查原因,及时处理。

(11)呼吸机的滤网每日清洗 1 次,长期使用呼吸机者,呼吸机管道每周更换 1 次,管道消毒可采用浸泡消毒或干执灭菌。

(12)试行脱机期间,严密监测呼吸频率、节律、心率、心律、SpO_2 面色、神志等变化,脱机后 30 min 复查动脉血气,如有异常,及时处理。

四、人工气道护理

(一)病室及床单位室内保持清洁、安静新鲜空气

室温在 22 ℃左右,相对湿度 60% 左右。床边备无菌吸痰管、注射器、生理盐水吸引器、氧气、呼吸球囊和一次性手套。

(二)体位

翻身或改变体位时,应同时转动头、颈和上身,避免套管刺激气道或脱出。根据病情实施体位引流,每 2 h 翻身叩背 1 次,促进痰液的排出,减少肺部并发症的发生。

(三)观察生命体征

密切观察生命体征,每小时记录 1 次心律、呼吸、血压、脉氧饱和度,发现紫绀、呼吸频速等现象应及时处理。

(四)湿化气道

每日生理盐水 200～250 mL 持续湿化气道。

(五)保持呼吸道通畅

1. 吸痰

吸痰是保持呼吸道通畅的一个有效的方法,可以清除呼吸道及套管内分泌物,以免痰液结痂阻塞气道。吸痰时必须注意以下几点。

(1)吸痰应注意无菌操作,禁止用抽吸过口鼻腔的吸痰管吸入人工气道,避免将细菌植入下呼吸道。

(2)进行呼吸治疗的患者吸痰前必须给予 3～5 min 预充氧以提高身体贮备,避免发生低氧血症。

(3)解除负压将吸痰管送至气管切开管远端,以免过度抽吸肺内气体引起肺泡萎缩。吸痰管插至隆突时,会感到有阻力,此时应将吸痰管后退 1～2 cm,打开负压,边退出边旋转边吸引,以免引起气管黏膜损伤。

(4)吸痰管外径应小于人工气道内径的二分之一,成人使用的标准吸痰管是 12 F～14 F,每次吸痰时间应小于 15 s。

(5)负压保持在 80～120 mmHg(10.6～16 kPa),不宜过高,以避免抽吸引起黏膜损伤。有出血倾向者尤其应注意。

(6)吸痰期间应密切注意生命体征,一旦出现心律失常或呼吸窘迫,立即停止抽吸并吸入纯氧。

(7)吸痰结束至少进行 5 次深呼吸,或生命体征恢复到基础水平后,才可再次抽吸。吸痰后吸高浓度氧 1~5 min,直到心率及氧饱和度恢复到正常范围。

2.清洗内套管

使用金属气管套管者,4~6 h 清洗内套管 1 次,分泌物过多应增加清洗次数。

最好两个同型内套管交替使用。外套管一般在术后 7~10 d 内不更换。必须更换时,尤其是术后 48 h 内,应做充分准备,切不可随意拔除外套管。

3.慎用的药品

不进行机械通气时,慎用镇咳、抑制呼吸和减少呼吸道腺体分泌的药物,如可耐因、吗啡、地西泮、阿托品等。

(六)鼓肺和叩背

吸痰前给予叩背,促进黏附于气管壁的痰液松动,有利于分泌物向外移动。叩背时手指并拢,手掌呈杯状,由下而上有节律地震动胸背部。吸痰后,给予较大潮气量鼓肺,减少肺泡萎缩。

(七)气囊的充气

有人工气道的患者,如神志不清或需机械通气,应将人工气道的气囊充气。气囊内压力过高可引起气道黏膜水肿、缺血甚至坏死,过低则不能有效封闭气囊与气管间隙,可引起误吸甚至影响呼吸治疗效果。

理想的气囊压力为有效封闭气囊与气管内壁间的最小压力即最小封闭压力,一般维持在 14~20 mmHg,可降低呼吸道黏膜损伤的发生率。

(八)防止误吸

及时清除口腔内分泌物,床头抬高 15°~30°。昏迷或无吞咽功能的患者,即使不进行机械通气也应将气囊充气。

(九)口腔护理

清醒患者气管切开后可自行漱口,昏迷或乏力者必须进行口腔护理,保持患者口腔清洁无异味。生理盐水是最佳口腔护理液,根据病情也可采用其他漱口液,如碳酸氢钠、双氧水。

第三节　口腔修复护理

口腔修复学是研究用符合生理的方法修复口腔及颌面部各种缺损的一门学科。口腔修复学的临床内容包括牙体缺损及畸形的修复治疗,牙列缺损的修复治疗,牙列缺失的修复治疗,牙周疾病、颞下颌关节疾病及异常等的预防和修复治疗,颌面缺损的修复治疗。口腔修复的基本治疗手段是采用制作修复体的方法来恢复因缺损、畸形而丧失的形态与功能,使之达到正常水平。

一、牙列缺失

牙列缺失是指上颌、下颌或上下颌的全部牙齿缺失。其修复方法有半口义齿修复和全口义齿修复。

（一）固位原理

其原理是基托与黏膜间的大气压力、吸附力。

（二）牙列缺失修复步骤

制取印模、颌位记录、排列人工牙、义齿完成。

（三）牙列缺失修复护理

1.常用器材的准备

口腔检查盘 1 套，橡皮碗、调拌刀、印模料、蜡片、蜡刀、酒精灯、蜡条、等分尺、面弓、 架、石膏调刀、石膏、抗膨胀液等。

2.诊疗过程中的配合

（1）选择合适的托盘：根据颌弓形状、牙槽嵴情况来选择合适的托盘。要求托盘的宽度比牙槽嵴宽 2～3 mm，周边高度低于黏膜皱褶处 2 mm，上颌托盘的后缘应盖过两侧上颌切迹，下颌应盖过磨牙后垫 1/3～2/3 处。如果没有合适的成品托盘，应该按照要求制作个别托盘。

（2）正确调拌印模料：根据托盘的大小及患者口内情况，正确估计印模料用量。掌握各种印模料的性能和使用方法，注意调拌比例，并根据气温变化做适当调整。

（3）制作蜡基托：在模型上用笔划出基托线，将蜡烤软后置于模型上，均匀加压成形，要求蜡与基托密合，没有翘动等现象。

（4）检查 架有无晃动、刻度不准等现象，并进行调整。将记录好颌位关系的模型浸水后用石膏固定在 架上。

（四）注意事项

（1）仔细核对模型与修复卡是否相符，以免混淆。

（2）牙列缺失患者大多为年老患者，理解力相对较差，应耐心解释。

（3）取模时，印模料不要过多过稀，以免流入患者咽部，引起呕吐。

（4）制作蜡基托时应将模型浸湿，以免蜡与模型粘连。

（5）固定 位关系时，勿将上下颌关系颠倒。

二、牙体缺损

牙体缺损是指牙体硬组织不同程度的破坏、缺损，造成牙体形态、咬合和邻接关系的异常，影响牙髓、牙周组织的健康，对咀嚼功能、发音和美观等可产生不同程度的影响。

（一）牙体缺损修复适应证

（1）保留有价值的残冠、残根或牙冠大面积破坏；充填治疗效果不好或无法进行治疗者。

（2）需要用修复体加高或恢复咬合者。

（3）纵形、斜形、横形牙折和牙冠缺损的基牙。

（二）牙体缺损修复类型

1.嵌体

嵌体为嵌入牙冠内的修复体。

2.部分冠

部分冠为覆盖部分牙冠表面的修复体。

3.全冠

全冠为覆盖全部牙冠表面的修复体。

4.桩冠

桩冠是利用冠钉插入根管内固位的全冠修复体。

5.CAD/CAM 修复体

CAD/CAM 修复体是在牙体预备后,由光电探测系统采集光学印模,经微机处理,并指挥自动铣床制作的修复体。

(三)固位原理

牙体缺损修复的固位力主要是靠人造冠与预备牙间的摩擦力、约束力以及黏结力所决定。

(四)牙体缺损修复护理

(1)常用器材的准备:口腔检查盘 1 套,机头、车针、橡皮碗、印模调拌刀、托盘、印模材料、咬合纸、木棒、牛角锤、黏固剂调拌刀、黏固剂等。

(2)协助医生进行口腔内基牙预备:将吸唾器置于患者舌下,用口镜轻拉患者唇颊,充分显露视野,注意保护舌、唇、颊黏膜组织,避免割伤。

(3)选择合适的托盘,制取印模。

(4)正确掌握各种粘固剂的性能,根据医嘱选择使用黏固剂。如聚羧酸锌水门汀、玻璃离子水门汀等。

(5)粘固:将完成的修复体消毒、吹干,遵医嘱调拌黏固剂。

(五)注意事项

(1)器械洁净干燥。

(2)正确掌握好调拌时间。待医生将基牙清洁、消毒、干燥后再开始调拌。注意调拌速度,严格按照使用说明进行操作。

(3)严格调拌的粉液比例,不宜过稠或过稀,以免影响材料的强度及粘结效果。

三、牙列缺损

牙列缺损是指部分牙齿缺失。按照义齿修复固位的方式不同,分为固定义齿和可摘局部义齿两种。

(一)固定义齿

固定义齿是修复牙列缺损中的一个或几个天然牙缺失,恢复其解剖形态和生理功能的一种修复体。

1.构成

由固位体、桥体和连接体 3 个部分构成。

2.适应证

(1)缺牙数目少,且牙体、牙周条件好。

(2)固位形态差,不利于卡环固位者。

(3)缺牙间隙过小者。

(4)牙体缺损范围大,涉及牙髓已做完根管治疗者。

3.优缺点

(1)体积小,没有造成异物感的附加物,比较舒适。

(2)患者不能自行取戴。

(3)材料贵,制作复杂。

(二)可摘局部义齿

可摘局部义齿是修复牙列缺损最常用的方法,它适用于各类牙列缺损者特别是游离端缺失的患者。凡是适合制作固定义齿者均可制作可摘局部义齿。

1.构成

由人工牙、基托、固位体和连接体4个部分构成。

2.适应证

(1)牙缺失后余留牙的牙周条件较差者。

(2)缺牙区多而分散,余牙倾斜度大且倒凹大者。

(3)牙列为游离端缺失牙2个以上者。

(4)凡牙列缺损情况不宜做固定义齿修复者。

2.优缺点

(1)义齿基托体积较大,异物感较明显,咀嚼效率低于固定义齿。

(2)患者可以自行取戴,易清洗,口腔卫生较好。

(3)制作方法简单,适应范围广泛。

四、瓷贴面修复

瓷贴面是应用粘结材料将薄层人工瓷修复体固定于患牙唇面,以遮盖影响美观的缺损、变色等缺陷的一种修复方法。

(一)适应证

釉质发育不良、四环素着色牙、氟斑牙、畸形牙、过小牙、牙间隙过大或切端缺损等。

(二)禁忌证

上颌牙严重唇向位、移位或反　牙,下颌牙严重深覆　,唇面严重磨损无间隙者,咬合力过大者。

(三)方法与步骤

1.牙体预备

在医生进行牙体预备时,护士协助医生进行更换车针,吸唾,牵拉口角、舌头,保护患者口内的其他软组织,为医生提供清晰和干净的视野。

2.制取印模并比色

常规使用硅橡胶或聚醚印模材料制取。

3.试戴贴面并进行调整。

4.粘结

处理牙面,处理瓷贴面,选取理想颜色树脂粘结剂进行黏固、就位后即可光照固化并去除多余黏结料。

(四)注意事项

(1)严格操作过程。粘接过程步骤多,试剂多,小器械多,护士操作时应按照"三查七对"的原则,核对患者姓名、牙位、粘接剂比例,在进行各液体处理时准确记时,用不同颜色和符号标记小刷子、调板孔和各种试剂,避免混淆。

(2)细心调配试色剂,获取最佳视觉效果。

(3)适时的口腔清理。瓷贴面准确就位,使大块多余的黏接剂初步凝固,医师用洁治器可轻易除去。拉出排龈线同时带出边缘多余的黏接剂,彻底清除黏接剂的残渣,在龈端、近中、远中、切端各部位再照射 40 s,完成固化步骤。

(4)黏接过程注意必要的防护工作。酸蚀瓷贴面的氢氟酸是一种强酸,使用中避免接触到患者及医护人员的皮肤、衣物,使用后放入中和用粉剂,再冲洗。使用磷酸时应注意对患者邻牙及口腔内黏膜的保护,应做好对黏结剂的避光保护。光照过程中患者及医护人员均应配戴深色防护镜,避免可见光线对眼睛的损害。

第九章 手术室护理

第一节 指屈肌腱腱鞘切开术

一、适应证

(1)经用醋酸氢化可的松鞘内注射无效或多次复发者。

(2)先天性弹响拇指,伸屈指困难者。

(3)屈指肌腱狭窄性腱鞘炎的晚期或非手术治疗无效者。

二、麻醉方式

局部浸润麻醉或臂丛麻醉。

三、手术体位

平卧位,患肢外展置于手术桌上。

四、手术切口

在指(拇)掌骨头处的肿胀结节做"L"形切口,直切口在结节的一侧,横切口于远端掌横纹附近。避免切入指根部的胼胝,也不可越掌横纹。拇指可沿近侧横纹

五、手术步骤及护理操作配合

(一)手术野皮肤常规消毒,铺单

递擦皮钳夹小纱布蘸碘酒、乙醇消毒皮肤;递治疗巾及手术单协助铺单;套袜套,贴手术膜。

(二)显露腱环和腱鞘

递驱血带驱血,上止血带;递22号刀切开皮肤;递有齿镊、弯蚊式钳钝性分离皮下组织显露腱环和腱鞘。

(三)切开腱鞘

递10号刀将腱环纵行切开;递弯蚊式钳、小骨膜剥离器剥离腱鞘;递组织剪开窗剪除肥厚的腱销0.5～1 cm。

(四)冲洗、缝合切口

递20 mL注射器抽吸生理盐水冲洗伤口,松开止血带,递蚊式钳彻底止血;递6×17角针、1号丝线缝合皮肤。

第二节　跟腱断裂修补手术

一、适应证

（1）新鲜断裂跟腱的急性损伤，如锐器伤、外力撕裂伤、开放性损伤等。
（2）陈旧性断裂损伤时间较长，跟腱已回缩，无法直接拉伸，其间有大量瘢痕组织粘连。

二、麻醉方式

联合麻醉。

三、手术体位

俯卧位或侧卧位，患侧大腿根部绑扎气囊止血带。

四、手术切口

（1）新鲜跟腱断裂修复，沿跟腱外缘直切口，长约 15 cm。
（2）陈旧性跟腱断裂修复，采用后外侧入路，修复的方法多采用 Bugg-Boyd 缝合法修复。

五、手术步骤及护理操作配合

（一）常规消毒皮肤，铺无菌单

递擦皮钳夹小纱布、碘酒、乙醇消毒皮肤，递无菌单协助铺单，套袜套，贴手术膜。

（二）显露跟腱，修整跟腱断裂处

递驱血带驱血，上止血带；递 22 号刀，小弯血管钳切开皮肤，皮下组织及深筋膜，显露小腿三头肌肌肉与跟腱交界处，以及跟腱断裂处；递组织剪，小弯血管钳或蚊式钳，将断裂跟腱断端游离并修整好。

（三）一期修补肌腱（直接缝合肌腱）

递 2-0 号或 30 号聚酯编织线、短有齿镊缝合肌腱两断端，使膝关节屈曲 90°，踝关节跖屈 30°后将缝合线抽紧、打结；递 2-0 号或 3-0 号聚酯编织线在断端周围间断褥式缝合。

（四）二期修补肌腱（肌腱移植）

①取掌长肌腱及阔筋膜或腓肠肌筋膜，递 10 号刀于前臂内侧做 1 cm 长横切口 3 个；递肌腱分离器分离肌腱周围组织，游离掌长肌腱；递组织剪剪断游离的掌长肌腱，用盐水纱布包好备用；递 10 号刀、组织剪、有齿镊于大腿外侧取阔筋膜 5 cm×7 cm 一片，用盐水纱布包好备用。②吻合肌腱，递 2-0 号或 3-0 号聚酯编织线、有齿镊，用所取的掌长肌腱贯穿缝合，连接两断端；递 2-0 号或 3-0 号聚酯编织线，将所取的阔筋膜包绕两断端与跟腱吻合。

（五）缝合伤口

递生理盐水冲洗伤口后，清点器械、纱布、缝针；递 1 号丝线，9×17 圆针或 2-0 号可吸收线缝合皮下组织，清点器械、纱布、缝针，递 1 号丝线、9×28 角针缝合皮肤。

（六）石膏外固定

递石膏、绷带等用物。

第三节　腘窝囊肿切除术

一、适应证

腘窝囊肿影响膝关节活动,经非手术治疗无效者。

二、禁忌证

(1)有严重的心、肺、肝、肾病及糖尿病患者不能承受手术者。

(2)全身有潜在感染病者。

三、麻醉方式

腰麻或硬脊膜外腔阻滞麻醉。

四、手术切口

囊肿隆起部做一"S"形或弧形切口,长为 8～10 cm。

五、手术体位

俯卧位。

六、手术步骤及护理操作配合

(一)常规消毒,铺单

递擦皮钳夹小纱布蘸碘酒、乙醇消毒皮肤;递治疗巾及手术单协助铺单,套袜套,贴手术膜,辅大单、中单。

(二)显露囊肿

递驱血带驱血,上止血带;递 22 号刀切开皮肤、皮下组织及深筋膜,显露囊肿;递中弯血管钳、组织剪沿囊壁做钝性分离至囊肿的蒂部。

(三)切除囊肿

递中弯血管钳夹住囊肿的蒂部,电刀或剪刀切除,递 9×28 圆针、4 号丝线缝扎囊肿的基底部。

(四)缝合切口

(1)递生理盐水冲洗伤口,松止血带。

(2)电凝或递中弯血管钳钳夹,钳带 4 号丝线结扎止血。

(3)清点器械、纱布、缝针,递 9×28 圆针、7 号丝线或 0 号可吸收线缝合深筋膜,9×17 圆针、1 号丝线或 2-0 号可吸收线缝合皮下组织,清点器械、纱布、缝针,递 9×28 角针、1 号丝线缝合皮肤,递敷料、覆盖伤口并包扎。

第四节　肩关节脱位切开复位术

一、适应证

(1)外伤性肩关节前脱位 3 周以内未复位或手法复位失败者。

(2)陈旧性肩关节前脱位,关节附近有明显软组织钙化,合并有血管、神经受压或合并大结节、外科颈骨折者。

二、麻醉方式

颈丛麻醉或全麻。

三、手术切口

于肩前内侧做一弧形切口,以喙突为标志,向外上延长至肩胛关节三角肌前至此肌前缘中下 1/3 交界处,长为 12～15 cm。

四、手术体位

全麻坐位。

五、手术步骤及护理操作配合

(一)手术野皮肤常规消毒、铺单

递擦皮钳夹小纱布蘸碘酒、乙醇消毒皮肤;递治疗巾及中单、大单协助铺单,贴膜。

(二)切开皮肤、皮下组织

切口两侧各置一块干纱布,递 22 号刀切开皮肤;递电刀、中弯血管钳切开皮下组织,止血。

(三)显露肩关节前方的喙突和附着其上的喙肱肌与肱二头肌短头的联合肌腱

递甲状腺拉钩显露术野,递中弯血管钳分离三角肌并切断三角肌在锁骨上的附着点,显露喙突和联合肌腱。

(四)切断联合肌腱和肩胛下肌

递中弯血管钳、骨膜剥离器游离联合肌腱;递骨刀、骨锤切断喙突的前 1/3;递 7 号或 4 号丝线、9×17 圆针于肩胛下肌上、下缘各缝一根牵引线。

(五)显露肩关节

递扣扣钳、11 号刀切开关节囊,显露关节腔。

(六)修复关节囊

递 7 号丝线,11×24 圆针缝合肩胛下肌。

(七)缝合切口

递生理盐水冲洗并检查伤口,清点器械、纱布、缝针,递 2-0 号可吸收线缝合关节囊及皮下组织,清点器械、纱布、缝针,递乙醇棉球消毒切口皮肤,9×28 角针、1 号丝线、有齿镊间断缝合皮肤,递乙醇棉球再次消毒切口皮肤,递敷料覆盖伤口。

第五节 锁骨骨折切开复位内固定术

一、适应证

(1)骨折不连接或存在明显移位者。

(2)骨折伴有神经、血管损伤者。

(3)有些职业要求体型较好者。

二、麻醉方式

可采用颈丛麻醉或全身麻醉。

三、手术切口

(1)以骨折部为中心沿锁骨上缘做 2.5～5 cm 横切口,若行钢板螺丝钉内固定术,切口则稍长些。

(2)钢丝张力带固定主要用于锁骨远端骨折,切口在锁骨外端做长约 5 cm 横切口。

四、手术体位

仰卧位,患侧肩下垫软枕,略抬高;双上肢固定于身体两侧;双下肢用约束带固定;静脉通路建立在下肢。

五、手术步骤及护理操作配合

(一)手术野皮肤常规消毒、铺单

递擦皮钳夹小纱布蘸碘酒、乙醇消毒皮肤;递治疗巾及中单、大单协助铺单,贴手术膜

(二)显露锁骨

(1)切开皮肤、皮下组织。

递 2 块干纱布置于切口两侧,递 22 号刀切开皮肤;递电刀、中弯血管钳切开皮下组织,电凝止血。

(2)剥离锁骨骨膜。

递甲状腺拉钩拉开切口,显露锁骨;递骨膜剥离器剥离骨膜;递盐水纱布保护锁骨下组织,避免损伤锁骨下静脉,必要时显露肩锁关节。

(三)复位、内固定(钢板螺钉内固定)

递复位钳或复位钩对合骨折两端并复位,递持骨钳固定,递骨膜剥离器保护锁骨下组织,递合适的钢板、钻头连接电钻钻螺钉孔,递测深器测量螺丝钉孔深度,递适合的螺丝钉及配套起子将螺丝钉拧紧。同法上其余各枚螺丝钉。

(四)缝合伤口

递生理盐水冲洗并检查伤口,清点器械、纱布、缝针,递 2-0 号可吸收线缝合皮下组织,清点器械、纱布、缝针,递乙醇棉球消毒切口皮肤,递 9×28 角针、1 号丝线、有齿镊间断缝合皮肤,递乙醇棉球再次消毒切口皮肤,递敷料覆盖伤口。

第六节　陈旧性肘关节脱位切开复位术

一、适应证

3 周以上的陈旧性肘关节脱位,不适合闭合复位者。

二、麻醉方式

可采用臂丛阻滞麻醉或全身麻醉。

三、手术切口

肘关节外侧切口,从尺骨鹰嘴上 6~8 cm 正中向下,绕过鹰嘴外侧,至鹰嘴 4~6 cm。

四、手术体位

仰卧位或健侧卧位。

五、手术步骤及护理操作配合

(一)手术野皮肤常规消毒,铺单

递擦皮钳夹小纱布蘸碘酒、乙醇消毒皮肤,递治疗巾及无菌单,递袜套包裹前臂下段,贴手术膜,套腹口,将患肢固定于胸前。

(二)切开皮肤、皮下组织

递驱血带驱血,巡回护士上气囊止血带压力;递 2 块干纱布置于切口两侧,递 22 号刀切开皮肤,递电刀、小弯血管钳切开皮下组织,电凝止血。

(三)切开深筋膜,分离保护尺神经

递电刀、有齿镊切开深筋膜,递小弯血管钳分离、保护尺神经。

(四)显露肘关节

递 10 号刀或剪刀将肱三头肌腱及关节囊切开,递骨膜剥离器显露肱骨远端及尺骨鹰嘴。

(五)松解肘关节,整复脱位

(1)递剪刀和刮匙清除鹰嘴窝及半月板切迹内的瘢痕组织,适当松解内外侧软组织。

(2)复位前即应松开止血带,彻底止血。

(3)复位后,将肘关节做全程伸屈活动数次,测试复位后的稳定性。

(六)缝合伤口

(1)递生理盐水冲洗并检查伤口,专人维持肘关节于屈曲90°位。

(2)清点器械、纱布、缝针,递2-0 号可吸收线缝合关节囊及皮下组织,清点器械、纱布、缝针,递乙醇棉球消毒切口皮肤,递 9×28 角针、1 号丝线、有齿镊间断缝合皮肤,递乙醇棉球再次消毒切口皮肤,递敷料覆盖伤口。

第七节 肘关节融合术

一、适应证

(1)全肘关节结核者。

(2)病变已静止的化脓性肘关节炎,功能明显障碍,窦道愈合半年以上者。

(3)肘关节创伤性关节炎,严重影响肘关节功能者。

(4)肘关节置换术失败者。

二、麻醉方式

臂丛阻滞麻醉或全身麻醉。

三、手术切口

做肘后侧纵切口。

四、手术体位

仰卧位,向健侧倾斜 30°,肘关节稍屈曲置于胸前。

五、手术步骤及护理操作配合

(一)手术野皮肤常规消毒,铺单

递擦皮钳夹小纱布蘸碘酒、乙醇消毒皮肤,递治疗巾及无菌单,递袜套包裹前臂下段,贴手术膜,套腹口,将患肢置胸前,用扣扣钳夹住固定。

(二)切口显露

(1)递 2 块干纱布置于切口两侧,递 22 号刀切开皮肤,递电刀、小弯血管钳切开皮下组织,小弯血管钳分离尺神经,递神经拉钩牵开保护。

(2)对肱三头肌有挛缩者,可将其腱膜做舌状切开;递骨膜剥离器显露肱骨下端、鹰嘴和桡骨头。

(三)切除软骨面和桡骨头

如关节腔有病灶先做清除,递骨刀凿除肱骨滑车及嘴的软骨面,切除桡骨头,锉平残端,用周围筋膜缝合覆盖以保证前臂旋转功能。

(四)关节外融合

(1)将肘屈曲于 90°位,递骨刀、骨锤于滑车上部的肱骨下段后面凿一长 4 cm、宽 2 cm 的纵形浅骨槽。

(2)在骨槽延长线上相应的鹰嘴顶部凿一短槽,取大小合适的植骨片嵌入槽内。

(3)递螺钉将两端固定于肱、尺骨上,取松质骨碎片填充关节间和植骨片下的空隙。

(4)松开止血带,电凝止血;递 2-0 号可吸收线缝合肱三头肌腱膜。

(五)前移尺神经

递小弯血管钳、神经拉钩将尺神经向上、向下扩大分离,并移至肘关节的内前方皮下,防止迟延性尺神经麻痹。

（六）缝合伤口

冲洗伤口,清点器械、纱布、缝针,逐层缝合切口;做前、后长臂石膏托外固定肘于功能位（屈肘 90°、前臂中立位）;递敷料覆盖伤口。

第八节　尺骨鹰嘴骨折切开复位张力带钢丝内固定术

一、适应证

尺骨鹰嘴横断、斜形或移位不大的的尺骨鹰嘴骨折者。

二、麻醉方式

臂丛阻滞麻醉。

三、手术切口

肘后纵形切口,起自尺骨鹰嘴上方 2～3 cm,沿其桡侧向远侧延长 5～6 cm。

四、手术体位

仰卧位,患肢肘关节屈曲 90° 置于胸前,上臂绑气囊止血带,健肢固定于体侧,双下肢用约束带固定,静脉通路建立在下肢。

五、手术步骤及护理操作配合

（一）手术野皮肤常规消毒,铺单

递擦皮钳夹小纱布蘸碘酒、乙醇消毒皮肤,递治疗巾及无菌单,递袜套包裹前臂下段,贴手术膜,套腹口,将患肢固定于胸前。

（二）切开皮肤、皮下组织

递驱血带驱血,巡回护士上气囊止血带;递 2 块干纱布置于切口两侧,递 22 号刀切开皮肤,递电刀、小弯血管钳切开皮下组织,电凝止血。

（三）显露骨折处

递电刀、小弯血管钳切开筋膜,递中弯血管钳分离肌肉,递甲状腺拉钩牵开,递电刀切开骨膜,递骨膜剥离器剥离骨膜,显露骨折处。

（四）整复骨折

屈曲肘关节,显露并探查关节腔;递刮匙清除关节腔内积血、骨屑以及夹入骨折端间的筋膜,伸直肘关节,递复位钳复位骨折端。

（五）钢丝内固定

递电钻、克氏针,钻骨孔,同时递骨膜剥离器保护周围组织;递中弯血管钳夹钢丝分别穿过骨折远、近端骨孔,做"8"字形交叉固定,递钢丝钳拉紧钢丝拧紧并结扎;递钢丝剪剪去多余钢丝;递钢丝钳将钢丝尾折弯贴于骨皮质。

(六)缝合伤口

递盐水纱布压迫伤口,松止血带压力;递中弯血管钳或电凝止血;递生理盐水冲洗伤口,清点器械、纱布、缝针,递 2-0 号可吸收线缝合筋膜和皮下组织,清点器械、纱布、缝针,递乙醇棉球消毒切口皮肤,递 9×28 角针、1 号丝线、有齿镊间断缝合皮肤,递乙醇棉球再次消毒切口皮肤,递敷料覆盖伤口。

第九节　开腹胆囊切除术

一、适应证

(1)发病 72 h 以内的有明确手术指征的急性胆囊炎(包括化脓性、坏疽性、梗阻性胆囊炎)患者。

(2)有症状的慢性胆囊炎,经全面检查可除外能引起类似症状的其他上腹部疾病,超声提示胆囊壁增厚或胆囊造影证实已无功能;引起长期的消化不良症状或因反复发作影响日常的生活和工作者。

(3)有症状的胆囊结石患者。

(4)胆囊隆起性病变患者,直径 1 cm 以上的胆囊息肉或胆囊癌患者。

(5)胆囊内、外瘘患者,特别是胆囊造口术后的黏液性瘘患者。

(6)胆囊管已发生阻塞,引起胆囊积水或胆囊积脓。

(7)胆囊因外伤而发生破裂穿孔者。

二、禁忌证

年老、体弱,有严重其他疾病,不能耐受胆囊切除术者。

三、麻醉方式

联合麻醉或全身麻醉。

四、手术切口

右肋缘下切口或右上经腹直肌切口。

五、手术体位

仰卧位,右后肋下部用体位垫垫高。

(一)常规消毒皮肤、铺巾

递擦皮钳夹小纱布蘸碘酒、乙醇消毒皮肤,铺治疗巾,贴手术膜,铺大单、中单。

(二)切开皮肤及皮下组织

沿肌纤维方向切开腹直肌前鞘、腹外斜肌腱膜并牵开,分离腹直肌内外侧缘,切断腹直肌,切开肌腱膜,分离腹内斜肌及腹横肌,显露腹膜,打开腹膜并保护。

　　递 22 号刀、有齿镊切开皮肤、皮下组织,干纱布 2 块拭血,甲状腺拉钩牵开,递中弯血管钳提夹切口,10 号刀切开,组织剪延长切口打开腹膜并保护。

(三)分离粘连,显露胆囊

　　递甲状腺拉钩牵开,递电刀切开,手指协助分离,推开腹膜外脂肪组织。

(四)分离胆囊管

　　显露其与胆总管、肝总管的关系,递湿纱垫隔开腹腔内脏器,递腹壁拉钩牵开;递大弯钳血管钳提夹胆囊颈前腹膜,电刀切开,递组织剪分离周围组织。

(五)结扎胆囊管、胆囊动脉

　　递血管分离钳带 4 号丝线先从其后方穿过,于靠近颈部处结扎①顺切法切除:结扎胆囊动脉及胆囊管,递直角钳分离,钳带 4 号丝线双重结扎;6×17 圆针、1 号丝线缝扎,剥离胆囊,递中弯血管钳钳夹上提胆囊颈部,递电刀切开胆囊浆膜层;②逆切法切除:先从底部剥离胆囊,递中弯血管钳提夹胆囊底部,递电刀,切开胆囊浆膜层,于胆囊动脉汇入胆囊壁处切断胆囊动脉,递直角钳分离,钳带 4 号丝线结扎或 6×17 圆针、1 号丝线缝扎近端。

(六)切除胆囊,充分止血

　　递大弯血管钳钳夹,组织剪剪断,4 号丝线结扎,线剪剪线;递电刀止血,6×17 圆针、1 号丝线间断缝合胆囊床。

(七)冲洗

　　根据术中情况放置引流管,温生理盐水冲洗手术野或腹腔,吸引器吸净,递干纱布蘸拭胆囊床及胆囊管残端,递 11 号刀切开皮肤,中弯血管钳协助引流管放置在肝下区,递 9×28 角针、4 号丝线固定引流管。

(八)清点无误后逐层关腹

　　清点手术器械、缝针、敷料,缝合腹直肌后鞘及腹膜;递中弯钳依次钳夹腹膜,9×28 圆针、4 号丝线间断缝合;缝合腹横肌、腹内外斜肌腱膜、腹直肌前鞘,递 9×28 圆针、7 号丝线间断缝合;再次清点器械、纱布、纱垫、缝针,缝合切口,递生理盐水冲洗,干纱布一块;递乙醇棉球消毒,9×28 圆针、1 号丝线间断缝合皮下,递有齿镊、9×28 角针、1 号丝线间断缝合皮肤。

第十节　胆总管探查 T 形管引流术

一、适应证

　　(1)急性化脓性胆管炎、慢性胆管炎、管壁增厚患者。

　　(2)胆总管内结石或异物者。

　　(3)阻塞性黄疸患者。

　　(4)从手术探查或术中造影发现肝胆管病变患者。

　　(5)胆总管显著扩张患者。

　　(6)胆囊管显著扩张而胆囊内细小结石者患者。

(7)胰头肿大、胆总管明显扩张、有急性胰腺炎病史或行胆总管穿刺抽出脓性、血性胆汁或泥沙样胆色素颗粒患者。

(8)有梗阻性黄疸病史患者。

(9)严重肝外伤缝合或切除,以及肝外胆管修复或吻合术后,应行胆总管切开引流术患者。

二、麻醉方法

联合麻醉或全身麻醉。

三、手术切口

右肋缘下切口或右上腹直肌切口。

四、手术体位

仰卧位,右后肋下部及上腹部用体位垫垫高。

五、手术步骤及护理操作配合

(一)手术野皮肤常规消毒,铺单

开腹配合同"胆囊切除术"。

(二)探查并显露胆总管

递2块湿纱垫隔开腹腔脏器,马蹄拉钩、S状拉钩牵引,显露肝十二指肠韧带;在小网膜孔内放置湿纱布保护,递长无齿镊、长组织剪或钳夹"花生米"分离胆总管,弯血管钳止血,带4号丝线结扎。

(三)确认并切开胆总管

递5 mL注射器于胆总管前壁试穿抽取胆汁,递6×17圆针、1号丝线在穿刺点内外侧各缝一针作牵引线,蚊式钳夹住线尾端;递11号刀在两牵引线间纵行切开胆总管壁,吸净溢出的胆汁,递组织剪扩大切口,遇有出血递6×17圆针、1号丝线缝扎止血。

(四)探查胆总管,取石

由小到大依次递胆道探条探查左右肝管及胆总管下段,如有结石,递取石钳取出结石;递50 mL注射器抽吸温盐水,连接型号合适的普通尿管反复冲洗检查。

(五)放置"T"形管引流

递长镊将"T"形管置入胆总管,6×17圆针、1号丝线间断缝合胆总管切缘,递20 mL注射器抽吸温盐水,注入"T"形管检查是否通畅及漏水。

(六)放置腹腔引流管

递温盐水冲洗腹腔,递11号刀、中弯血管钳放置腹腔引流管,于切口下方、腋前线戳口引出,"T"形管于右侧腹直肌外缘引出,递9×28角针、4号丝线、有齿镊固定于皮肤上。

(七)清点手术用物,关腹

配合同"胆囊切除术"(八)。

第十一节　腹腔镜胆囊切除术

一、适应证

（1）各种不同类型有明显临床症状的胆囊结石患者，如单纯慢性胆囊炎并结石，慢性萎缩性胆囊炎并结石，充满型胆囊结石，慢性胆囊炎结石嵌顿等。

（2）胆囊息肉样病变患者。

（3）无症状性单纯胆囊结石患者，下列患者应采取腹腔镜胆囊切除术（LC）治疗：①陶瓷胆囊，因其胆囊癌发生率高达 25％；②胆囊结石超过 3 cm，即使无明显症状亦应积极治疗，因结石＞3 cm 的胆囊结石患者，其胆囊癌发生率明显高于结石＜3 cm 者；③无症状性胆囊结石合并胆囊息肉者。

（4）糖尿病患者合并胆囊结石，一旦出现临床症状，应尽早手术治疗，甚至目前有观点认为即使无症状也应手术。

（5）慢性胆囊炎并结石急性发作患者，大多数经用解痉、镇痛、抗炎等治疗后，急性胆绞痛的临床症状和体征能迅速缓解，抓紧手术时机，可实行此手术；而另一类型为胆囊结石嵌顿，虽已对症用药处理，体征和症状均不能缓解，胆囊壁易发生坏死，甚至胆囊穿孔形成腹膜炎，这种患者尽早手术，超过 24 h 不宜做 LC 手术。

二、禁忌证

（一）相对禁忌证

（1）结石性胆囊炎急性发作期。

（2）慢性萎缩性结石性胆囊炎。

（3）有上腹部手术史。

（4）腹外疝。

（二）绝对禁忌证

（1）伴有严重并发症的急性胆囊炎，如胆囊积脓、坏疽、穿孔等。

（2）梗阻性黄疸。

（3）胆囊癌。

（4）胆囊隆起性病变疑为胆囊癌变。

（5）肝硬化肝门静脉高压症。

（6）中、后期妊娠。

（7）腹腔感染、腹膜炎。

（8）伴有出血性疾病、凝血功能障碍。

（9）重要脏器功能不全，难以耐受手术、麻醉和安放有起搏器者（禁用电凝、电切）。

（10）全身情况差不宜手术或高龄患者，无胆囊切除的强有力指征者。

（11）膈疝。

三、麻醉方式

全身麻醉。

四、Trocar 位置

(1)脐孔内上缘或内下缘。

(2)上腹正中线剑突下 3 cm 处。

(3)右锁骨中线右肋缘下 3 cm 处。

(4)右腋前线肋缘下。

五、手术体位

平卧头高脚低位,左侧倾斜 15°～30°。

六、手术步骤及护理操作配合

(一)常规皮肤消毒铺单

将腹腔镜器械,按使用顺序排列于无菌器械桌上。递擦皮钳夹、1 块碘酒小纱布、3 块乙醇小纱布,消毒皮肤;其中一块乙醇小纱布留置于肚脐上。铺置无菌单刷手护士递进气管、吸引器管、冷光源线、单极线,协助套好摄像镜头线;巡回护士连接冷光源线、镜头线、电视系统、气腹机、单极线、吸引器管,并将脚踏放于术者脚侧。

(二)建立气腹

脐上缘或下缘做一 10 mm 弧形切口,气腹针穿刺腹壁,证实气腹针已进入腹腔后,连接 CO_2 气腹机,达气腹腹压(1.73～2.00 kPa)后开始手术操作。递 11 号刀在脐孔上缘或下缘做一 10 mm 弧形切口,递 2 把巾钳将脐窝两侧腹壁提起,递气腹针给术者穿刺,并用装有生理盐水的无针头的 10 mL 注射器与气腹针相连,证实气腹针已进入腹腔后,连接 CO_2 气腹机,直至达到预定气腹腹压(1.73～2.00 kPa)后取出气腹针。

(三)放置 Trocar,观察腹腔、胆囊情况

递 10 mm Trocar 由切口插入,递观察镜插入套管观察,依次置入其余相应的 Trocar,巡回护士可将患者置头高脚低位,并向左侧倾斜 30°,以便术者操作。

(四)解剖胆囊三角区,处理胆囊管及胆囊动脉

递有齿抓钳钳夹胆囊底部,电凝分离钩游离胆囊管与胆囊动脉,递钛夹钳分别在胆囊管近端和远端各施加 1 枚钛夹,递电凝剪剪断,在胆囊动脉近端施加 2 枚钛夹,递电凝分离钩或电凝剪离断。也可用可吸收夹或尼龙夹。

(五)切除胆囊,处理肝床创面

递抓钳与电凝分离钩分离胆囊床,胆囊放在肝右上方,递电凝棒或电凝板对肝床仔细止血,递冲洗吸引器连接温盐水冲洗并检查有无活动出血及胆漏,将手术床回复水平位。

(六)取出胆囊

递抓钳钳夹胆囊颈部,于脐部切口或剑突下切口连同穿刺套管一起提出,递中弯血管钳、吸引器头、剪刀备用。

(七)检查腹腔内有无积血及液体

拔出腹腔镜,打开套管的阀门排出腹腔内的 CO_2 气体,缝合伤口。清点器械、敷料,关闭气腹机及光源,递乙醇棉球消毒切口皮肤,4-0 号角针可吸收线缝合切口,伤口贴术后膜。

第十二节　脾切除术

一、适应证

（1）脾外伤。左上腹或左肋部穿透性损伤及闭合性损伤引起的脾破裂或包膜下破裂，自发性脾破裂，以及手术中损伤等，均可引起致命的大出血，须立即行脾切除术止血，挽救生命。

（2）游走脾（异位脾）。由于脾蒂过长，脾可过度活动而成游走脾，甚至出现脾蒂扭转，造成脾坏死。无论脾蒂扭转与否，均应行脾切除术。

（3）脾局部感染。脾脓肿常发生在脓毒血症后，如脓肿局限在脾内，可行脾切除术，如脓肿周围炎症已波及脾的四周，则仅能做引流术；局限性脾结核，也可行脾切除术。

（4）肿瘤。原发性肿瘤比较少见，但不论良性的（如血管瘤）或恶性的（如淋巴肉瘤）均应行脾切除术；转移性肿瘤较多见，大多数已广泛转移不适宜手术。

（5）囊肿。上皮性、内皮性和真性囊肿；非寄生虫性假性囊肿；寄生虫性囊肿（如脾包囊虫病）；均易继发感染、出血、破裂，应予切除。

（6）胃体部癌、胃底贲门癌、胰体部、尾部癌、结肠脾曲部癌行根治切除术时；无论有无脾的转移，为清除脾动脉周围或脾门部淋巴结，均应行脾切除术。特别是肿瘤与脾有粘连时，更应一并切除脾脏。

（7）肝内型肝门静脉高压症合并脾功能亢进者；肝外型肝门静脉高压症；脾动脉瘤、脾动—静脉瘘及脾静脉血栓等引起充血性脾大者，均应行脾切除术。

（8）其他脾功能亢进性疾病：①原发性血小板减少性紫癜，适于年轻患者，首次发作，经药物治疗半年不愈；慢性反复发作者；急性型，药物治疗后不能控制出血（儿童宜在 1～2 周内手术）和早期妊娠的患者（4～5 个月内手术）。②先天性溶血性贫血，适于药物（激素）治疗后 1 个月内不见效者；长期用药发生严重不良反应，无法继续用药者。术前应行放射性[51]Cr 肝脾区测定，表明脾为红细胞主要破坏场所者则手术；如肝为红细胞主要破坏场所时，则不宜手术。③原发性脾性中性粒细胞减少症。④原发性全血细胞减少症。⑤再生障碍性贫血，使用药物治疗无效，骨髓检查存在代偿性增生者（周围血内网织红细胞检查多次为零者不宜手术）。⑥后天性溶血性贫血（选择性病例）。

二、禁忌证

15 岁以下的患儿或有溶血危象者，不宜行脾切除术。

三、麻醉方式

（1）全身麻醉或联合麻醉。

（2）术中麻醉存在的问题：①维持循环功能。②维护水、电解质平衡。③选择全麻，术中配好去甲肾上腺素（2 毫克/支加入 250 mL 0.9% 生理盐水）和酚妥拉明。④术中夹脾动脉时，注入去甲肾上腺素水在脾动脉，然后可在脾脏内注入些去甲肾上腺素水，如果高血压使用酚妥拉明。这样术中出血要少得多。

四、手术体位

平卧位。

五、手术切口

左上腹正中旁切口或经腹直肌切口,左上腹肋缘下斜切口。

六、手术步骤及护理操作配合

(一)消毒皮肤

递擦皮钳夹小纱布蘸碘酒、乙醇消毒皮肤,铺治疗巾,贴手术膜,铺大单、中单。

(二)切开皮肤、皮下组织

递 22 号刀,电刀,2 块纱布拭血,中弯血管钳止血,2 块纱垫保护皮肤切探查口(巾钳 2 把固定两端),切口保护器;递腹部牵开器显露术野,更换深部手术器械。

(三)处理脾胃韧带,结扎脾动脉

递直角钳分离,分次递长血管钳钳夹,剪刀剪断,递钳带 4 号或 7 号丝线结扎。

(四)处理脾结肠韧带及脾肾韧带

递直角钳分离,分次递长血管钳钳夹,剪刀剪断,递钳带 4 号或 7 号丝线结扎。

(五)游离脾,将脾托出切口

递长无齿镊、热盐水纱垫填塞脾床压迫止血,显露脾蒂。

(六)切除脾

递 3 把无损伤血管钳钳夹脾动、静脉及脾蒂,递 10 号刀切断,远端递 7 号丝线结扎,近端递 6×17 圆针、4 号丝线或 5-0 涤纶线缝扎。

(七)检查脾床创面,充分止血

递温盐水冲洗腹腔,递长无齿镊、纱布检查脾床创面。

(八)放置引流

递 11 号刀、中弯血管钳将引流管置于膈下或脾窝处。

(九)清点物品,关腹

清点器械、纱布、纱垫、缝针,常规关腹。

第十三节　肝脓肿切开引流术

一、适应证

(1)其他疗法无效,中毒症状愈加严重者。
(2)腹腔内有原发感染病灶(阑尾炎、胆道感染),需一并处理的病例。
(3)脓腔大,且脓液稠厚者,脓腔分隔,脓肿部位无法穿刺置管引流者。

二、麻醉体位

全身麻醉。

三、手术切口

右腹直肌切口或肋缘下切口。

四、手术体位

左肝脓肿一般取平卧位,右肝脓肿则右肩及臀部垫以沙袋,使身体向左侧倾斜30°。

五、手术步骤及护理操作配合

(一)手术野皮肤常规消毒,铺单,开腹,腹腔探查

递擦皮钳夹小纱布蘸碘酒、乙醇消毒皮肤,铺治疗巾,贴手术膜,铺大单、中单,递22号刀、有齿镊切开皮肤,电刀切开皮下组织,电凝止血或中弯血管钳钳夹1号丝线结扎,切口两旁各置一块干纱垫,递腹腔自动牵开器显露手术野。

(二)探查肝脏,明确脓肿部位,做肝脓肿穿刺

用盐水纱垫保护肝脓肿术野四周,递注射器吸脓液放置培养管内送检。

(三)脓腔扩创

递10号刀切开脓肿或用中弯血管钳插入脓腔,术者用手指轻轻分离脓腔内间隔组织,递吸引头吸净脓液;如复发脓肿,术中超声定位。

(四)置管引流

递长无齿镊、中弯血管钳将引流管置于脓腔内。

(五)清点物品,逐层缝合切口

冲洗腹腔,清点器械、纱布、纱垫、缝针,常规关腹。

第十四节　围手术期患者的营养护理

一、客观检查

通过询问病史、营养相关检验检查结果及做相应的体格检查,判断有无以下营养风险存在。

(一)术前可能存在的营养问题

1.营养不良

胃肠道疾病患者可能因食欲缺乏、恶心、呕吐或消化吸收功能障碍,引起营养物质摄取利用困难,影响机体的营养状况。

2.贫血

因摄入的食物减少或禁食,可引起铁、叶酸、维生素 B_{12} 等多种营养物质的缺乏而导致贫血,也可因慢性失血而导致贫血。

3.水与电解质代谢紊乱

胃肠道疾病患者可因恶心、呕吐、反酸、胃胀等导致食物摄入减少,有的因胃痛不能进食或

合并上消化道出血而禁食,导致水与电解质代谢紊乱。

(二)术后可能存在的营养问题

1.营养不良

手术创伤引起的应激使分解代谢增加,各种营养物质的丢失增加,同时部分手术术后需禁食使营养物质摄入减少。

2.水与电解质代谢紊乱

术后呕吐、胃肠减压及伤口渗液导致水、电解质丢失过多。

3.倾倒综合征

倾倒综合征包括早发型与迟发型。早发型倾倒综合征主要与胃大部切除术后胃容积缩小致食物过快进入空肠有关,在进食后 10~30 min 内出现腹胀、腹痛、腹泻、心慌、眩晕、面色苍白或潮红、出汗等一系列症状。迟发型倾倒综合征发生在餐后 2 h 左右,主要原因为食物过快进入空肠,葡萄糖吸收过快,血糖突然升高刺激胰岛素分泌,当血糖下降后胰岛素仍继续分泌而致高血糖后低血糖。

4.贫血

贫血是胃大部切除术后常见的中远期并发症,以缺铁性贫血常见,主要与以下因素有关。

二、膳食营养计划与护理

(一)术前膳食指导

术前营养支持主要针对营养不良明显的患者,轻、中度营养不良患者及手术创伤程度轻者术前不需要额外进行营养补充,而对于肥胖患者术前需适当减肥。针对营养不良患者,术前可给予高能量、高蛋白质食物,以改善营养状态。

胃肠道手术患者的膳食安排如下。

(1)术前 7~10 d 通过肠内或肠外营养,尽量改善患者的营养状态,纠正血红蛋白、血清总蛋白等营养指标。

(2)术前 3~5 d 给予少渣半流质饮食,术前 1~2 d 给予流质饮食或术前 5 d 给予要素饮食。要素饮食可减少肠道内粪便积聚及细菌数量,降低术后感染率。术前 12 h 禁食,术前 4 h 禁水,防止麻醉或手术过程中呕吐而并发吸入性肺炎。

(二)术后膳食指导

手术后患者对能量及各种营养物质的需求明显增加,应给予高能量、高蛋白、高维生素膳食。

1.充足的能量

能量的供给可根据以下公式给予:

实际能量消耗(AEE)(kJ)=基础能量消耗(BEE)×活动系数(AF)×体温系数(TF)×创伤系数(IF)。

(1)基础能量消耗(BEE)。可根据 Harris-Benedict 公式推算:

BEE(男)(kJ)=66.47+13.75W+5.0H−6.76A。

BEE(女)(kJ)=665.1+9.56W+1.85H−4.6A。式中,W 为体重(kg),H 为身高(cm),A 为年龄(岁)。

(2)活动系数(AF)。卧床为 1.2,轻度活动为 1.3,中度活动为 1.5,恢复期或激烈活动为

1.75 以上。

（3）体温系数（TF）。正常体温系数为1.0,在此基础上,体温每升高1 ℃,系数增加0.1。如38 ℃为1.1,39 ℃为1.2。

（4）创伤系数（IF）。不同手术或创伤时的应激系数。

2. 充足的蛋白质

蛋白质供给量占总能量的15%～20%,或按1.5～2 g/(kg·d)给予,其中50%以上为优质蛋白质。由于动物蛋白质与结肠癌、直肠癌等癌症的发病率呈正相关,而富含植物蛋白质的豆类有抑制肿瘤的作用,患者在术后大豆蛋白质应占总蛋白的20%,还可以选择鱼、禽、瘦肉、蛋等作为优质蛋白质来源。

3. 适量脂肪

脂肪供给量占总能量的20%～30%。脂肪供给量还应根据患者的个体情况及疾病种类予以区别对待,如对于肥胖患者应适量减少;而体瘦患者则应适度增加;胃肠道功能障碍和发生肝胆胰疾病时,应限制脂肪摄入;对肝病患者,最好选用中链脂肪酸,因其无须经乳糜管、淋巴管系统而直接进入门静脉至肝脏,且比长链脂肪酸容易消化吸收。

4. 充足的维生素及矿物质

术后要补充大量水溶性维生素,而矿物质则应根据临床实验室检查结果及时补充。在饮食上应增加富含维生素的蔬菜和水果的摄入,以满足机体对微量元素的需要。

5. 胃肠道手术患者的膳食安排

（1）术后第一阶段应禁食3～5 d,待肛门排气后再恢复进食。禁食期间通过肠外营养进行营养支持。

（2）术后第二阶段给予适量温开水口服。

（3）术后第三阶段可给予少量清流质饮食,再过渡到流质、少渣半流质、半流质,一般术后第10 d能给予软食。

（三）胃肠道术后常见营养问题及其饮食原则

1. 倾倒综合征

（1）干稀分食。如要食用汤类或饮料,应注意尽量在餐前或餐后30～60 min进食,而且干稀分开,以防食物过快排出而影响消化吸收,预防倾倒综合征的发生。进食时可采取半卧位,进餐后可平躺20～30 min,以延长食物在胃内的排空时间,使其能完全消化吸收。

（2）应避免含单糖丰富的食物,以免造成反应性低血糖。平常少食多餐,每日餐次不少于5次,最好2～3 h进食1次,以防低血糖的发生。当患者出现低血糖反应时应立即食用糖水、含糖饮料、糖果或饼干等。

2. 贫血

胃大部切除术后,机体对铁等矿物质的吸收障碍,故应进食含铁丰富的食物,如红肉、动物内脏、蛋黄、豆类、木耳、新鲜蔬菜等,以预防贫血的发生。提倡使用铁制炊具。对于贫血严重者可给予口服铁剂等治疗。对维生素 B_{12} 缺乏所致的巨幼细胞贫血应注意维生素 B_{12} 的补充。

第十章　血液透析护理

第一节　血液透析过程中常见的急性并发症护理

在血液透析过程中或在血液透析结束时发生的与透析治疗相关的并发症为急性并发症。近几十年,透析技术的提高和设备的人性化设计,使透析操作的安全性大大增加,患者的透析质量也不断提高。但这并不能彻底改善透析给人体带来的不良反应以及人为因素造成的意外。因此,医护人员对血液透析并发症的充分认识和对并发症准确、及时、有效的处理,对提高患者的透析效果、缓解患者对血液透析的恐惧心理、降低患者的病死率是十分重要的。血液透析常见急性并发症有:低血压、恶心呕吐、痛性痉挛、头痛、胸背痛、瘙痒、发热和寒战、高血压。少见但严重的并发症有:失衡综合征、癫痫发作、首次使用综合征(过敏反应)、心律失常、急性左心力衰竭、颅内出血、其他出血、空气栓塞、溶血、电解质紊乱等。

一、低血压

透析中低血压(IDH),是指患者在血液透析过程中收缩压下降>20 mmHg,或平均动脉压下降 10 mmHg 以上,且伴有临床症状。低血压是血液透析过程中常见的急性并发症之一。发生率为 15%～50%。

(一)原因

1.有效循环血量不足

(1)体外循环:透析诱导期患者、年老体弱及透析前有低血压倾向的患者,如透析开始血泵转速较快,体外循环血量突然增加,而血管反应低下,引起回心血量减少心搏出量降低,容易发生透析早期低血压。

(2)超滤量过多、速度过快或低于干体重的脱水:这是透析低血压最常见的原因。常由于透析间期患者体重增加过多或干体重评估不准确,超滤速度过快过多,有效循环血浆量减少,导致血压下降。

2.渗透压降低

(1)溶质清除过快:在透析中由于清除尿素、肌酐等溶质,血浆渗透压迅速下降,并与血管外液形成渗透压梯度,驱使水分移向组织间或细胞内,有效血容量减少,导致血压下降。

(2)透析液钠浓度过低:使用低于血浆钠浓度的透析液,会导致血浆渗透压明显降低,血管再充盈障碍,有效循环血容量减少,引起血压下降。

3.血管调节功能异常

(1)自主神经功能失调:尿毒症患者常有自主神经功能不全,使心血管系统对透析引起的循环血浆量减少不能适应而发生反应。在老年及糖尿病患者中尤为突出。

(2)透析前服用降压药:透析前服用降压药或透析过程中服用快速降压药可抑制血管收缩,容易发生透析低血压。

　　(3)组织缺氧:组织缺氧会释放腺嘌呤核苷,进而减少肾上腺素分泌,造成血压下降。

　　4.透析相关的因素

　　(1)透析膜生物相容性:血透时尤其使用生物相容性差的透析膜时,血液与透析膜接触,产生一系列反应,诱发低血压。

　　(2)透析液低钠或低钙。

　　(3)透析液温度:若温度过高可导致皮肤血管反射性扩张,皮肤静脉容量增加,中心静脉压及心排出量降低,外周血管阻力下降,引起低血压。

　　(4)透析过程中进餐:进餐可使迷走神经兴奋,分泌大量消化液,胃肠血管扩张,血液分布于消化系统,导致有效循环血量减少,产生低血压。

　　5.营养不良及贫血

　　透析患者营养不良对血液透析耐受性差,易发生低血压;血色素水平与外周血管阻力有直接的相关性,贫血可引起血管扩张,严重贫血的患者更容易发生低血压。

　　6.心脏病变

　　由于水钠潴留、高血压、贫血及尿毒症作用,透析患者常存在不同程度的左心室肥厚及收缩或舒张功能不全。当血容量减少或外周阻力下降时,心室肥厚和心功能不全参与了透析中低血压的发生。心包积液使心脏灌注及排出量减低,也容易诱发透析中低血压。

　　7.血管活性物质改变。

　　8.其他

　　如败血症、失血(如透析管道出血、内脏出血)、溶血、心包出血及机器容量控制装置失灵引起水分超滤过多。

(二)临床表现

　　典型症状有恶心、呕吐、出冷汗,继而出现面色苍白、呼吸困难、脉搏细速、血压下降,严重者可出现昏厥、意识障碍。早期可出现一些症状,如打哈欠,患者主诉胸闷、全身发热感、头晕眼花、腹痛、便意、腰背酸痛等。

(三)治疗护理

　　(1)一旦发现患者血压下降、症状明显(如脉搏细速、脸色苍白、出冷汗、抽搐、神志不清等),首先应通知医生,暂停超滤,同时快速静脉输入生理盐水 100~250 mL。如输入生理盐水 500 mL 以上,仍不能缓解,可按医嘱终止透析,对症处理。

　　(2)如果呼吸功能允许,立即置患者于 Trende lenburg 体位,即头低足高位,如患者出现神志不清、呕吐,应立即让其平卧,头偏向一侧,保持呼吸道通畅,必要时吸痰,防止窒息。

　　(3)吸氧,测血压,待血压回升平稳后,重新设定超滤率。

　　(4)血压下降但症状较轻者,可减少超滤量,按医嘱静脉注射高糖或生脉(参麦)注射液。

　　(5)按医嘱静脉注射胶体溶液。

　　(6)严密观察患者的情况,观察患者有无打哈欠、便意、腹痛、腰背酸痛等。加强血压监测,对于经常发生透析低血压患者,使用心电血压监测。如发现患者有低血压先兆症状,可使用高渗药物(如 50% 葡萄糖、10% 氯化钠)。

(四)预防措施

　　(1)提倡使用容量控制型的透析机。

　　(2)准确评估患者的干体重,严格控制超滤量及超滤率。做好透析患者的宣教工作,限制水、盐的摄入,透析间期体重增加控制在<1 kg/d。

（3）采用可调钠低温透析、序贯透析。

（4）避免在透析前服用降压药。

（5）使用碳酸氢盐透析液。

（6）改善营养,纠正贫血,使 Hct 透析前在 33% 以上。

（7）对经常发生低血压的患者避免在透析中进食,可以让患者在透析前后进食,特别是透析前一餐可以充足进食。

（8）按医嘱在透析前使用肾上腺素能激动药（米多君、管通）或在透析中使用高糖等。

（9）告诉患者在透析结束后起床不要过快,避免发生直立性低血压。

（10）积极控制并发症,如败血症、心律失常、消化道出血等。

二、恶心、呕吐

（一）原因

常规透析患者中 10%～15% 的患者并发恶心、呕吐,通常与低血压相关,也可能是某种并发症的先兆症状或某些疾病所伴有的症状。恶心呕吐常是低血压、颅内出血的先兆症状,是失衡综合征、高血压、电解质紊乱、透析液浓度异常、硬水综合征、首次使用综合征、急性溶血、发热、胃肠道疾病的伴随症状,因此在患者出现恶心呕吐时应先查明原因,采取处理措施。

（二）临床表现

恶心常为呕吐的前驱感觉,也可单独出现,主要表现为上腹部的不适感,常伴有头晕、流涎、脉搏缓慢而血压下降等迷走神经兴奋症状。呕吐是指胃内容物或一部分小肠内容物,通过食管逆流出口腔的一种反射动作,伴有脸色苍白、出汗。胸闷、血压高或低,有的伴有肌痉挛或抽搐。

（三）治疗护理

（1）患者出现恶心呕吐时,应让其头偏向一侧,避免呕吐物进入气管引起窒息。

（2）减慢血流量,必要时可补充生理盐水、高渗糖或盐水,可使用维生素 B_6、甲氧氯普胺等。

（3）密切观察同时伴有的其他症状,如低血压、高血压、头痛等,明确引起不适的原因,及早采取针对性措施,减轻患者痛苦。

（四）预防措施

（1）做好宣教工作,预防透析低血压的发生。

（2）严格处理透析用水,严防浓缩液连接错误,严格检测透析液的电解质含量。

（3）积极治疗病因。

三、肌肉痉挛

（一）原因

与超滤过多过快、循环血量减少和肌肉过多脱水有关。低钙血症、透析液低钠、透析液温度过低等也与之有关。发生率为 5%～25%。

（二）临床表现

血液透析中或透析后数小时内发生局部肌肉强制性收缩（俗称抽筋）,表现为下肢肌肉或腹部肌肉痉挛,疼痛剧烈,需要紧急处理。常规透析的患者肌肉痉挛多在透析的后半部分时间出现,可同时或随后有血压下降,一般可持续数分钟。

(三)治疗护理

(1)做好心理护理,指导患者不要紧张。

(2)如果是下肢痉挛,护士可以让患者身体下移,用脚掌顶住床档,用力伸展,或帮患者拿捏痉挛的肌肉,用力站直;如是腹部痉挛,可以用热水袋保暖,但温度不可过高,避免烫伤。

(3)发生肌肉痉挛者,如血压没有下降,可以减慢血流量,减缓或停止超滤,提高透析液钠浓度,或静脉注射高渗糖或盐水,低钙者可以静脉推注葡萄糖酸钙;如不能缓解或伴有血压下降,则应补充生理盐水,待症状缓解后再继续透析。如患者经上述处理仍不能缓解,可根据医嘱终止透析。

(四)预防措施

(1)做好宣教工作,指导患者注意控制饮食,避免体重增长过多,同时注意优质蛋白质的摄入,多吃高钙、富含 B 族维生素的食物,如鲜牛奶、鸡蛋、瘦肉等。

(2)对经常发生者,可以预防性地调高钠浓度,适当调高透析液温度。

(3)预防透析低血压,准确设定超滤量,采用可调钠透析。

(4)按医嘱使用左旋卡尼汀、维生素 E 等,有研究表明,透析患者补充左旋卡尼汀后,透析期间极少发生肌肉痉挛。

(5)鼓励患者加强肌肉锻炼。

四、头痛

(一)病因

头痛是透析期间常见症状,病因未明,可能与失衡综合征有关。如果患者喜饮咖啡,那么可能是血液中咖啡浓度急剧下降所致。如果头痛明显或剧烈,应注意鉴别有无中枢系统病变,如脑出血等发生率为 $5\%\sim10\%$。

(二)治疗护理

(1)做好心理护理,指导患者不要紧张。

(2)如果不能耐受者,按医嘱给止痛药。必要时终止透析治疗。

(3)密切观察病情,以及时发现脑出血症状。

(三)预防

透析早期降低血流速度以及降低透析液钠浓度。

五、胸、背痛

(一)病因

轻微胸痛(常伴轻微背痛)见于 $2\%\sim5\%$ 的透析患者,病因不明。也可以与心绞痛、低血压、肌痉挛、透析器反应、溶血、空气栓塞、透析失衡综合征、心包炎、胸膜炎等相关。

(二)治疗护理

(1)做好心理护理,缓解患者的紧张情绪。

(2)按医嘱根据不同的原因做相应的治疗。对于不明原因者,必要时可以给止痛药或镇静药。

(3)加强巡视,严密观察生命体征。

(三)预防措施

去除诱因、治疗病因,选用生物相容性好的透析器,加强治疗过程的观察。

六、瘙痒

(一)病因

瘙痒是透析患者常见的并发症,病因很多。

多由透析诱发或加重,可以是由于对透析器或其他透析材料过敏,但更多与长时间透析所处的强迫体位诱发有关。尿毒症毒素及钙磷盐沉积以及精神因素也是引起瘙痒的原因。发生率为 1%～5%。

(二)治疗护理

关心、安慰患者,透析时尽量给患者一个舒适的体位;按医嘱给药物治疗;也有报道采用针刺疗法和 UVB 灯照射治疗,局部皮肤外用涂剂治疗,高通量透析以及低温透析。

(三)预防措施

去除诱因、治疗病因,加强健康教育,合理控制饮食,充分透析,选择高通量透析和低温透析。

七、发热

(一)病因

血液透析相关性发热是指患者在透析时或透析结束后发热,有两种原因。

1.致热原反应

水处理系统消毒不充分、复用透析管或透析器被病原体污染导致细菌生长并产生内毒素,内毒素进入人体后产生发热反应。

2.感染

透析时无菌操作不严,病原体感染或原有感染透析后扩散。

(二)临床表现

(1)致热原反应:一般透析前体温正常,透析开始后 1～2 h 出现畏寒、寒战、发热、体温 38 ℃左右,也有超过 39 ℃,持续 2～4 h 消退。血常规检查一般白细胞与中性粒细胞均不增高,血培养阴性。一般无须治疗,只需改进透析器和透析管道的清洗、消毒方法或小剂量服用退热剂和糖皮质激素。

(2)感染:所致发热在透析后第 2～3 d 体温升高,可以达到 39 ℃以上,白细胞及中性粒细胞明显增高,血培养有时阳性。严格消毒透析器和透析管道,选用有效抗生素。

(三)治疗护理

(1)做好心理护理,缓解患者紧张焦虑的心情。

(2)致热原反应一般无须治疗,也可按医嘱服用退热药、使用激素和抗过敏药物。

(3)发生感染所致的发热时,应做好下列护理工作。

1)密切观察体温、脉搏、血压、呼吸的变化,在透析前及透析结束后均常规测量一次,对体温超过 38.5 ℃的患者,每 2 h 测量一次体温,经过物理或药物降温后 30 min 要复测体温,并详细记录。

2)对体温超过 39 ℃者应该给予物理降温并降低透析液温度或按医嘱给予药物治疗,服用退热剂后应密切注意血压的变化防止血压下降。

3)对畏寒、寒战的患者应注意保暖,提高透析液温度,并注意穿刺手臂的固定,防止针头脱落。

4)由于高热患者处于高分解代谢状态,为高凝体质,应注意密切观察透析管路及透析器内血液的颜色、静脉压及跨膜压值,防止凝血。

5)高热患者由于发热和出汗,故超滤量设定不宜过多。

6)为了维持一定的血药浓度,发热患者抗生素治疗应在透析后进行。

(四)预防措施

(1)加强水处理系统的消毒与监测,复用透析器应严格执行卫生部《血液净化标准操作规程》,使用一次性管道和透析器。

(2)护士在操作过程中严格执行无菌操作。

(3)正确指导患者保持置管处敷料干燥和内瘘肢体的清洁。

(4)上机前测量患者体温,发现有感染症状时报告医师,按医嘱在透析前后给予抗感染治疗。

八、高血压

透析高血压并发症是指患者在血液透析过程中血压逐渐升高,多发生于透析开始后 2~3 h。

(一)病因

(1)由于对疾病认识不足而产生紧张情绪,导致交感神经兴奋。

(2)失衡综合征、硬水综合征。

(3)水分超滤不足,每次透析结束没有达到目标体重(干体重)。

(4)降压药在血液透析时被透出。

(5)肾素依赖型高血压。

(6)血液透析时肾上腺皮质激素分泌过多。

(二)临床表现

透析中高血压比较顽固,难以处理,表现为透析前血压正常,透析中出现高血压;或原来存在高血压,透析中血压进一步升高,多半在透析中、后期发生,血压轻度升高者可没有自觉症状,如果血压>160/100 mmHg,表现为头痛,有时达到难以忍受的程度,出现焦躁不安。也可以出现头晕、耳鸣,胸部不适,胸闷憋气、心悸,视物模糊,颜面潮红,呼吸急促困难,心绞痛,肺水肿,意识障碍等。

(三)防治

(1)严格限制水钠的摄入量,透析间期的体重增长控制在 1 kg/d 以内,摄入氯化钠应<2 g/d,同时进行充分的透析治疗。

(2)药物治疗:包括利尿药、血管紧张素转化酶抑制药、钙通道阻滞药、血管扩张药、镇静药等。血压过高时可予硝苯地平口服,对特别严重的患者应终止透析。

(3)治疗模式也会影响患者的血压,血液滤过、血液透析滤过、高通透性透析等都会有利于血压的控制,所以可根据具体情况选择治疗模式。

（四）护理措施

（1）做好患者的宣教工作，使患者增加对疾病的认识，解除其紧张情绪。

（2）透析中适当降低透析液的钠浓度。

（3）血液透析过程中，护士应根据需要，定时为患者测量血压，对血液透析过程中发生严重高血压或高血压危象的患者，还应观察有无脑出血及脑水肿的早期征象。静脉使用降压药时应严格掌握剂量及滴速，密切观察降压效果，避免降压幅度过大导致低血压。同时使用硝酸甘油等降压药时应使用输液泵控制，硝普钠应避光。

（4）健康宣教。

（5）对严重高血压患者，慎重选用抗凝药，防止脑出血。

（6）加强生命体征和病情观察。

九、失衡综合征

失衡综合征是在透析中或透析结束后数小时内出现的以暂时性中枢神经系统症状为主的全身综合征。大多数在透析结束后 12～24 h 恢复正常。

（一）原因

失衡综合征常发生于刚开始血液透析和透析间隔时间较长的患者、血肌酐和尿素氮明显增高的、长期透析患者、蛋白质摄入过多者及透析不充分者。目前普遍认为失衡综合征的主要原因是血液中的溶质浓度（主要为尿素）急剧下降，而脑细胞、脑组织中由于血脑屏障未能及时清除，使血液和脑组织间产生渗透压，大量水分进入脑组织，造成脑水肿或脑脊液压力增高。它与脑缺氧也有关。

由于低钠透析和无糖透析，患者产生低血糖、低钠血症，造成血液和脑脊液间的溶质浓度差，也是失衡综合征的发生原因之一。

（1）维持性血液透析患者有不同程度的代谢性酸中毒和阴离子间隙增加，起缓冲作用的碳酸氢根减少。在正常情况下，脑脊液 pH 略高，由于二氧化碳比碳酸氢根较易透过血脑屏障，使脑脊液 pH 下降，脑细胞内酸中毒加剧、导致细胞内渗透压上升而引发脑水肿。

（2）透析时血中尿素迅速下降，由于血脑脊液屏障的存在，脑实质和脑脊液中尿素下降较慢，从而导致脑内渗透压升高，引发脑水肿和脑脊液压力升高。

（3）血液透析时酸中毒迅速纠正，使血红蛋白对氧的亲和力增加，导致脑组织缺氧。

（4）一些特发性渗透物质（idiogenic osmoles）、低钠血症、透析中低血糖、纠正酸中毒后氧离曲线左移引起脑缺氧、甲状旁腺功能亢进症等也可能是病因。

（二）临床表现

失衡综合征是在透析中或透析结束后数小时内出现的以暂时性中枢神经系统症状为主的全身综合征。通常发生于透析过程中或透析结束后不久，发生率为 3.4%～20%，大多数在透析结束后 12～24 h 恢复正常。常发生于初次或诱导血液透析和透析间隔时间较长的患者，透前血尿素氮和肌酐较高，使用大面积高效透析器及高血流量、高透析液流量、超滤以及透析时间过长。其病理生理改变为脑实质和脑脊液中代谢产物蓄积，酸中毒而引发脑水肿。临床表现为头痛、恶心呕吐（严重的可出现喷射状呕吐），血压升高，肌肉痉挛，嗜睡，行为异常，严重者可出现惊厥，癫痫样发作，甚至昏迷死亡。脑电图表现为弥散性慢波，α 节律消失或波峰增高、阵发性 δ 波。

防治措施如下。

（1）早期血液透析是防治失衡综合征的关键。应对患者进行充分合理的诱导透析，对初次透析的患者根据其耐受程度，进行短时间、小剂量、多次透析。

（2）提高透析液钠浓度，以 140～148 mmol/L 为宜。

（3）上机时及结束前 1 h 予静脉注射甘露醇 60～100 mL 或 50％葡萄糖溶液 40～60 mL。也可以在透析过程中静脉滴注高渗钠。

（4）出现失衡综合征时，轻者可吸氧，缩短治疗时间，给予 50％葡萄糖静脉注射或使用镇静药，严重者应立即停止血液透析，快速静脉滴注 20％甘露醇，抽搐或昏迷者注意保持呼吸道通畅，根据情况采用必要的抢救措施 24 h 后症状可逐渐消失。

（5）对经常发生者，建议其增加透析时间每周 3 次，每次 4 h；控制血流量，由小到大，在上机时血流量为 150 mL/min，1 h 后调整到 200 mL/min。

（三）护理措施

（1）加强对患者的心理护理，避免患者过度紧张。吸氧，密切观察患者情况，要求患者，特别是首次透析的患者，在透析中如有不适尽早告诉护士。

（2）患者如出现呕吐，应立即将其头侧向一边，避免呕吐物进入气管导致窒息。

（3）加强健康教育，告诉患者早期、充分透析的重要性，如因各种原因不能充分透析者，指导其不要过多进食蛋白质食物。

十、心律失常

（一）原因

透析中发生心律失常的原因很多，包括冠心病、心力衰竭、心包炎、严重贫血、电解质（钾钙镁）异常、酸碱平衡紊乱、低氧血症、低碳酸血症、低血压及药物等，老年人、儿童、初次透析患者，在透析中血流量过快也可诱发心律失常。Rubin 等报道透析患者心律失常发生率为 50％。

（二）临床表现

心律失常的症状与产生的部位、速度、频率等有关，表现多种多样，可出现心慌、心悸、胸闷、心绞痛、头晕、低血压，听诊可发现心率加快或减慢、心律不规则，心电图示房性或室性期前收缩、房颤，严重的可出现意识丧失、抽搐，甚至猝死。

（三）防治

（1）轻症患者可以减慢血流量、给予吸氧，伴有低血压患者可适当补给生理盐水，重症患者可根据医嘱终止治疗或根据心律失常的类型给予不同的抗心律失常药物。

（2）积极治疗原发病，去除诱因，纠正酸中毒、高钾血症和贫血。

（四）护理措施

（1）做好心理护理，缓解患者的紧张情绪。

（2）加强生命体征的观察，一旦发现患者出现心律不齐的症状和体征，立即减慢血流量，暂停超滤，吸氧，通知医生。

（3）密切观察胸闷、气促等症状有无好转或恶化，观察神志变化、生命体征、心率和心律的变化，如果症状加重应终止治疗。

（4）对老年人、儿童、初次透析患者及心功能不佳者，血流量最好控制在200 mL/min 以内。

（5）对原有动脉硬化性冠心病、心功能不全的患者在透析过程中应加强心电监护，控制血流量和超滤量，给予吸氧。

（6）做好健康教育，对急性肾衰竭多尿期患者应告知注意电解质的补充，对维持性血液透析患者应告知注意透析的充分性及对饮食中水、钠及含钾食物控制的重要性。

第二节　维持性血透透析患者常见的远期并发症护理

一、心血管系统并发症

心血管疾病（cardiovascular disease，CVD）是导致维持透析患者死亡的第一位原因。据美国肾脏病数据系统（UNITED STATES RENAL DATA SYSTEM，USRD）统计，2007～2009 年美国维持透析患者的死亡原因中，CVD 占 41.6％。我国 1999 年度全国透析移植登记报告中，透析患者 CVD 的病死率为 47％。临床应高度重视透析患者 CVD 的预防、治疗和护理。

必须强调的是，CVD 并非仅见于终末期肾病（end stage renal disease，ESRD）患者。实际上，在慢性肾病（chronic kidney disease，CKD）早期 CVD 的发生率已经明显增高。有学者对我国 5 个地区 7 家省级医院住院的 1239 例 CKD 患者进行了调查，发现即使是CKD 1～3 期的患者，其 CVD 发生率已明显高于一般人群。到了 CKD 5 期即 ESRD 患者，其 CVD 发生率更加增高。

目前把 CKD 患者的 CVD 分为动脉血管病、心肌病和心脏瓣膜病。动脉血管病又分为动脉粥样硬化和动脉硬化两大类。

维持性透析的尿毒症患者存在诸多心血管并发症的危险因素，其中有与普通人群相同的传统危险因素，同时也存在 CKD 患者特有的以及与血液透析相关的危险因素。

结合典型临床表现及心电图、超声心动图等影像学结果，透析患者的 CVD 诊断并不困难。由于潜在发病机制的复杂性，其治疗应针对不同病变，给予个体化的治疗方案。且要积极开展多学科合作、全方位、多种治疗措施联合的强化治疗。同时还需要进行多重危险因素的干预，包括传统危险因素和非传统危险因素。但迄今为止，除贫血、高血压等少数因素外，多数危险因素的干预效果及其对 CVD 预后的影响仍缺乏循证医学证据。

心血管并发症的处理及护理干预如下。

（一）评估患者情况，给予充分的血液透析治疗，做好健康教育

血液透析是纠正患者机体的体液过剩，电解质紊乱，排除代谢产物，纠正酸碱平衡，改善心功能维持患者的正常生活。但血透同时也可以引起患者血容量的急剧减少，引发低血压、冠心病、心律失常及高血压、心力衰竭等并发症，特别是老年人、糖尿病、心功能不稳定的患者更容易出现，所以要准确评估患者情况，主要包括：基础疾病、心功能情况、年龄等因素，确定好透析器的面积、脱水量、血流量、透析时间。平时重视高血压治疗、积极改善贫血、保持充分透析。

指导患者戒烟、戒酒；低盐、清淡饮食；透析患者的日常饮食中，要求不饱和脂肪酸和饱和脂肪酸的比例为1：1；轻度限制糖类的摄入。尽管许多透析患者处于轻度营养不良状态，但有少数患者体态肥胖，故要对这部分患者应限制热量的摄入，适当增加运动。

（二）动静脉瘘引起心血管并发症的护理干预

动静脉瘘使动静脉间短路，静脉回流量增加，可引起高心排出量状态，心排出量增加，长期血透其静脉侧血管阻力降低，吻合口径逐渐扩大，加重心排出量，透后配戴弹力护带约束瘘管，患肢禁提重物或用力过大，可防止瘘管过度扩张而加重心排出量。

（三）密切观察生命体征

根据患者心功能分级，予持续心电监护，在治疗开始前后观察患者血压、心率、呼吸、神志变化，防止血液引出后血流动力学发生变化，以后至少每隔0.5～1 h观察血压1次。如患者发生低血压，应减低血液流速，减少超滤率，快速补充血容量，静脉滴注生理盐水、清蛋白或血浆。

（四）心血管急症病因分析、处理及护理

1.心血管急症病因分析

心血管急症病因主要有低氧血症，高血压，心力衰竭，心律失常等。血液透析（HD）过程中低血压的主要原因为超滤过多过快，血管收缩性降低，如抗高血压药应用、醋酸盐透析等。发生高血压的主要原因是 HD 前后血管活性物质变化，其他原因，如透析液钠离子浓度过高、失衡综合征、精神紧张。常见的严重心律失常为频发性室性期前收缩及阵发性心房纤颤。主要原因为电解质紊乱、心肌缺血、血流动力学改变及低氧血症。

2.处理

当患者发生意识淡漠、面色苍白、出汗、脉搏细速等情况时，须速测血压和心电监护，快速检测血糖，以鉴别低血压休克或低血糖，若为低血糖休克应迅速遵医嘱给予静脉滴注50％的葡萄糖，同时继续监测血糖的变化，必要时输液泵持续输入葡萄糖以维持血糖的稳定。若为低血压性休克，而心电监护显示而非心源性的，应迅速从血泵前的管路以较快的速度输入0.9％氯化钠100～200 mL，监测心电和血压变化，同时查找引起低血压的原因，予以纠正。再次评估患者的超滤量或超滤率是否适当。突然发生室扑或室颤患者，应立即给予非同步直流电除颤，并同时呼叫医生。遵医嘱给予抗心律失常药物，注意给药途径、剂量，静脉滴注药物，注意点滴速度，观察药物作用及不良反应。

3.护理

给予鼻导管吸氧，氧浓度35％～50％持续吸氧，并注意患者意识的变化。焦虑、恐惧与担心可导致死亡及心律失常。做好患者心理护理，叮嘱患者卧床休息，保持心情平静，以减少心肌耗氧及对交感神经的刺激。判断呼吸困难的程度，做好护理记录及交班。

二、肾性贫血

肾性贫血是慢性肾衰竭（CRF）患者最常见的并发症之一，其严重影响 CRF 患者的生活质量和生存率。肾性贫血的原因有：①肾产生促红细胞生成素相对或绝对不足。促红细胞生成素（EPO）是肾分泌的一种活性糖蛋白，能与红细胞表面的 EPO 受体结合，刺激红细胞增生、分化和成熟，EPO 缺乏不容置疑是肾性贫血的最主要原因。②铁的摄入减少。③血液透析过程失血或频繁的抽血化验。④肾衰竭时红细胞生存时间缩短。⑤叶酸缺乏。⑥体内缺乏蛋白

质。⑦尿毒症毒素对骨髓的抑制。

(一)临床表现

常见症状有头晕、头痛、乏力、耳鸣等,严重者由于心排出量增加明显,出现心悸气短、体力下降。不少患者的止血功能、免疫功能同时受累。皮肤黏膜苍白是最突出的体征,尤其是甲床、手掌、口腔黏膜等部位。

(二)治疗

1.重组的人类红细胞生成素(rHuEPO)治疗

rHuEPO是治疗肾性贫血的主要药物之一,目前研究证明 rHuEPO 能显著改善肾性贫血患者的生活质量、活动能力、有氧活动水平、性能力和免疫功能,提高长期存活率。rHuEPO可减少患者输血次数甚至不输血,有效减少输血相关并发症(包括输血反应、铁负荷过重和血源性感染等)。更重要的是,rHuEPO 可降低心血管并发症的发生率,促使左心室肥厚消退,从而有助于尿毒症患者心血管并发症的预防和治疗。

2.rHuEPO 治疗靶目标

2001 年美国"肾病患者生存质量"(K/DOQI)指南提出,肾病患者的血红蛋白目标浓度为110～120 g/L,血细胞比容(Hct)为 33%～36%,血红蛋白水平控制为每月升高 10～20 g/L。

3.rHuEPO 治疗方法

(1)皮下注射和静脉注射:静脉注射 rHuEPO,患者血浆浓度可迅速达到峰值,药物疗效维持 24～36 h,其半衰期为 4～9 h,要求的理想血浆浓度>50 U/L(50 mU/mL),每次透析后应补充 rHuEPO。皮下给药效果最佳,其半衰期为 12～36 h,所需用药剂量为静脉用药的 2/3,临床皮下注射 rHuEPO 的方式更为普及,缺点为需要另外进针,有些患者由于皮下注射部位产生痛感只接受静脉给药方式。

(2)腹腔内给药:腹膜透析患者若不能耐受皮下给药时考虑腹腔给药,腹腔排空时给药。腹腔给药吸收差,且个体差异较大,所需剂量大,目前不提倡。

(3)治疗剂量:初始剂量为皮下给药每次 100～120 U/kg,每周 2～3 次,静脉给药每次120～150 U/kg,每周 3 次。若血红蛋白水平每月上升<10 g/L,rHuEPO 剂量应在原每周总剂量水平上增加 25%;若血红蛋白水平每月上升>20 g/L,rHuEPO 剂量应在原每周总剂量水平上减少 25%～50%;血红蛋白水平应在 4 个月内达到目标值。rHuEPO 维持治疗阶段需每1～2 个月监测 1 次血红蛋白水平,如果血红蛋白水平改变超过 10 g/L,rHuEPO 剂量应按原每周总剂量的 25%逐步调整剂量。

4.rHuEPO 的不良反应

(1)加重高血压:促红细胞生成素治疗过程中,大约 25%的患者会发生高血压或使原有的高血压加重,因为随着贫血的改善,促红细胞生成素可增加肾小管对钠的重吸收,血容量增加,血液黏稠度增高,外周血管阻力增高,造成血压升高。

(2)血管通路的栓塞:随着贫血的纠正,患者的血小板功能得到了改善,出血时间随之缩短,导致血液高凝状态,促进血栓形成,造成血透患者内瘘管阻塞。

(3)高钾血症:促红细胞生成素治疗使血细胞比容增加,有效血浆容量减少,透析不充分使血钾升高;同时由于患者贫血症状改善,食欲也随之增加,摄入过量含钾的食物以及红细胞增加可释放钾离子而导致高钾血症。

(4)部分患者偶有头痛、感冒样症状、癫痫、肝功能异常等发生,偶有过敏、休克、高血压脑病、脑出血及心肌梗死、脑梗死、肺栓塞等。

5. rHuEPO 的低反应及治疗

(1)铁缺乏:铁缺乏是造成 rHuEPO 低反应的主要原因,而慢性失血则是导致透析患者缺铁的主要原因。每次透析结束后血路管道和透析器内会残留少量的血液,外科手术失血、意外的血管通路出血或隐匿的消化道出血也是常见的失血原因。而当 rHuEPO 治疗时,红细胞生成的速度迅速上升,需要大量补铁,即使铁储备量处于正常水平也会发生缺铁,称为功能性缺铁,另外,铁吸收障碍也会加重透析患者的铁缺乏,尿毒症患者胃肠道对铁的吸收较非尿毒症者差,同时磷结合剂的使用也降低了食物中铁的生物利用度。

(2)诊断:透析患者铁代谢状态水平的评估主要是根据血清铁蛋白浓度和转铁蛋白饱和度,并结合患者的临床情况、Hb 水平以及对 rHuEPO 的反应程度。血清铁蛋白 < 200 $\mu g/L$ (200 ng/mL)或转铁蛋白饱和度 < 20%,且对常规剂量 rHuEPO 反应良好时,可开始强化铁治疗;对血清蛋白 < 300 $\mu g/L$(300 ng/mL)或转铁蛋白饱和度 < 25%,且对 rHuEPO 抵抗者也可考虑铁强化治疗。当铁蛋白水平超过 500 $\mu g/L$ 没有足够的证据证明推荐进行静脉补铁治疗,而当血清蛋白 > 800 $\mu g/L$(800 ng/mL),转铁蛋白饱和度 > 50% 时,应暂停补铁,待两者分别下降至 < 500 $\mu g/L$(500 ng/mL)和 30% 时再开始补铁。

(3)补铁治疗:口服补铁方便经济,但效果常欠佳,且便秘、食欲减退、胀气或腹泻等不良反应多见。K/DOQI 指南对慢性肾病血液透析患者推荐的补铁方法是静脉补铁。

(三)护理

1. 心理护理

促红细胞生成素的价格较昂贵且治疗时间较长,因此要让患者认识到用药的必要性,比较患者用药前后的 Hb、Hct 水平,让患者看到应用 rHuEPO 治疗肾性贫血的良好效果,加强用药依从性。对于患者的疑问耐心解释,消除患者紧张情绪。有效的心理护理能够帮助患者克服对用药的恐惧心理,加强患者的用药依从性,有效的健康宣教和严密的病情观察能够一定程度的减少和避免用药不良反应的发生。

2. 促进患者使用皮下注射的方式给药

由于皮下注射起效快,给药效果佳,应采取可行措施使患者接受皮下注射的方式注射 rHuEPO。例如向患者及其家属宣传皮下注射给药的优点;新患者开始用药时就应皮下注射给药;应注意使用小的注射器;经常改变注射部位,推药时速度缓慢,尽量减少患者的痛苦等。

3. 不良反应的护理

在用药过程中密切观察血压变化,及时发现并降低其不良反应。肾衰竭患者在没有控制好血压时,不适宜使用 rHuEPO。动态观察患者 Hb、Hct 水平,避免上升太快,导致血液高凝状态,勤在静脉侧听诊血流杂音,观察患者瘘管是否通畅,感受温度;告知患者避免进食过多含钾高的食物,并且密切观察患者有没有发生高钾血症的症状和体征,及时发现,及时处理。

4. 饮食护理

应指导患者选择低磷、优质蛋白饮食,以鲜鱼、瘦肉、蛋、奶为主;并多食含铁、叶酸丰富的食物,如紫菜、海带、红枣、蘑菇等。口服铁剂时,避免同时食用影响铁剂吸收的食物,如喝茶,可同时服用维生素 C,以增加胃肠道对铁的吸收。

5. 对于首次使用铁剂的患者,须进行过敏试验

每次用药前均要询问患者的药物过敏史及既往用药史,确认无过敏方可执行。同时应准

备好抗过敏药物及器械,如地塞米松、肾上腺素、10％葡萄糖酸钙等,以便及时对过敏反应患者进行抢救。

三、肾性骨病、继发性甲状旁腺功能亢进及围术期的护理

肾是维持体内矿物质代谢和各种相关激素作用平衡的器官,慢性肾病(CKD)会导致这种自身平衡的紊乱,引起甲状旁腺激素(PTH)和维生素 D 等多种激素分泌功能异常,临床上表现为钙磷代谢紊乱、异位钙化、肾性骨病等。近年来,许多基础和临床研究逐渐证实 CKD 患者体内矿物质和骨代谢的异常往往会引起多系统的病变,故 2005 年在 KDIGO 召开的"矿物质代谢及其骨病"的会议上,明确提出了"慢性肾病—矿物质和骨异常(chronic kidney disease-mineral and bone disorder,CKI-MBD)"的概念,定义为慢性肾病导致的一系列矿物质及骨代谢病变,具有以下一个或一个以上表现:①钙、磷、PTH 及维生素 D 代谢异常。②骨的转化、矿化、容量、线性生长或强度异常。③血管或其他软组织的钙化。肾性骨病则特指慢性肾病相关的骨形态学改变。

第三节　透析患者骨质疏松症疼痛护理

一、骨质疏松的现状和相关因素

骨质疏松是一个世界性的难题,全世界约有 2 亿人患有骨质疏松,其发病率已跃居常见病、多发病的第 7 位。透析患者的骨质疏松主要是代谢性骨病,其原因是钙磷代谢失调,破骨细胞的数量和活性失控,导致骨吸收速度增加、骨小梁破坏、消失、骨膜下骨皮质破坏、继发骨赘增生以及骨组织机械变形压迫神经、骨钙动员增加、脊柱负重力线改变使脊柱周围肌群负荷增加,出现疲劳,导致肌肉缺氧、代谢障碍、代谢物质的异常刺激,从而引起腰背肌超常紧张、肌肉疲劳和腰背疼痛。

二、骨质疏松的临床症状

初期,由安静状态开始活动时出现腰背痛,此后逐渐发展为持续性疼痛,久坐等长时间保持固定姿势时加重;严重时全身性骨痛,影响睡眠,甚至不能入睡。应用降钙素等制剂治疗后能有效缓解疼痛。

三、护理

(1)正确规范使用密盖息,做好用药后的护理。

(2)控制甲状旁腺素在正常范围,服用降磷剂,增加血液透析滤过和血液灌流的次数。

(3)讲解疼痛的有关知识,包括疼痛的原因、治疗和对机体的影响等,帮助患者提高对疼痛的接受程度。

(4)指导其正确地咳嗽、翻身等以减轻对疼痛的刺激。

(5)提供适合的透析环境,避免因环境方面的因素引起患者跌倒。例如铺设防滑地胶、设

置防滑措施,并保证地面的干燥;帮助患者选择柔软舒适、防滑底的鞋子;必要时建议使用手杖或助行器。

(6)举办专题讲座、开展健康咨询活动、发放手册,普及骨质疏松知识。对于年龄较大的高危人群,进行特别辅导。

(7)合理饮食,帮助患者养成良好的饮食习惯,多食用含优质蛋白质、钙质丰富的食物,如蛋类、乳类、海产品等,促进机体对钙质的吸收利用。

(8)少饮浓茶,保持大便通畅,避免抽烟、酗酒等不良生活习惯。

(9)适当的锻炼,促进机体的新陈代谢,收缩骨骼肌,使骨内血流量增加,骨量的流失减少,保证骨形成。进行合适的运动项目,如关节操、步行、慢跑、打太极拳等。

(10)中药熏蒸治疗。

第四节　糖尿病肾病患者疼痛的护理

糖尿病周围神经病变(DPN)是糖尿病常见并发症之一,临床上以肢体疼痛、感觉减退、麻木、灼热、冰凉为特征,常表现为自发性疼痛、痛觉过敏、异常性疼痛。糖尿病肾病也是糖尿病常见并发症,其周围神经病变具有更高的发生率,即使血糖控制在正常范围内,采用综合治疗措施,许多患者疼痛仍然难以缓解,顽固性 DPN 疼痛成为影响透析患者生活质量的独立因素。

一、糖尿病肾病患者疼痛分类

(一)表浅型疼痛

表浅型疼痛指来自于皮肤表面的体表疼痛,多是因真皮内感觉纤维再生引起的烧灼感等。

(二)深部疼痛

疼痛多因神经干损伤引起,主要表现为针刺样和电击样疼痛。

(三)肌肉疼痛

肌肉疼痛多表现为牵张痛,主要可能是支配该骨骼的运动神经损伤或因感觉神经损伤引起支配骨骼肌的运动神经兴奋性亢进所致。

二、临床症状和机制

糖尿病肾病患者的疼痛是周围神经病变导致的放射痛,可能与血液循环障碍、代谢障碍以及神经营养因子减少等多种因素共同作用有关。有研究结果证明,在大脑、脊髓、周围神经及自主神经等神经系统各级水平均有细胞水平和基因表达水平的变化,并出现神经轴突萎缩、脱髓鞘、神经纤维丧失以及病变神经纤维的修复、再生等。电生理学检查结果表明存在周围感觉神经或运动神经受累证据。常表现为远端肢体自发性疼痛、痛觉过敏、异常性疼痛(如烧灼感、蚁走感或针刺感)等,夜间明显,同时患者常合并抑郁、失眠。

三、护理

(一)严格控制血糖

严格饮食疗法,控制糖化血红蛋白<7.0%,空腹血糖 4.0~7.0 mmol/L,餐后 2 h 血糖 5.0~10.0 mmol/L,主要视患者情况而定。

(二)改善神经营养

按医嘱应用银杏达莫、甲钴胺、α-硫辛酸等。

慢性高血糖病人,机体代谢紊乱及微血管病变使神经缺血缺氧,神经营养不足,致神经纤维脱髓鞘和轴索变性,导致神经损伤。银杏达莫、甲钴胺、α-硫辛酸可渗入神经细胞及胞体内,促进神经细胞的蛋白、核酸、脂质合成,使损伤神经细胞修复,促进髓鞘形成和轴突再生,改善自主神经病变。

(三)增加神经血流

氯沙坦可改善神经血流,改善神经功能。适当的耐力训练也可提高神经的血流,但要在心功能允许的范围内进行运动。

(四)纠正代谢紊乱

通过透析和饮食保持酸碱平衡,纠正水、盐、电解质紊乱。

(五)抗氧化治疗

按医嘱使用他汀类和贝特类药物,观察用药后的反应。他汀类药物具有如抗感染、抗氧化、调节和保护内皮细胞功能、稳定粥样硬化斑块等调脂以外的作用;贝特类药物是过氧化物酶体增生物激活受体-α(PPAR-α)的配体激活药。

PPAR-α 在不同免疫细胞和血管壁细胞中表达,具有抗感染和促进细胞凋亡作用,还具有调节血糖和脂代谢的重要作用。

(六)止痛治疗

与医师或多学科专家一起制订镇痛方案:如三级药物止痛方案,疼痛专科的超激光、中频、针灸、神经阻滞、射频等止痛治疗。

(七)体疗

关节松动训练、躯体伸展运动、按摩、经皮电刺激等均可改善神经功能。

(八)中医中药治疗

中药气化熏蒸。

(九)充分透析

每周 3 次,每次 4 h。

(十)透析滤过、血液灌流

血液透析滤过、血液灌流和血液透析交替进行,经济许可时,血液透析滤过、血液灌流每月 2~3 次。

(十一)皮肤完整

保持皮肤完整,特别是足部皮肤的完整,防止感染。

(十二)注意保暖

注意保暖,保证局部血液循环正常运转。

（十三）规律生活

保持规律生活、低盐、低脂、优质蛋内饮食、控制体重、合理运动、劳逸结合、稳定情绪、戒烟戒酒等。

第五节　不宁腿综合征患者的护理

不宁腿综合征(RLS)是一种常见的神经系统障碍感觉性疾病,病因尚不明确,目前认为与铁的缺乏、中大分子毒素的蓄积等有关。大多数研究工作表明某些尿毒症毒素在体内蓄积,产生水、电解质、酸碱平衡紊乱、血糖异常及营养不良等可使周围神经发生脱髓鞘表现,神经传导速度也减慢。慢性肾衰竭患者血中存在一种红细胞转酮酶活性抑制物,可抑制转酮酶,导致硫胺代谢异常,使中枢及周围神经的髓鞘发生退行性改变,使神经传导速度减慢。维持性血液透析患者,随透析时间延长,透析不充分,常规透析仅能清除患者体内小分子毒素,中、大分子毒素蓄积增多,对此病起主要作用。

一、临床表现和诊断

RLS 的诊断主要根据临床表现。国际 RLS 研究小组（imemational restless legs syndroms study group IRLSSG)诊断标准,并于 2003 年发布了最新的诊断标准。

(1)患者双腿不适迫使走动,走动后不适感缓解,有时累及上肢和肢体其他部位,常有双下肢深部蚁行、麻刺、疼痛、蠕动、抖动、紧张感及类似中风的感觉等,但必须双腿均累及,且通常第一个累及,小腿的症状比其他部位更明显。

(2)休息时,症状开始出现或加重。

(3)运动持续时,不适感可部分或全部缓解。

(4)不适感仅发生在晚上,或晚上症状比白天严重。上述症状按照无、偶尔、经常、严重分别计 0～3 分,合计评分＞6 分者可诊断为 RLS。

二、护理

（一）养成规律的睡眠方式

改善睡眠习惯,形成规律的睡眠方式;戒酒,少进食咖啡及每日适当锻炼。

（二）缓解症状的治疗

热水浴、腿部拍打、按摩、生物反馈和针灸等,对缓解症状有一定帮助。

（三）药物及治疗时护理

(1)充分透析,尽早透析,在肌酐清除率降至 10 mL/min 时就开始透析,以防透析过晚、神经系统病变严重而难以恢复;腹膜透析对清除中大分子毒素较普通透析好,神经系统病变较轻。透析频次为每周 3 次或每 2 周 5 次,每次 4 h,间断行血液透析滤过或血液灌流,血滤或灌流为每月 1～2 次,经济许可为每周 1 次。

(2)纠正贫血,维持血红蛋白为 110～120 g/L,血清铁蛋白＜200 μg/L(200 ng/mL)者给

予蔗糖铁每周 100 mg 静脉滴注,使铁蛋白>200 μg/L,并适当补充叶酸及 B 族维生素。

(3)营养神经治疗,口服 B 族维生素、甲钴胺片。

(4)对于睡眠障碍者,口服地西泮片或氯硝西泮,马来酸咪达唑仑片(多美康)。

(5)上述效果不佳者,加用复方左旋多巴。

(6)支持治疗:纠正营养不良,补充氨基酸及相应酮酸,补充维生素及微量元素,纠正电解质紊乱、水钠潴留及酸中毒;纠正贫血。

(7)根据肾功能调整药物剂量,避免药物中毒引起神经系统受损。

(8)肾移植:可有效清除血中的中分子毒素,半年后中分子毒素血浆浓度可降至正常,神经系统病变减轻,肌电图恢复正常。

(四)安全护理

患者因疾病的影响经常继发失眠,导致精神不佳,注意力不集中。为了保证患者安全,要保持地面清洁干燥,活动场地要宽阔,不设障碍物,夜间保持一定的光照,便于患者看清周围环境,外出要有人陪伴,走路动作要慢,夜间床边加防护栏,洗澡时必须有专人陪伴,防止烫伤和跌倒等。

(五)康复护理

该病常在休息、傍晚或深夜时加重,卧床是最常见的加重因素,走路对减轻症状最有效。护士应鼓励和协助患者每天进行适当运动,鼓励患者每天来回走动 1 h,进行肢体按摩 0.5~1 h,洗热水浴 1 次,对缓解夜间的不适症状较为有效。发作时给予小腿部按摩、揉搓、捶拍,也可推拿或针灸足三里、阳陵泉等穴使肌肉放松,促进血液循环。

(六)健康教育

指导患者经常保持情绪稳定,防止诱发因素,下肢要保暖,衣着宽松,避免受凉,合理安排生活,避免过度劳累,坚持适度的有氧锻炼,养成规律的生活习惯。

第六节　血液透析患者的心理护理

维持性血液透析治疗是一个长期的过程,患者在透析过程中受疾病本身和治疗方式以及家庭、社会、经济等各方面因素的影响,长期的透析治疗也给患者思想上、精神上造成沉重的压力,透析过程中还有可能出现各种并发症等不适。患者对用血液透析的方法来维持生命的事实不能接受,存有侥幸心理,希望通过短期的透析治疗恢复肾功能。随着病程的延长,患者的经济负担越来越重,病情好转不明显,患者出现悲观失望、痛苦的心理,甚至与家人及医护人员产生敌对情绪。因疾病对饮食的种类和量限制较多,患者感到很沮丧,影响了患者的生活质量,种种因素都可以造成透析患者的心理障碍。

有学者研究了 92 名维持性透析患者的心理状态,并与美国及加拿大相同的研究资料进行分析比较,结果显示 39.5%的透析患者至少有一项 90 项症状清单(SCL-90)的因子分超过了阳性标准,15.3%的患者表现为焦虑,12%的患者出现抑郁,15.3%的患者并发两种以上的心理障碍,突出表现在焦虑的比例高,躯体化症状多。抑郁现已被认为是透析患者的一项独立的致死因素。Farmer 等称 27％的透析患者有自杀念头。透析患者心理障碍的发生,除了生物学因素的影响之外,社会性因素特别是医护人员的言行也是他们心理障碍产生的重要应激来源,这些问题如能引起足够重视,则透析患者的情况会有很大不同。

一、透析患者常见心理问题

(一)否认心理

患者否认关于尿毒症的诊断,拒绝透析治疗这个严酷的事实,他们常以自己的主观感觉良好来否认疾病的存在,照常工作、学习,以维持暂时的心理平衡;有的患者怀疑医师的诊断,到处奔走就医,企图通过复查,推翻原有的结论;有的患者否认疾病的严重性,他们虽能接受尿毒症的诊断,但仍存在不同程度的饶幸心理,误认为医师总喜欢把病情说得重一些,对疾病的严重程度半信半疑,因此不按医嘱行事;还有的患者表现沉闷,内心极端痛苦,不去积极治疗,甚至拒绝治疗;更多的患者则压抑自己强烈的情绪反应,表现为迟钝、犹豫,进而感到孤独,产生一种被遗弃感。患者对于尿毒症的最初否认,具有一定的积极意义,但长期否认,将会延误治疗的时机。

(二)焦虑恐惧心理

维持性血液透析费用较高,且不能间断,长期透析的部分患者会出现透析并发症,表现为皮肤发生改变,性功能减退,精力不足和体力不支,骨骼变化,再加上费用高,身心承受巨大压力,多数患者会产生焦虑和恐惧的情绪反应。

(三)痴呆和精神错乱状态

痴呆和精神错乱可能与基础或并发的疾病(如甲状旁腺功能亢进)、透析过程、营养药品或治疗有关。因此保证透析患者获得最有效和充分的透析、维持其最佳营养状态以及防治神经系统疾病是非常重要的。对于疾病的进展情况,应与医师沟通,与家属商谈中断透析的事宜。在痴呆和精神错乱等情况发生前完成超前干预是最有效的。

(四)不合作心理

透析患者易产生愤怒情绪,暂时或长期丧失生活自理能力,自感无助于家庭与社会,成为家庭与社会的累赘而产生孤独感,这种心理变化长期持续存在会导致行为上的怪僻。他们常把医护人员和家属当作替罪羊,无休止地向他们发泄不满,怨天尤人,一会儿责怪医师没有精心治疗,一会儿埋怨家人没有尽心照顾,常不愿意配合透析疗程的进行,但医护人员应该理解患者的行为和心理,有基础精神病的患者也会表现为不合作行为,对于这种患者,咨询精神病科医师并争取其协作是有益的。

(五)盲目无知心理

患者对自己的疾病不了解,也不听医务人员的解释,不相信自己的病情,坚信总有一天会恢复健康的,导致盲目自行用药,治疗依从性差。

(六)抑郁心理

抑郁是一种闷闷不乐、忧愁压抑的消极心情,它主要是由现实丧失或预期丧失引起的。患者长期被疾病缠身,在透析过程中,还要忍受穿刺时引起的痛苦和透析过程中的不适感;其次,还要在平时的生活中受到水、盐、饮食的限制;透析后产生的一些并发症,如头痛、发热、恶心等均使患者遭受很大痛苦,对治疗前景感到悲观和失望,从而导致心情抑郁,把生活看得灰暗,总认为自己的将来比现在更糟,缺乏自信,消极接受治疗,严重者可出现自杀行为。

抑郁是最为常见的问题,可导致患者对透析和药物的依从性降低,并且增加自杀的风险。以下情况应当诊断为抑郁,在不少于2周的时间内患者情绪低落,对日常活动失去兴趣并且存在以下症状中的5项:①一天当中大部分时间情绪低落。②一天当中对大部分活动丧失兴趣。③明显的体重减轻或增加,或是食欲减退。④睡眠的改变,失眠或过度睡眠。⑤疲劳。⑥无意义的感觉或是过度自责。⑦注意力下降。⑧反复产生死亡与自杀的念头。

对透析患者潜在抑郁进行筛查是整个治疗计划的重要一环。抑郁在多个方面影响治疗效果。抑郁不仅增加自杀风险,还降低患者对透析治疗的依从性,导致免疫功能异常以及厌食症和营养不良。

(七)依赖心理

透析患者大都存在一种依赖的心理状态,对自己的日常行为、生活自理能力失去信心,自己有能力做的事情也不愿去做,等待别人服侍,行为变得被动顺从,情感脆弱。一向独立、意志坚强的人也变得犹豫不决,一向自负好胜的人也变得畏缩不前。透析患者的这种被动依赖心理,不利于疾病的控制,如一味迁就他们的依赖心理,则难以培养他们与疾病斗争的信念。

(八)悲观与绝望心理

对于刚被确诊为尿毒症的患者,悲观是常见的心理反应,在那些临床症状越来越明显,尤其是经过一段透析治疗,没有达到预期效果的患者身上表现得更为突出,他们对透析治疗由希望到失望再到绝望,痛苦心情难以言表。有的患者为了不给家人添麻烦,不让他们过分痛苦和担忧,反而表现得异常平静;有的透析患者意志薄弱,失去信心,不敢面对现实,万念俱灰,求生意志丧失殆尽,坐等死亡的到来。

二、影响透析患者的心理因素

(一)疾病因素

疾病因素是透析患者产生的心理问题的主要原因,由于肾功能多为不可逆性损害,往往因此产生恐惧、绝望、多疑、焦虑的心理。

(二)身体因素

血液透析患者多存在贫血、脱屑、瘙痒等外在形象改变,容易产生自尊受损、抑郁等心理变化。

(三)经济因素

患者及家庭的沉重负担,一旦家庭无法支付治疗费用,停止透析,随时面临生命危险。

(四)治疗因素

插管给形象及活动带来不便,造瘘及反复穿刺给患者造成一定的心理压力,对疼痛耐受力差等产生的消极心理,对学业、工作能否完成等,感到力不从心。

三、与血液透析相关的精神症状

(1)患者烦躁不安,可因常人不以为然的一件小事或一句话便大发雷霆、大喊大叫。夜间不能入睡或睡后多梦。

(2)长期透析患者出现退行性脑病引起语言障碍,吐字含糊不清、智力减退、意识障碍、思维混乱、痴呆。

(3)心理压力造成精神症状,如精神错乱、抑郁、焦虑、固执、出现反医疗行为、人格缺失。

(4)首次透析后出现的失衡综合征引起的头痛、呕吐、不安、全身痉挛、意识障碍可持续数小时或数日。一般在透析后 8~24 h 出现,这种情况比较少见。

四、透析患者的心理治疗和护理

(一)预防

对常见心理问题的预防有许多工作可做。心理问题发生风险高的患者必须早期发现和监护、治疗,当患者出现心理问题时应该及时进行心理评估和咨询。

(二)药物治疗

药物治疗应该广泛地使用于透析患者的心理问题上。透析患者最佳药物选择和剂量调整在于药物是否经肝或肾途径代谢,是否经透析清除。

除了锂,所有精神药物都是脂溶性的,可通过血脑屏障,在肝解毒,通过胆道排泄入粪便,而且大都是大分子因而不能通过透析清除。对于肾衰竭患者用药的首要原则是剂量不应超过应用于肾功能正常患者最大剂量的 2/3。

1. 抗焦虑药

焦虑状态和反复惊恐发作首先应采用精神疗法和心理脱敏疗法,使用短效的阿普唑仑可能有益,而会产生药理学活性代谢产物的安定、利眠灵等对透析患者应该避免使用,如果长期使用会导致活性药物代谢产物血浓度升高,导致嗜睡。巴比妥类药物经透析清除,使用时调整剂量较为困难,故不可使用。

2. 抗抑郁药

抗抑郁药物在治疗透析患者抑郁状态中发挥重要的作用。一般来说,透析患者的心理问题,尤其抑郁,用药物来控制是很容易治疗的,但这一点常遭到人们的否定。由于透析患者因抑郁而自杀的发生率较高,故未给予治疗非常令人遗憾。总之,必须十分重视此种病症及其治疗。

可选择 5-羟色胺再摄取抑制药(SSRI),如氟西汀、舍曲林等。SSRI 需服用至少 4~6 周才能确定其疗效。如果未达到预期疗效,则推荐转换同一类的其他药物或另一类抗抑郁药物继续治疗。SSRI 较少引起抗胆碱能综合征,而且不会导致心脏传到系统功能异常。SSRI 一般在肝清除。

3. 镇静药

有时在控制精神状态时必须使用镇静药,主要用于先前存在(功能性)精神疾病、痴呆或谵妄、透析不充分、血管性疾病等。其他的精神类药物,包括氯丙嗪等均可用于透析患者,必须牢记最大剂量不得超过肾功能正常患者最大剂量的 2/3。

(三)心理治疗

1. 个体心理治疗

个体心理治疗常用于治疗特殊的心理症状。谈话治疗是一种有效的个体心理治疗方法,对于透析患者,于透析过程中进行谈话治疗是一种很好的治疗方法。

2. 小组心理治疗

小组治疗可能有益。最成功的小组治疗不仅在于解决心理问题,更强调患者教育。

3. 锻炼

不加重患者体力负荷并进行规律的锻炼可减轻透析患者的抑郁和焦虑。

(四)心理护理原则

1.接受性原则

接受性原则又称为倾诉原则。即对所有患者都一视同仁,护士应该理解、关心患者,认真听取患者的叙述。另一方面,必须注意其言谈和态度所表达的心理症结,深入了解他们的内心世界。认真倾听患者的叙述,本身就具有治疗作用。某些患者对治疗者产生信任后会全部倾诉自己压抑已久的内心感受,结果会使情绪趋于安定和舒畅,心理障碍明显减轻。因此接受性治疗具有"宣泄疗法"的治疗效果。

2.信息交流

了解患者心理疾患的来龙去脉和对其心理病因进行科学分析之后,护士通过语言和非语言文字的信息交流,予以患者精神上的支持鼓励,使其建立治愈的信心。

3.利用心理防卫机制

挖掘患者的潜力,使患者看到自己除了透析之外,还有很多长处,还可以谋生,还可以为社会做贡献。如运用"补偿"的心理防卫机制,扬自己能力之长,避自己能力之短,让患者看到希望。

4.建立治疗联盟

患者透析后,医疗康复、社会和心理诸多问题混淆在一起,单单某一方面人员很难解决这些问题,必须建立患者—家属—康复人员(医师、护士、心理治疗师、社会工作者、物理治疗师、康复治疗师)的治疗联盟,共同解决这些问题。

心理护理要考虑患者的社会文化背景,不同的民族、其文化、习俗、做事方法不同,心理护理的解释和指导也不同。

(五)心理护理方法

根据患者在病程的不同阶段具有不同心理状态的特点,将病程分为四个不同时期,并针对其特点施行相应的护理。

1.开始期(首次透析的心理护理)

此期患者的病情都比较危重,而对病情的严重性认识不足,对透析寄以希望,但对透析的疗效了解不多,对手术(包括血管造瘘和动静脉插管)顾虑重重,有时由于穿刺不顺利或失败而产生恐惧和反感或逆反心理。此期的护理措施是消除心理紧张恐惧心理。首先为选择血液透析的患者进行血液透析原理及注意事项知识讲解,解答患者提出的疑问,告知患者首次透析可能出现头痛、恶心等不适症状,一般情况下通过数次诱导透析上述不适症状可自行缓解。介绍其向血透患者了解透析的经历和体会,以消除紧张恐惧感,从而坚定透析治疗的信心和决心。

首次透析过程中严密观察患者的生命体征,随时记录,调整各项透析指标,发现问题,及时对症处理,避免和减少透析反应,使患者对再次的血透不带有畏惧心理。护理人员应具备高度的责任心和同情心,熟练掌握操作技能,力争一针见血,一次成功,在患者心中建立起信任感,从心理上给予患者较多的支持。穿刺时分散患者的注意力,减轻其对疼痛的敏感度。

做好与家属的沟通,争取家庭支持提高患者战胜疾病的信心。慢性肾衰竭患者因病程长,经济负担重,其家属也多猜疑、焦虑、恐惧、悲观及对患者失去信心等,因此要做好患者家属的心理护理,建议家属不要在患者面前谈论有关医疗费用等敏感话题,强调家属情绪不稳定、敏感多疑、对治疗丧失信心,会使患者产生极大的自卑绝望心理。血管条件较差的患者应由技术好的人员穿刺,使成功率明显提高。

2.缓解期

患者在进行了一段时间透析之后,尿毒症症状已消除,精神好转,食欲改善,血路已经建立,规律透析已基本形成,病情稳定,患者容易产生盲目乐观情绪而忽视其他综合治疗措施,如饮食不加控制,不遵医嘱,忽视休息,中断透析等。此期护理措施是对患者多提供精神支持和鼓励,向患者讲解综合治疗的重要性和必要性,指导饮食疗法和患者共同制订诊疗计划,并让患者参加一些有意义的活动和社会交往,提高患者的生活质量和快乐感。

3.反复期

由于某些原因使病情出现反复,或因血路条件不好,以致穿刺不太顺利而给患者带来痛苦,使患者出现抱怨、反感、不合作、甚至拒绝治疗。护理措施主要是给患者高度同情与理解,避免与患者抗辩,耐心解释病情反复是正常现象,以取得患者的理解与再度合作。

4.悲观失望期

此期患者多已经透析半年以上,自己知道没有根治的希望,长期的护理和照顾使家属产生厌烦情绪,使患者感到已失去家庭的温暖;由于经费困难,患者所在单位不再像发病初期那么关心和支持了,使这些患者出现悲观、绝望和无价值感,不少患者甚至产生自杀念头。此期应协助患者建立新的生活目标与调整生活方式,做好家属工作,使家属能理解、关心、体贴患者。并与单位联系,让单位领导及同事们如患病初期那样对待患者。对经费来源充足的患者,举出肾移植成功的实例,让患者在充满希望中生活。有条件者可继续上班,注意患者的体力与潜能,鼓励患者参加社会交往。

参 考 文 献

［1］艾学云.儿科护理［M］.北京:人民卫生出版社,2014.

［2］丁炎明,张大双.临床基础护理技术操作规范［M］.北京:人民卫生出版社,2015.

［3］陈顺萍,谭严.妇科护理学［M］.北京:中国医药科技出版社,2015.

［4］岳丽青,匡雪春.肿瘤科护理查房手册［M］.北京:化学工业出版社,2014.

［5］杨惠花,童本沁,候建全.急诊急救护理实践手册［M］.北京:清华大学出版社,2016.

［6］尤黎明,吴瑛.内科护理学［M］.5版.北京:人民卫生出版社,2014.

［7］程梅,那娜,潘静,等.实用专科护理理论与实践［M］.北京:科学技术文献出版社,2015.

［8］宋秀红.现代临床常见疾病护理［M］.北京:科学技术文献出版社,2015.

［9］李小寒.尚少梅.基础护理学［M］.北京:人民卫生出版社,2014.

［10］王爱平.现代临床护理学［M］.北京:人民卫生出版社,2015.

［11］高祝英,杨雪梅.临床常见疾病护理查房手册［M］.兰州:甘肃科学技术出版社,2017.

［12］席淑新.眼耳鼻喉科护理［M］.上海:复旦大学出版社,2015.

［13］皮红英,朱秀勤.内科疾病护理指南［M］.北京:人民军医出版社,2013.

［14］黄力毅,李砚池.儿科护理［M］.北京:人民军医出版社,2015.

［15］李红兵,辛玲芳.血液透析操作技术及护理［M］.北京:人民军医出版社,2015.

［16］杜成芬,肖敏.院前急救护理［M］.武汉:华中科技大学出版社,2016.

［17］柳淑芳,赵辉.护理管理［M］.武汉:湖北科学技术出版社,2014.